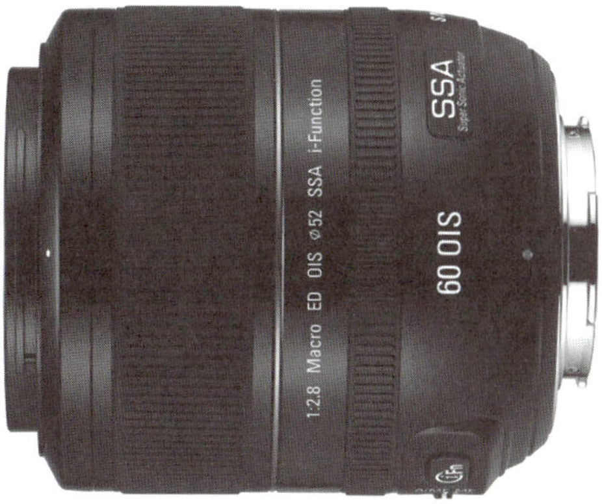


렌즈설계
프로그램으로 이해하는

# 렌즈설계의 기초와 응용

조재흥 · 류재명 공저

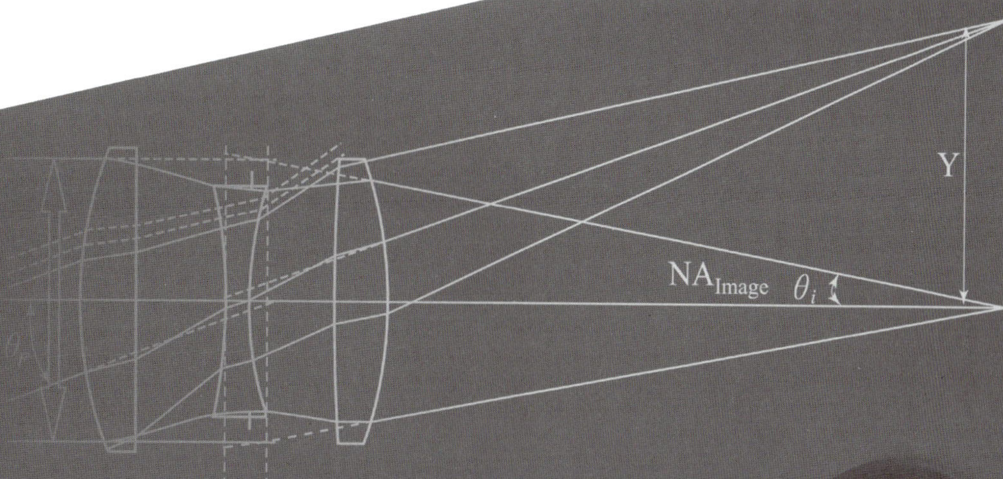


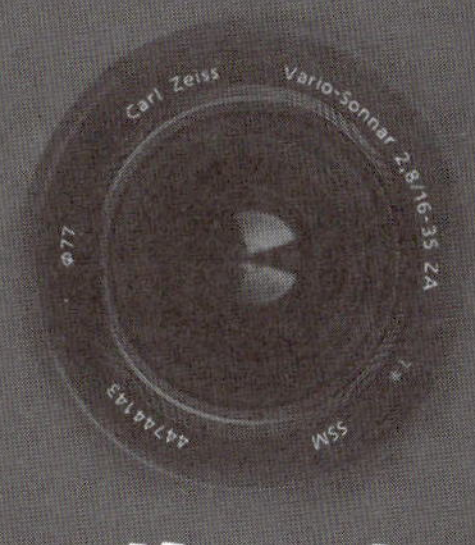


청문각

# 머리말

저자인 조재흥 교수는 1982~1987년 KAIST 물리학과에서 석박사과정을 할 때 비선형광학 및 광학영상처리 분야를 연구하였고, 1987~1992년 한국표준과학연구원 레이저연구실에서 근무하면서 레이저 제작, 레이저 분광학, 레이저 계측 분야에 대한 연구를 하였다. 그리고 1992년 한남대학교 물리학과 교수로 근무하게 된 이후로 2000년까지는 한남대학교 물리학과에서 무아레 간섭법 및 근접장 현미경 분야를 집중적으로 연구하면서 파동광학 및 레이저 광학분야를 18년간 지속적으로 연구하였다. 다만 광학분야에서 미개척 분야였던 기하광학 분야를 연구하고 싶던 중에 박사과정으로 들어온 저자인 류재명 교수와 현재 삼성전자에 근무하는 송종섭 박사 및 최근에 박사학위를 받은 이상은 박사, 오정효 박사 등과 같이 광학계설계, 광학계평가, 광계측분야를 보다 깊게 연구하면서 어느 정도 기하광학에 대한 학문적 갈증이 해결되었다.

한편 조재흥 교수의 기학광학 분야에 대한 연구를 집중하게 된 계기를 제공한 저자의 일인인 류재명 교수는 인하대학교 물리학과에서 학사와 석사과정을 마치고, 1998년에 (주)서울광학에 입사하여 5년간 산업요원으로 근무하던 중 (주)서울광학산업의 이지웅 사장님의 배려로 한남대학교 물리학과 대학원에서 산학과정으로 박사과정을 시작하였다. 당시에는 한남대학교 물리학과 대학원과 (주)서울광학산업은 서로 MOU를 맺고 인력양성과 연구분야에서 상호교류를 강하게 하던 시절이라서, 류재명 교수의 박사과정 입학과 연구테마 설정은 당시의 (주)서울광학연구소 소장(현재 (주)프로옵틱스 대표이사)인 정진호 박사의 렌즈설계에 대한 회사 내 업무지도로부터 시작하였으나 일사천리로 이루어졌다. 그러다가 정진호 박사의 창업을 계기로 점차로 독립하여 스스로 렌즈설계에 대한 감을 잡고 프로로서 모든 렌즈설계 업무를 처리하기 시작하였다. 그리고 2004년에 5년의 산업요원 근무기간이 끝나고 (주)삼성테크윈으로 직장을 옮겨서 카메라사업부에서 일을 하던 중, 줌렌즈에 대한 연구테마로 2005년에 박사학위를 받았다. 그 후 (주)삼성테크윈의 카메라사업부가 (주)삼성전자로 이관되면서 2013년 2월까지 삼성전자에서 근무하면서 디지털카메라의 줌렌즈 분야를 10년 가까이 연구를 하게 되었다. 이러한 과정에서 지도교수였던 한남대학교 광·센서공학과(물리학과 대학원 겸임) 조재흥 교수와 지속적으로 줌렌즈를 포함한 각종 렌즈설계, 렌즈평가 및 광계측에 대한 현업에서 생긴 문제들을 해결해 가는 과정상의 연구를 공동으로 진행하였다. 그 결과로 가우스 괄호법을 사용한 각종 줌렌즈설계에 대한 연구논문을 10여편 게재하게 되었다.

그러던 중 2013년 2월 저자인 류재명 교수가 국립금오공과대학교 광시스템공학과 교수로 임용되어 산업체를 떠나 학계로 나가게 되었다. 류재명 교수에게 생긴 이런 중차대한 변혁 속에서 조재흥 교수와 같이 지난 10년간 연구한 줌렌즈에 대한 각종 연구 결과를 이제는 어느 정도 정리하고 싶은 마음이 두 저자에게 동시에 생겼다. 이와 더불어 이러한 카메라 줌렌즈 분야에 대한 잘 정리된 내용을 이 분야의 산업체나 학교에서 근무하는 후배나 동료들에게 자료를 넘겨주고자 하는 뜻에 따라 지난 3년간 본 교재인 “렌즈설계 프로그램으로 이해하는 렌즈설계의 기초와 응용”에 대한 기초내용을 정리하고, 이를 바탕으로 교재내용을 저술하고 교정하여 이제야 어느 정도 틀을 잡아서 독자들에게 선을 보이게 되었다. 지난 3년간 기본 아이디어와 기본 틀 및 여러 개념을 정리하고 교재에 들어갈 내용을 정하는 것은 조재흥 교수가, 이를 바탕으로 전체의 내용에 대한 초고를 완성하는 몫은 류재명 교수가 하였다. 또한 두 저자는 항상 긴밀하게 토론하여 본 교재의 개념과 내용이 흐트러짐이 없도록 Part를 정하고 각 Part 내의 절을 보완하고 교정하는 업무를 지속적으로 한 결과, KAIST의 명예교수였던 고 이상수 교수님의 “기하광학(교학사 1985)”이 나온 이래로 국내에서는 거의 30여 년 만에 렌즈설계에 대한 역서가 아닌 저서의 전문교재가 출간되게 되었다. 특히 본 교재는 최초로 실무적 측면과 렌즈설계 프로그램을 이론과 동시에 묶어서 설명한 교재라는 특징을 가지고 있음을 강조하는 바이다.

사실 이 교재에 대한 기본 틀과 아이디어는 다음과 같이 정리할 수 있다.

(1) 실무적 측면에서 현재 사용하는 렌즈설계 프로그램과 접목된 기하광학 개론서이다.
(2) 기하광학의 기초이론에서부터 시작하여 렌즈설계의 꽃인 줌렌즈 분야까지 취급하는 실무적 교재이다.
(3) 가능하면 실증적으로 현업에 바로 응용할 수 있는 내용으로 기술되었다.
(4) 최종적으로 줌렌즈 양산까지 필요한 모든 정보를 담고, 저자들이 10년간 연구한 결과를 충실하게 교재내용에 포함하여 설명한다.

이러한 기본개념에 충실하도록 본 교재는 총 5개의 Part로 구성되어 있다. “Part 1 기초이론”은 제목 그대로 기하광학 기초이론으로, 1절 부호규약에서부터 시작하여 8절 자이델 수차까지는 대부분의 기하광학 교재에 나오는 내용이다. 그러나 9절의 광전달함수, 10절의 최적화 기법, 11절의 조명광학계에 대한 내용은 실무적 측면에서 렌즈설계 시에 필수적인 내용이기에 이를 첨가하고 자세하게 설명하였다. 물론 부분적으로 렌즈설계 프로그램으로 구한 광선수차나 파면수차를 보여주는 것도 잊지 않았다. “Part 2 렌즈설계 실습”은 “Part 3 줌렌즈 설계"를 이해하기 위해서 사전에 필요한 렌즈설계 내용이지만, 렌즈설계 입문자에게는 꼭 필요한 Part이다. 1절 단렌즈설계와 2절 2매 접합렌즈는 기초적인 내용이며, 3절 다중배치 광학계 및 4절 널렌즈는 매우 중요하고 실무적 측면에서 실용적인 렌즈설계이므로 정확한 이해가 필요하다. 보통 렌즈설계에 대한 외국교재에서는 1~4절 정도까지를 취급하지만, 본 교재에서는 실용적 측면에서 6절 Fly-eye 렌즈와 7절 어안렌즈를 추가하여 다루었으며, 각각의 중요한 핵심부분을 상세하게 언급하였다. 특히 Part 1에서 취급한 광선수차와 파면수차의 중요성을 실험적으로 확인하기 위한 5절 구면수차의 측정부분을 새로 추가함으로써 설계와 동시에 평가부분도 중시해야 함을 강조하였다. “Part 3 줌렌즈 이론과 실무”는 Part 1과 Part 2의 내용을 이해한 결과를 가지고 렌즈설계의 꽃인 줌렌즈설계를 이해하고 설계능력을 키우는 과정으로 이해하면 된다. 특히 실무적 측면에서 등가렌즈 설계법을 1절에서 보여주고, 2절과 3절에서 줌궤적을 구하는 방법론을 설명하며, 5절 조출량과 6절 종민감도와 횡민감도를 통하여 실제로 줌렌즈설계 시 중요한 조출량 및 손떨림 보정법을 공부한다. 마지막으로 7절에서 궤적계산의 예를 살펴봄으로써 줌렌즈 설계 시 전체에 대한 내용을 총 복습한다. "Part 4 공차분석 이론"은 전반적으로 공차항목과 분포함수에 대한 이해, 보상자 선택과 보정량 계산, 민감도 계산을 취급한 것이며, "Part 5 광학설계 소프트웨어용 프로그래밍 언어"는 OSLO와 CodeV에서 외부 프로그램들과 연동되어 연산 및 설계를 할 때 데이터베이스나 외부 소프트웨어와의 데이터 연동을 위한 각종 프로그래밍 언어와 문법에 대한 이해로, 이는 매우 고급편에 속한다고 볼 수 있다.

본 저자들은 렌즈설계 입문자나 타전공 출신의 렌즈설계 업무종사자는 Part 1과 Part 2를 집중적으로 공부하기 바라며, 이 분야 입문 후 3~5년 정도이면서 회사에서 과장급 정도의 설계자는 Part 3을 이해해야 한다고 본다. 그리고 대량생산하는 품목이나 공차관리가 매우 까다로운 제품을 생산하는 10년차 정도의 경력자라면 Part 4와 Part 5를 모두 이해하고 실무적으로 처리할 줄 알아야 한다고 생각한다. 어찌되었든 학부에서는 1학기에 Part 1과 Part 2의 내용을 렌즈설계 프로그램 매뉴얼과 같이 학습을 한다면 렌즈설계 실무적 측면에서 좋은 교재가 되리라고 생각한다. 그리고 대학원에서는 Part 3, Part 4, Part 5를 고급편으로 취급하여 학습하면 렌즈설계 시 필요한 모든 내용을 잘 이해할 수 있으리라 생각한다. 그럼에도 불구하고 돌이켜보면 본 교재에서 가장 중요한 도구인 가우스 괄호법에 대한 상세한 설명과 모든 수식의 유도과정이 너무나 과감히 생략되었고, 모든 Part에서 연습문제가 없는 것이 아쉬움으로 남는다. 이는 앞으로 본 교재의 개정판이 나올 때 저자들이 최선을 다해서 해결할 예정이므로 이번에는 독자들의 이해와 아량을 바라는 바이다.

끝으로 이 교재에 사용한 주요논문에 공저자로 함께 참여하였던 삼성전자의 강건모 상무와 이해진 상무께 그동안의 공동연구에 대해서 감사를 드리는 바이다. 그리고 류재명 교수의 공동논문 지도교수이면서 줌렌즈에 대한 국내의 토대를 마련해준 ㈜프로옵틱스의 정진호 대표이사께 본 저자들은 고마움을 느끼는 바이다. 또한 이 교재가 집필되는 동안 많은 도움을 주고 앞으로 공동연구의 틀을 만들고 같이 고민할 한남대학교의 장 수 교수, 임천석 교수, 국립금오공과대학교의 추한태 교수, 김규욱 교수를 비롯한 여러 교수님께도 심심한 감사의 말을 전하는 바이다. 그리고 본 교재에 사용된 프로그램인 CodeV의 사용에 동의해 주신 ORA사와 ㈜모던하이테크, OSLO 사용에 동의해 주신 Lamda Research사와 ㈜루엔소프트사, Mathematica 사용을 이해해 주신 Wolfram사와 ㈜다한테크에게도 감사의 말을 전하는 바이다. 그리고 본 교재가 집필되는 동안 음으로 양으로 수고를 해준 조재흥 교수의 응용광학실 출신인 이상은 박사와 서현진 석사과정 학생에게 미안함과 함께 고마움을 느끼는 바이다. 또한 류재명 교수의 삼성전자 재직시절, OSLO 사용 및 가공관련 조언을 아끼지 않은 이혁기 수석, 무엇보다 2부 "렌즈설계실무"를 포함한 교재전반에 대해 많은 조언과 아이디어를 제공한 박영우 수석 및 허 민 책임을 비롯한 NX 교환렌즈 광학설계 담당자, 아이디어 제공 외에도 동료로서 본 교재에 대해 격려를 아끼지 않았던 김성철 책임, 김영란 책임, 이환선 책임에게 고마움을 전하는 바이다. 그리고 이 교재가 집필되는 와중에 인내하고 격려해준 두 가족들에게도 무한한 사랑과 고마움을 진심으로 전하는 바이다. 특히 본 교재를 출판하게 도와준 청문각의 류제동 사장님과 나상욱 상무 및 안기용 편집국장을 비롯한 편집직원들에게도 감사의 말을 전하는 바이다.

이제 두 저자는 지난 3년 동안 이 교재에 대한 개념정립 및 저술과 교정을 하는 과정에서 서로간에 스승과 제자의 관계를 떠나서 좋은 학문적 동반자가 되었다고 느낀다. 혹시라도 본 교재의 오탈자나 틀린 개념이 발견될 시에는 두 저자에게 연락하시거나 청문각으로 연락을 주시면 다음 번 판에서는 필히 수정하여 좋은 내용을 독자에게 주고자 한다. 앞으로 이 교재의 내용을 가지고 공부한 국내의 탁월한 렌즈설계자가 나오기를 기대하며 이만 글을 마치는 바이다.

2013년 7월 8일

한남대학교 광·센서공학과 조재흥 교수(jhjo@hnu.kr)
국립금오공과대학교 광시스템공학과 류재명 교수(jmryu@kumoh.ac.kr)

# CONTENTS_차례

## Part 1 기초이론 11



## Part 2 렌즈설계 실습 81

## Part 3 줌렌즈 이론 및 실무 · 157



## Part 4 공차분석 이론 · 199



## Part 5 광학설계 소프트웨어용 프로그래밍 언어 · 223

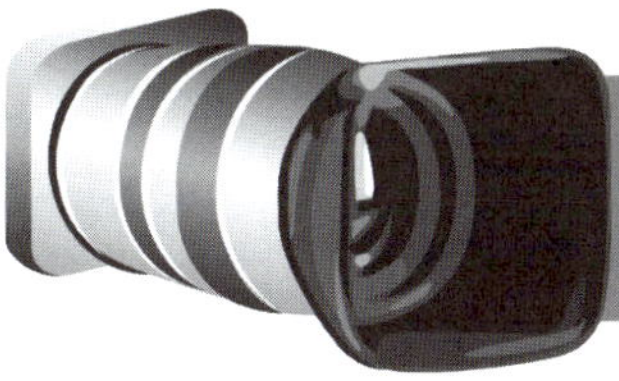

# Part 1

# 기초이론

# 1 부호규약

앞으로 사용하게 될 수차와 관계된 식들은 곡률, 두께, 광선의 입사각 및 출사각의 부호를 어떻게 정하는지에 따라 식의 부호에 차이가 생긴다. 기본적인 부호규약은 본 교재에서 주로 다루게 될 광학설계 프로그램인 CodeV[1] 또는 OSLO[2]의 그것과 동일한 부호규약을 사용할 것이며, 이 규약은 Zemax[3]와 같은 대부분의 다른 광학설계 S/W(software)에서도 동일하게 사용된다.

기본적으로 오른손 좌표계를 사용하며, 빛의 진행방향을 일단 왼쪽에서 오른쪽으로 가는 것을 기준으로 하며, 이 광축(optic axis)을 $z$축으로 잡기로 한다. 또한 광학면과 $z$축이 만나는 점이 일반적으로 광학면의 정점이 되는데, 이 점을 각 면의 지역 원점(local origin of coordinate) O로 표시한다. 그림 1-1-1에서 보는 것처럼 $z$축과 지면 위로 수직인 방향이 $y$축이며, $z$축과 수직이면서 지면을 뚫고 들어가는 방향이 $x$축이 된다. 그러면 지면($yz$ 평면)이 자오면(tangential plane)이 되며, 지면과 수직인 $xz$ 평면이 구결면(sagittal plane 또는 meridional plane)이 된다. 편의상 굴절 또는 반사 후에 각 변수에 프라임(prime) 표기를 붙이며, 이는 다음 면의 입사변수가 된다.

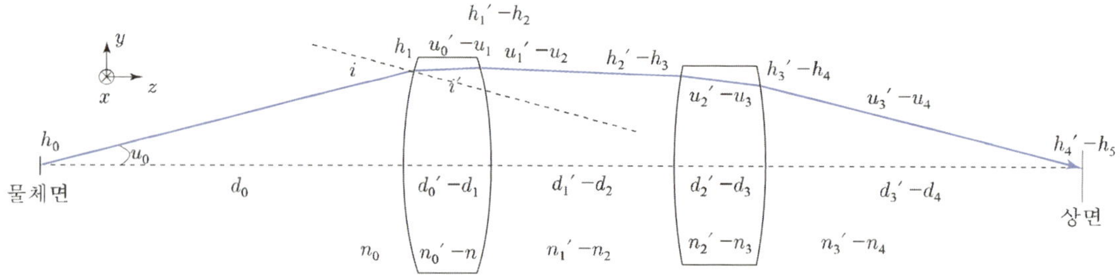


그림 1-1-1 광학계의 부호규약과 각 변수들

본 논문에서는 각 광학변수들의 부호규약(sign convention)을 다음과 같은 규칙에 따라 사용하기로 한다.

1. 최초의 빛은 왼쪽에서 오른쪽으로 진행한다.
2. 각 광학면에 일련번호를 부여하는데, 물체면을 0번으로 하고 광선이 통과하는 순서대로 번호를 붙인다. 그림 1-1-1에서 각 면의 첨자는 이러한 면 번호를 의미한다.
3. 지역 원점 $O$를 기준으로 위와 오른쪽으로 측정되는 값이 양수이고, 아래와 왼쪽으로 측정하는 값은 음수가 된다. 그 결과 곡률 또는 곡률반지름은 그 중심이 오른쪽에 있으면 양수이다.
4. 각 면의 수평입사각 및 수평출사각은 광선과 광축이 이루는 각으로 정의하며, 광축을 기준으로 각도가 시계 반대 방향으로 측정되면 양수가 된다. 한편 각 면의 입사각과 굴절각(그림 1-1-1에서 $i$와 $i'$)은 그 면의 수직벡터로부터 측정한 각이며, 수직벡터를 기준으로 시계 반대 방향으로

측정하는 각도는 양수이다.

5. 빛이 왼쪽에서 오른쪽으로 진행하고 있으면 굴절률은 양수이고, 그 반대로 오른쪽에서 왼쪽으로 진행하면 굴절률은 음수이다.

위 부호규칙에 따르면, 그림 1-1-1에서 두께($d_i$, $i$=0, 1, 2, 3, 4), 광축에서 각 면의 광선이 만나는 지점까지의 높이인 상고($h_i$, $i$=1, 2, 3, 4), 굴절률($n_i$, $i$=0, 1, 2, 3, 4), 광축에 평행한 수평선에 대한 수평입사각인 $u_0$와 $u_1$은 양수이고 $u_2$, $u_3$, $u_4$는 음수이며, 각 면에서 입사각과 굴절각을 의미하는 $i$와 $i'$은 양수이다.

평행한 입사광과 그 출사광이 만나는 점(제2주요점)에서 출사광이 광축과 만나는 점(초점) 사이의 거리를 **유효초점거리**(EFL, effective focal length)라고 한다. 또 초점과 광학계의 맨 뒷면까지의 거리를 **뒤초점거리**(BFL, back focal length)라고 한다. 본 교재 외에도 일반적으로, 광학계 또는 렌즈군의 초점거리라 함은 유효초점거리를 의미하며, 이 값의 역수가 광학계 또는 렌즈군의 굴절능이 된다. 모든 길이의 단위는 m(미터)로 표기하는 것이 원칙이지만, 광학설계에서는 일반적으로 mm(밀리미터) 단위를 관습적으로 사용하므로 본 교재에서는 곡률반지름, 두께, 초점거리 등은 모두 mm, 곡률 및 굴절능은 $mm^{-1}$로 표기한다. 또한 특별한 언급이 없는 한 광학계는 회전대칭성을 갖는다는 것으로 가정하며, 광로도는 $yz$ 평면, 즉 자오면을 단면으로 하여 그린다.

# 2 근축광선추적

일반 광학교과서에서 **근축광선추적**(paraxial ray tracing)이라 함은 광선이 각 면에서의 상고 $h$가 크지 않은 경우를 말하나, 사실 주광선에 대한 근축광선추적을 하는 경우에는 조리개에서 많이 떨어진 면에서는 상고가 큰 경우가 많다. 따라서 근축광선의 개념을 이해하려면, 조리개 근처에서 상고의 절댓값이 매우 작은 경우에 대한 광선추적 방법으로 생각할 수 있다. 그러나 이 방법으로 광선추적을 하여도 상고의 절댓값이 어느 정도 크기가 있어도 비교적 잘 맞으며 계산식이 쉽고 단순하기에 근축광선추적도 의미가 있다. 마지막으로 근축광선추적은 수차가 없는 이상적인 광학계의 광선추적과 같으므로 광학설계의 기준이 된다. 그러므로 앞으로 설명하게 될 여러 가지 광학용어와 수차론 등을 이해하기 위해서는 이에 대한 개념을 필수적으로 알고 넘어가야 한다.

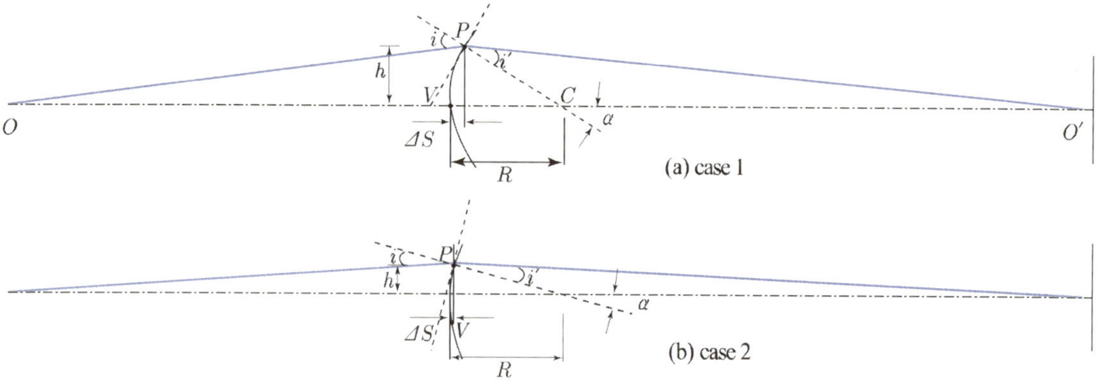


그림 1-2-1 근축광선의 이해를 위한 광선추적 개략도

그림 1-2-1은 근축광선의 이해를 돕기 위한 것이며, (a) case 1은 상고(즉 입사광선의 상고를 의미함)가 비교적 높은 광선에 대한 것이고, (b) case 2는 상고가 상대적으로 낮은 광선에 대한 것이다. 전자기파는 스넬(Snell)의 법칙을 따르며, 곡면에서의 굴절과 반사는 광선과 광학면의 교차점(점 $P$)에 대한 접평면에서 굴절과 반사를 계산한 것과 같다. 따라서 그림 1-2-1에서 점 $P$에 대한 접선과 법선을 점선으로 표시하였으며, 이로부터 입사각 $i$와 굴절각 $i'$을 정의할 수 있다. 또한 광학면은 반지름이 $R$이고, 중심이 점 $C$인 구의 일부분이며, 회전대칭성을 갖는 일반적인 광학계에서는 광학면의 정점(점 $V$)이 반드시 광축 위에 있다. 그리고 점 $V$에서 점 $P$까지의 $z$축 방향의 거리를 새그(sag)값이라고 하며, 그림 1-2-1에서는 $\Delta S$로 표시되어 있다.

그림 1-2-1에서 보는 것처럼 (a) case 1부터 (b) case 2로 점점 접근하는 것과 같이 광선의 입사고가 점점 작아질수록 입사각 $i$와 굴절각 $i'$, 새그값 $\Delta S$는 점점 작아진다. 따라서 식 (1.2.1)과 같은 가정이 성립한다. 따라서 스넬의 법칙 $n\sin i = n'\sin i'$은 $ni = n'i'$과 같이 근사적으로 기술할 수 있다.

$$\begin{aligned}&\sin i \approx i\\&\Delta S \approx 0\\&\alpha \approx \tan\alpha = \frac{h}{R} \quad (\because\ \Delta S \approx 0)\end{aligned} \tag{1.2.1}$$

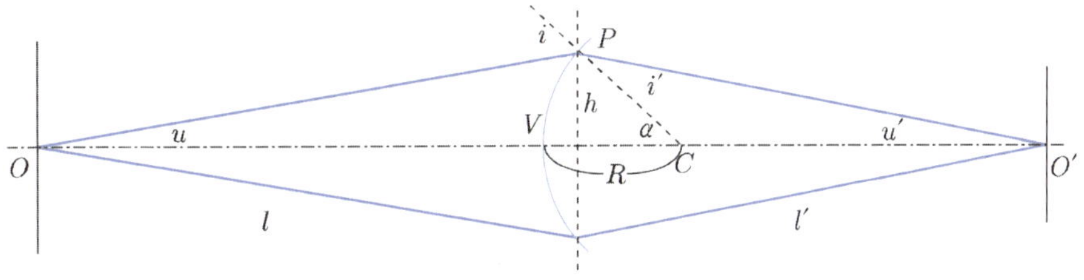


그림 1-2-2 가우스 결상식의 유도를 위한 근축광선추적

이번에는 근축광선에 대한 스넬의 법칙과 식 (1.2.1)로부터 상이 생기는 위치를 정하는 가우스(Gauss) 결상식을 유도하고자 한다. 먼저 광학면이 한 개만 있고, 그림 1-2-2에서의 광선이 근축광선임을 가정하면, 식 (1.2.1)이 성립되고, 이로부터 다음과 같은 식 (1.2.2)도 성립한다. 식 (1.2.2)에서 $\alpha$는 광축과 광선의 교점 $P$에서 곡률중심 $C$를 지나는 직선과의 각도이며, 광축을 기준으로 시계방향으로 음의 값을 갖는다.

$$\begin{aligned}&ni = n'i'\\&n(u-\alpha) = n'(u'-\alpha)\\&n\left(u+\frac{h}{R}\right) = n'\left(u'+\frac{h}{R}\right)\\&nu + h\frac{n}{R} = n'u' + h\frac{n'}{R}\\&n'u' = nu - hc(n'-n)\end{aligned} \tag{1.2.2}$$

여기에서 $c = \dfrac{1}{R}$로 곡률(curvature)이라고 한다. 이때 식 (1.2.2)의 마지막 결과식을 각 면의 수평입사각 $u$를 구하는 데 사용하는 **굴절방정식**(refraction equation)이라고 한다. 한편 식 (1.2.2)의 3번째 식으로부터 아래의 식 (1.2.3)을 유도할 수 있다. 식 (1.2.3)의 A는 임의의 광학면에 대해 굴절 전후 변하지 않는 값이며, 이를 **아베**(Abbe)의 zero invariant 또는 **굴절불변량**이라고 한다.

$$\begin{aligned}&n\left(u+\frac{h}{R}\right) = n'\left(u'+\frac{h}{R}\right)\\&n\left(\frac{h}{l}+\frac{h}{R}\right) = n'\left(\frac{h}{l'}+\frac{h}{R}\right)\\&\therefore\ A \equiv hn\left(\frac{1}{l}+\frac{1}{R}\right) = hn'\left(\frac{1}{l'}+\frac{1}{R}\right)\end{aligned} \tag{1.2.3}$$

또한 그림 1-2-2에서 보듯이 광선의 출발점 $O$에서 광학면의 정점 $V$까지의 거리를 $l$, 점 $V$에서 광선의 다음 면에서의 도착점인 점 $O'$까지의 거리를 $l'$이라 하면 식 (1.2.2)를 간단히 재배열하여 근축광선에 대한 가우스(Gauss) 결상식인 식 (1.2.4)도 성립한다.

$$n'u' = nu - hc(n' - n)$$
$$\frac{n}{l} + \frac{n'}{l'} = c(n' - n) \equiv k \qquad (1.2.4)$$

여기에서 $l$은 다른 교과서에서는 부호를 '$-$'값으로 정의하는 경우도 있으나, 본 교재에서는 광선이 출발하는 지역원점인 점 $O$를 기준으로 잰 거리로 정의하므로 그림 1-2-2와 같은 경우에는 '$+$'값을 갖는다. 또한 $l'$은 점 $V$를 기준으로 잰 거리로 정의하므로 그림 1-2-2와 같은 경우, 역시 '$+$'값을 갖는다. 즉, 본 교재에서는 모든 거리를 광선의 출발점을 기준으로 재는 것으로 모든 수식을 정의하며, 이는 CodeV 및 OSLO에서도 동일하다. 그리고 식 (1.2.4)에서 $k \equiv c(n' - n)$을 **광학면의 굴절능**(power)이라고 하며, 이 값의 역수가 이 광학면의 초점거리가 된다.

그러나 주로 실무에서 다루는 광학계에서는 광학면이 1개인 경우가 아예 없다시피 하며, 일반적인 단렌즈라 하더라도 광학면이 2개로 구성되며, 광학면이 1개인 반사경을 사용하는 광학계에서도 광학 성능을 높이기 위해 최소 2개 이상을 사용한다. 따라서 광학면이 여러 개 있는 경우에 대해서도 근축광선추적을 해야 한다. 그림 1-1-1과 같이 여러 개의 광학면이 있는 경우, 상고 $h_0$이고 광선의 출발각이자 수평입사각인 $u_0$인 근축광선이 첫 번째 면에서의 상고 $h_1$과 첫 번째 면에서의 수평입사각 $u_1$은 쉽게 식 (1.2.5)와 같이 계산된다.

$$h_1 = h'_0 = h_0 + d_0 u_0$$
$$n_1 u_1 = n'_0 u'_0 = n_0 u_0 - h_1 c_1 (n_1 - n_0) \qquad (1.2.5)$$

식 (1.2.5)의 첫 번째 식은 다음 면에서의 상고 $h$를 구하는 식이며, 이를 **전환방정식**(transfer equation)이라고 한다. 식 (1.2.5)를 일반화하여 $i$번째 면에서 전환방정식과 굴절방정식을 구하면 식 (1.2.6)과 같다. 일반적으로 광선이 면을 넘어가면서 아래첨자의 번호가 1만큼 커진 기호는 이전 아래첨자를 그대로 사용하면서 프라임(')을 붙인 기호와 일치한다. 즉 $h'_{i-1} = h_i$이다.

$$h_i = h_{i-1} + d_{i-1} u_{i-1}$$
$$n_i u_i = n_{i-1} u_{i-1} - h_i c_i (n_i - n_{i-1}) = n_{i-1} u_{i-1} - h_i k_i \qquad (1.2.6)$$

식 (1.2.6)은 식 (1.2.7)과 같이 변형이 가능하다.

$$
\begin{aligned}
h_i &= h_{i-1} + d_{i-1}u_{i-1} = h_{i-1} + \frac{d_{i-1}}{n_{i-1}} n_{i-1}u_{i-1} \\
n_i u_i &= n_{i-1}u_{i-1} - \left( h_{i-1} + \frac{d_{i-1}}{n_{i-1}} n_{i-1}u_{i-1} \right) k_i \\
&= -k_i h_{i-1} + \left( 1 - \frac{d_{i-1}}{n_{i-1}} k_i \right) n_{i-1}u_{i-1}
\end{aligned}
\tag{1.2.7}
$$

식 (1.2.7)을 행렬 형태로 표현하면 식 (1.2.8)과 같다. 식 (1.2.8)의 정방행렬을 **광학계 광선전달 행렬**, 또는 간단히 **계(system)행렬**이라고 부른다[4]. 이 계에 대한 행렬식(determinant)의 값은 1이 됨을 쉽게 알 수 있다.

$$
\begin{bmatrix} h_1 \\ n_i u_i \end{bmatrix} = \begin{bmatrix} 1 & \dfrac{d_{i-1}}{n_{i-1}} \\ -k_i & 1 - \dfrac{d_{i-1}}{n_{i-1}} k_1 \end{bmatrix} \begin{bmatrix} h_{i-1} \\ n_{i-1}u_{i-1} \end{bmatrix}
\tag{1.2.8}
$$

조금 전에 언급한 대로 일반적인 광학계는 여러 개의 면으로 구성되므로, 여러 면에 대해 식 (1.2.8)을 반복적으로 계산하게 되면 수식이 매우 복잡해진다. 이를 해결하고자 헤르쯔버거(M. Herzberger)는 가우스(K. F. Gauss)가 제안한 가우스 괄호법(Gaussian bracket)을 광학계의 해석에 적용시킨 바가 있고[5], 이후 다나카(K. Tanaka)가 이를 줌광학계에 적용시켰다[6]. 많은 광학계의 설계 및 분석에서 가우스 괄호법이 사용되므로[7~8] 잠시 가우스 괄호법에 대하여 살펴보기로 한다.

가우스 괄호법에서 원소가 없는 경우에는 [ ] = 1, 한 개만 있는 경우는 $[a_1] = a_1$, 두 개 있는 경우에는 $[a_1,\ a_2] = a_1 a_2 + 1$이다. 만약 원소가 $n$개 있다면, 식 (1.2.9)와 같은 순환식으로 계산할 수 있다.

$$
\begin{aligned}
[a_1, a_2, \cdots, a_{n-1}, a_n] &= [a_1, a_2, \cdots, a_{n-1}]a_n + [a_1, a_2, \cdots, a_{n-2}] \\
&= a_1[a_2, \cdots, a_{n-1}, a_n] + a_3, \cdots, a_{n-1}, a_n]
\end{aligned}
\tag{1.2.9}
$$

또한 식 (1.2.10) 및 식 (1.2.11)도 성립한다.

$$
\begin{aligned}
&[a_1, \cdots a_{i-1}, b_i + c_i, a_{i+1}, \cdots, a_n] \\
&\quad = [a_1, \cdots, a_{i-1}]b_i[a_{i+1}, \cdots, a_n] + [a_1, \cdots, a_{i-1}, c_i, a_{i+1}, \cdots, a_n]
\end{aligned}
\tag{1.2.10}
$$

$$
[a_1, a_2, \cdots, a_{n-1}, a_n] = [a_n, a_{n-1}, \cdots, a_2, a_1]
\tag{1.2.11}
$$

이제 식 (1.2.8)을 가우스 괄호법을 이용하여 다시 한 번 표현하면 식 (1.2.12)가 된다.

$$\begin{aligned}
\begin{bmatrix} h_i \\ n_i u_i \end{bmatrix} &= \begin{bmatrix} 1 & \dfrac{d_{i-1}}{n_{i-1}} \\ -k_i & 1-\dfrac{d_{i-1}}{n_{i-1}}k_i \end{bmatrix} \begin{bmatrix} h_{i-1} \\ n_{i-1}u_{i-1} \end{bmatrix} \\
&= \begin{bmatrix} 1 & \dfrac{d_{i-1}}{n_{i-1}} \\ -k_i & \left[-\dfrac{d_{i-1}}{n_{i-1}}, k_i\right] \end{bmatrix} \begin{bmatrix} h_{i-1} \\ n_{n-1}u_{i-1} \end{bmatrix}
\end{aligned} \tag{1.2.12}$$

2개의 면이 있을 때는 최종면의 입사고 및 수평입사각이 물체면의 입사고와 수평입사각 사이에 식 (1.2.13)과 같이 된다.

$$\begin{aligned}
\begin{bmatrix} h_2 \\ n_2 u_2 \end{bmatrix} &= \begin{bmatrix} 1 & \dfrac{d_1}{n_1} \\ -k_2 & \left[-\dfrac{d_1}{n_1}, k_2\right] \end{bmatrix} \begin{bmatrix} h_1 \\ n_1 u_1 \end{bmatrix} \\
&= \begin{bmatrix} 1 & \dfrac{d_1}{n_1} \\ -k_2 & \left[-\dfrac{d_1}{n_1}, k_2\right] \end{bmatrix} \begin{bmatrix} 1 & \dfrac{d_0}{n_0} \\ -k_1 & \left[-\dfrac{d_0}{n_0}, k_1\right] \end{bmatrix} \begin{bmatrix} h_0 \\ n_0 u_0 \end{bmatrix} \\
&= \begin{bmatrix} 1-\dfrac{d_1}{n_1}k_1 & \dfrac{d_0}{n_0}+\dfrac{d_1}{n_1}\left[-\dfrac{d_0}{n_0}, k_1\right] \\ -k_2-k_1\left[-\dfrac{d_1}{n_1}, k_2\right]-\dfrac{d_0}{n_0}k_2+\left[-\dfrac{d_0}{n_0}, k_1\right]\left[-\dfrac{d_1}{n_1}, k_2\right] \end{bmatrix} \begin{bmatrix} h_0 \\ n_0 u_0 \end{bmatrix} \\
&= \begin{bmatrix} \left[k_1, -\dfrac{d_1}{n_1}\right] & -\left[-\dfrac{d_0}{n_0}, k_1, -\dfrac{d_1}{n_1}\right] \\ -\left[k_1, -\dfrac{d_1}{n_1}, k_2\right] & \left[-\dfrac{d_0}{n_0}, k_1, -\dfrac{d_1}{n_1}, k_2\right] \end{bmatrix} \begin{bmatrix} h_0 \\ n_0 u_0 \end{bmatrix}
\end{aligned} \tag{1.2.13}$$

마찬가지로 만약 총 $i$개의 면이 있다면 식 (1.2.14)가 된다.

$$\begin{aligned}
&\begin{bmatrix} h_i \\ n_i u_i \end{bmatrix} = \begin{bmatrix} A(0,i) & -B(0,i) \\ -C(0,i) & D(0,i) \end{bmatrix} \begin{bmatrix} h_0 \\ n_0 u_0 \end{bmatrix} \\
&A(0,i) \equiv \left[k_1, -\dfrac{d_1}{n_1}, \cdots, k_{i-1}, -\dfrac{d_{i-1}}{n_{i-1}}\right] \\
&B(0,i) \equiv \left[-\dfrac{d_0}{n_0}, k_1, -\dfrac{d_1}{n_1}, \cdots, k_{i-1}, -\dfrac{d_{i-1}}{n_{i-1}}\right] \\
&C(0,i) \equiv \left[k_1, -\dfrac{d_1}{n_1}, \cdots, k_{i-1}, -\dfrac{d_{i-1}}{n_{i-1}}, k_i\right] \\
&D(0,i) \equiv \left[-\dfrac{d_o}{n_o}, k_1, -\dfrac{d_1}{n_1}, \cdots, k_{i-1}, -\dfrac{d_{-1}}{n_{i-1}}, k_i\right]
\end{aligned} \tag{1.2.14}$$

# 3 기본적인 광학용어

광학설계의 전반적인 내용을 정확히 이해하고 본 교재의 이후의 내용을 제대로 이해하려면 필수적으로 알아야 할 용어들이 있다. 이번 절에서는 이에 대해서 언급하고자 한다.

광학계의 초점은 사실 정의하는 것이 쉽지 않으며, 이에 대한 이유는 나중에 설명하도록 하겠다. 그러나 여기에서의 초점은 근축광선에 대한 초점이며, 이를 **근축초점**(paraxial focal points)이라고 말한다. 이러한 근축초점은 광축에 평행하게 입사한 근축광선이 한곳에 모이는 점을 의미한다. 일반적으로는 이 초점을 지나고, 광축에 대해서 수직인 평면을 초평면(focal plane)이라고 하는데, 카메라 광학계에서는 멀리 떨어진 물체를 대상으로 하므로 대부분의 이 초평면이 **상면**(image plane)이 되며, 이때 초점이 근축초점일 경우에는 Gauss **상면** 또는 **근축상면**(paraxial image plane)이라고 한다. 이때 광학계의 가장 마지막 면의 정점에서부터 근축상면까지의 거리를 **뒤초점거리**(back focal length, *BFL*)라고 한다. 한편 광학계에서 가장 첫 면에 광축과 수평으로 입사하는 근축축상광선의 연장선과 이 근축축상광선이 가장 마지막 면에 수렴하거나, 발산하는 광선의 연장선의 교점을 **주요점**(principal points)이라고 한다. 이러한 주요점은 2개가 존재할 수 있으며, 첫 번째는 그림 1-3-1과 같이 근축축상광선이 왼쪽에서 오른쪽으로 진행할 때 구해지는 제1주요점, 반대로 근축축상광선을 오른쪽에서 왼쪽으로 진행시켜 구하는 제2주요점이 있다. 주어진 광학계에 평행하게 입사한 입사광의 연장선과 광학계의 최종면에서 나가는 출사광의 연장선과 만나는 점들로 이루어진 곡면으로, 근축영역에서는 주요점에서 광축에 수직으로 세운 면이 주요면(principal plane)이다. 이 면은 근축영역에서는 평면이지만 전체적인 영역에서는 곡면이다. 이때 이러한 주요점에서 근축상점까지의 거리를 **유효초점거리**(effective focal length, *EFL*)라 하고, 일반적으로 초점거리라 하면 유효초점거리를 말한다.

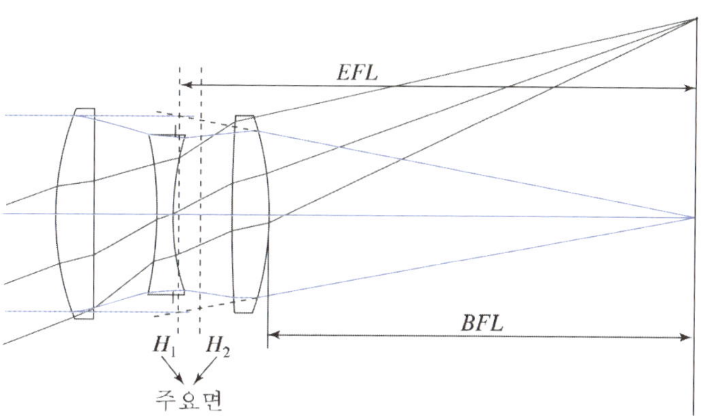


그림 1-3-1 주요점, 뒤초점거리(*BFL*), 유효초점거리(*EFL*)의 정의를 보여 주는 개략도

이러한 $EFL$과 $BFL$은 근축광선추적을 통해 쉽게 계산할 수 있으며, 식 (1.3.1)과 (1.3.2)와 같이 계산된다.

$$EFL = -\frac{h_0}{u_i} \tag{1.3.1}$$

$$BFL = -\frac{h_i}{u_i} \tag{1.3.2}$$

광학계의 크기는 무한정 커질 수 없으며, 이 때문에 여러 가지 효과들이 나타난다. 이번에는 광학계의 크기와 관련된 용어를 살펴보기로 한다.

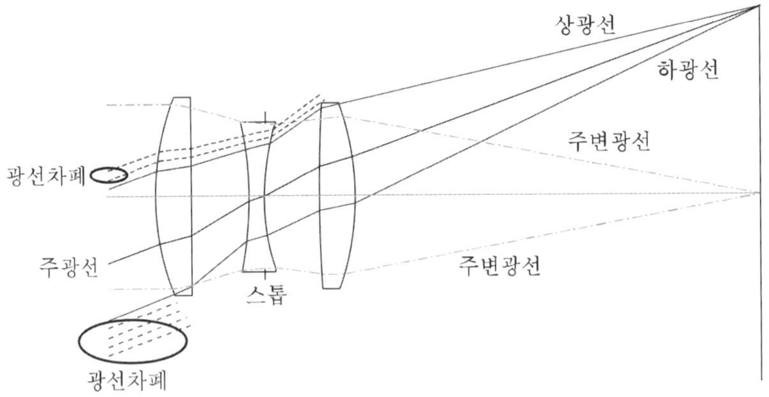


그림 1-3-2 스톱과 광선차폐를 설명하는 개략도

그림 1-3-2는 스톱(stop)과 광선차폐를 설명하기 위한 것이다. 광학계에서 광축과 평행한 축상광선의 최대 높이가 결정되는 광학면을 **스톱**(stop)이라고 한다. 카메라 광학계에서는 이 면에 구경조리개(aperture stop)를 놓게 되기 때문에 스톱을 구경조리개라고도 하며, 이때 이 구경조리개의 크기를 조절하면 사진의 밝기 등이 조절되며 초점심도(depth of focus) 등을 조절할 수 있다. 또한 스톱의 최대 크기를 지나는 축상광선(axial rays)을 **주변광선**(marginal rays)이라고 한다. 이에 반하여 광축과 평행하지 않은 광선 중 스톱의 중심을 지나는 광선을 **주광선**(principal ray 또는 chief ray)이라고 한다. 그리고 주광선을 제외한 비축광선(off-axial rays) 중에서 스톱 이외 다른 광학면에 의해 광선이 차단되는 경우가 있는데, 이를 **비네팅**(vignetting) 또는 **광선차폐**라고 한다. 이때 비축광선 중에서 주광선과 광학계의 첫 면에 같은 각으로 입사하고 주광선 위를 지나고 광학계의 유한한 크기에 의해 각 면에서 최대상고를 갖는 광선을 **상광선**(upper ray)이라 하고, 이와는 반대로 주광선 아래를 지나면서 같은 조건을 가지는 광선을 **하광선**(lower ray)이라고 한다. 만약 조리개를 제외한 다른 렌즈에서 광선차폐가 없다면, 상광선과 하광선은 스톱의 끝을 지나게 된다.

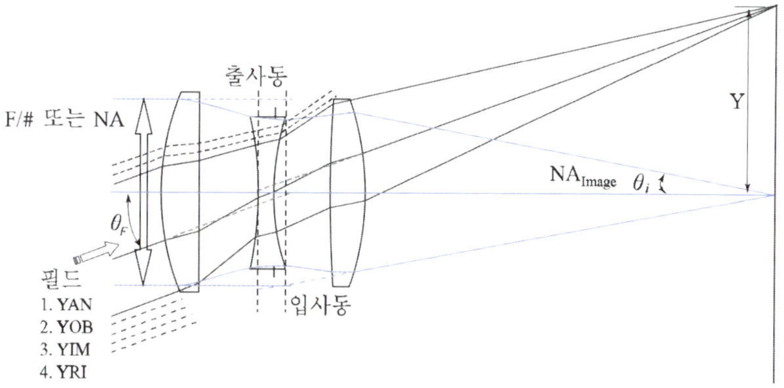


그림 1-3-3 입사동과 출사동을 설명하는 개략도

그림 1-3-3과 같이 주변광선의 상고는 스톱 앞에 있는 광학계 때문에 일반적으로는 스톱의 크기와 같지 않다. 스톱이 물체 쪽에 있는 광학계에 의해 허상 또는 실상이 생기는 데, 이를 **입사동**(entrance pupil)이라 하고, 반대로 상 쪽에 있는 광학계에 의해 생기는 스톱의 상을 **출사동**(exit pupil)이라고 한다. 이 후에 입사동과 출사동의 특성에 대해서는 회절이론에서 더 자세히 살펴볼 것이다. 먼저 입사동과 출사동의 위치를 정확히 알아야 한다. 입사동과 출사동은 스톱의 상이므로, 입사동은 광학계의 첫 면에 입사하는 주광선의 연장선과 광축이 만나는 지점이고, 출사동은 광학계의 가장 마지막 면을 나가는 주광선의 연장선이 광축과 만나는 지점이 된다. 이때 입사동과 출사동의 크기는 주변광선으로 결정이 되는데, 입사동은 광학계 첫 면으로 입사하는 주변광선의 연장선과 입사동 위치에서 광축과 수직으로 그은 직선이 만나는 점을 구하면 입사동의 크기를 알 수 있다. 마찬가지로 출사동은 주변광선이 광학계의 가장 마지막 면을 나갈 때의 연장선과 출사동 위치에서 광축과 수직으로 그은 직선이 만나는 점으로 그 크기를 결정한다.

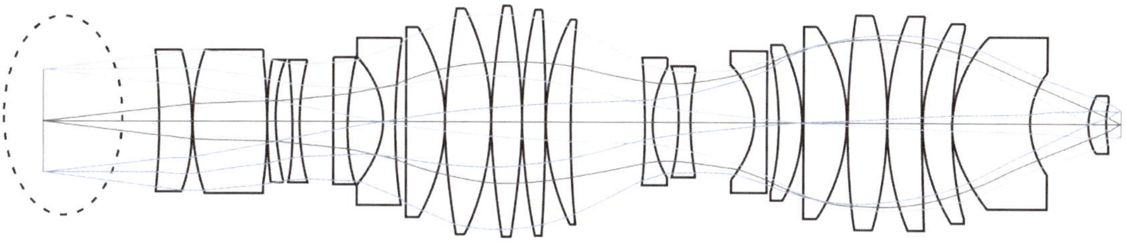

그림 1-3-4 텔레센트릭 광학계의 예

그림 1-3-4에서 보는 텔레센트릭(telecentric) 광학계와 같이 주광선이 물체면(점선으로 된 원 안의 면) 또는 상면에서의 입사각이 0도인 경우(광축에 평행한 경우)가 있다. 이렇게 되면 입사동 또는 출사동의 위치와 크기를 결정할 수 없다. 그림 1-3-4는 물체면에서 주광선의 각도가 0도이어서 입사동이 존재하지 않는 경우이다. 광학설계에 따라서는 주광선의 물체면과 상면에서의 입사각이 모두 0도이어서

물체측과 상측 모두 텔레센트릭을 만족하는 경우도 있는데, 이를 **이중 텔레센트릭(double telecentric)**이라고 한다. 이러한 텔레센트릭 광학계는 텔레센트릭을 만족하는 공간에서 디포커스(defocus)가 있어도 광선 높이의 변화가 없으므로, 왜곡의 변화가 없다. 이러한 특징 때문에 측정용 광학계에 응용될 수도 있다. 또한 상측 텔레센트릭인 경우, 주광선의 상면에 대한 입사각이 0도이므로, cosine 법칙에 영향을 받지 않아 주변광량비가 높다. 이 때문에 투사광학계(projection optics)에서는 상측 텔레센트릭을 달성하는 경우가 많다.

특히 CCD(charge coupled device) 센서 또는 CMOS(complementary metal-oxide semiconductor) 센서와 같은 디지털센서를 사용하는 경우, 출사동 위치는 매우 중요하다. 디지털센서의 각 화소(pixel)는 그림 1-3-5와 같이 각 수광화소 앞에 마이크로 렌즈가 있다. 이 마이크로 렌즈는 보다 많은 빛을 수광소자에 집광시키기는 역할을 하는데, 각 화소 앞의 마이크로 렌즈에 지나치게 큰 각도로 입사하게 되면, 수광소자에 충분한 빛이 들어가지 않기 때문에 화면 주변부가 실제보다 더 어두워지는 현상이 발생한다. 따라서 출사동 위치가 상면에 대해 지나치게 가까우면, 디지털센서 주변부 화소로 입사하는 광선의 입사각(텔레센트릭각이라 함)이 커진다.

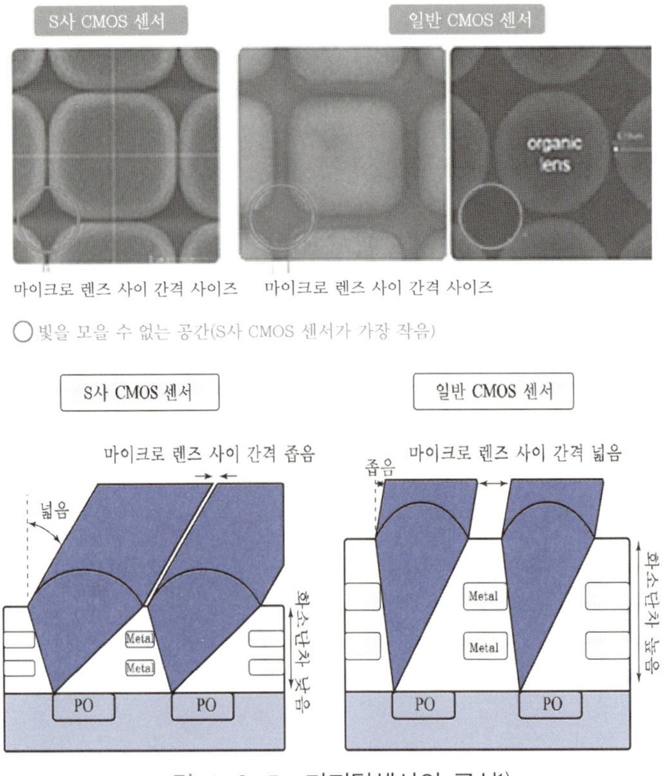


그림 1-3-5 디지털센서의 구성[1)]

1) http://www.samsungimaging.co.kr/learn/digital-camera-camcorder/productDetailView.do?forward=feature&prdCtgSeg=6&1ungPrdSeq=4235

이렇게 입사동의 크기가 결정되면, $F/\#$(프레넬수(F-number)) 또는 $NA$(Numerical Aperture, 수치구경)이 결정되는데, 먼저 $F/\#$의 정의는 식 (1.3.3)과 같다.

$$F/\# \equiv \frac{F}{D} \tag{1.3.3}$$

식 (1.3.3)에서 $F$는 광학계의 초점거리, $D$는 입사동의 지름이다. 서로 다른 광학계에서 동일한 초점거리를 갖는 경우, 이 값이 작으면 입사동의 지름이 큰 것이므로 상면에 많은 빛이 들어가고, 그 결과 밝은 사진을 얻을 수 있다는 의미이다.

그러나 이 물리량은 주로 물체가 무한대에 있을 경우에 사용되며, 물체가 유한거리에 있을 경우에는 $NA$를 사용하고 식 (1.3.4)와 같이 정의한다.

$$NA \equiv n\sin\theta \tag{1.3.4}$$

여기에서 $n$은 물체공간 또는 상공간에서의 굴절률, $\theta$는 주변광선의 물체면에서의 출발각 또는 상면에서의 수렴각 또는 발산각이다. 이 $NA$는 물체면에 대한 값(물체측 $NA$)과 상면에 대한 값(상측 $NA = NA_{image}$)이 존재한다. 이 값이 크면 상면에서의 주변광선의 수렴각이 커지는 것이므로, 상면에 많은 빛이 들어가서 밝은 사진을 얻을 수 있다는 것을 의미한다. 한편 초점거리가 양수인 광학계에서 상면에서 주변광선의 수렴각 $\theta$는 식 (1.3.5)와 같다.

$$\tan\theta = \frac{D}{2F} \tag{1.3.5}$$

또한 근축광학계에서는 $\sin\theta$와 $\tan\theta$는 모두 $\theta$로 근사할 수 있으므로, $NA$와 $F/\#$는 식 (1.3.5)로부터 식 (1.3.6)과 같은 관계를 가지게 된다.

$$F/\# \equiv \frac{F}{D} = \frac{1}{2\tan\theta} \approx \frac{1}{2\sin\theta} = \frac{n}{2NA} \tag{1.3.6}$$

이러한 광학계의 밝기 정보는 $F/\#$, 입사동의 크기, 물체측 $NA$ 또는 상측 $NA$를 입력하는 방법이 있지만, 광학설계 실무에서는 스톱의 크기를 정해놓고, 주변광선이 스톱의 끝을 지날 때의 입사동 크기를 구해서 $F/\#$ 또는 물체측 $NA$를 계산해서 자동입력하는 것이 일반적이다. CodeV에서는 이러한 계산을 위하여 'set fno', 'set epd', 'set na', 'set nao' 등의 명령어를 지원하고 있다.

그림 1-3-3에서 보는 것처럼 주광선의 최대입사각 $\theta_F$를 광학계의 반화각(Half Field of View, HFOV)이라고 하며, 광학계로 촬영이 가능한 범위를 의미한다. 반화각은 촬상소자의 최대 크기($Y$)로 결정이 되며, 반화각 $\theta_F$, 초점거리 $F$, 촬상소자의 대각 크기 $Y$는 식 (1.3.7)과 같은 관계가 성립한다.

$$Y = F\tan\theta_F \tag{1.3.7}$$

일반적으로는 촬상소자의 크기 $Y$는 고정되므로, 광학계의 초점거리가 결정되면 광학계의 화각이 결정된다. 식 (1.3.7)에 의해서 초점거리가 길어지면 화각이 작아지고, 반대로 초점거리가 짧으면 화각이 커진다. 만약 초점거리가 고정된 임의의 광학계에서 작은 크기의 촬상소자를 사용하게 되면, 화각이 작아지게 된다.

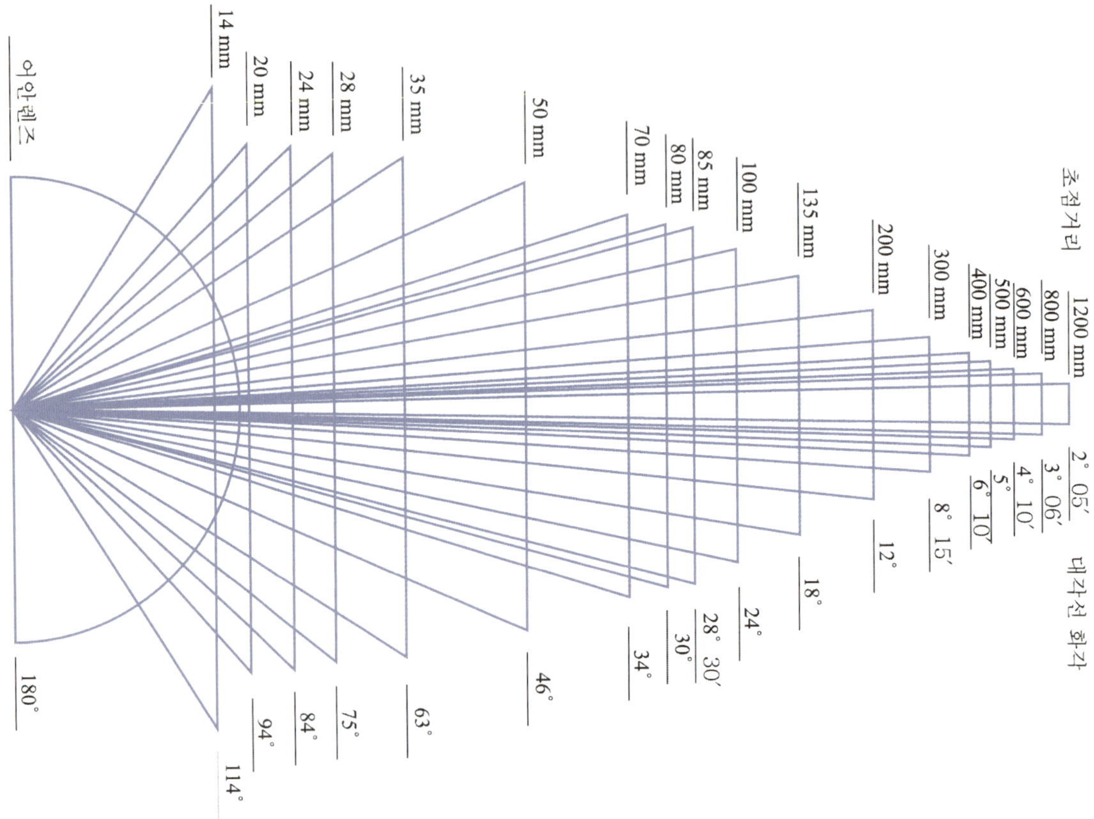


그림 1-3-6 초점거리와 화각의 관계[2)]

이러한 예는 교환렌즈에서 찾아볼 수 있다. 그림 1.3.7은 풀프레임(full-frame) 교환렌즈의 초점거리에 따른 화각을 표시한 것이다. 35 mm 필름과 동일한 크기의 촬상소자를 사용하는 풀프레임 몸체(full-frame body)용 교환렌즈를, APS-C 크기의 촬상소자를 사용하는 크롭 몸체(crop body)에서는 화각이 작아지는 것을 확인할 수 있다.

광학계가 촬영 가능한 크기는 각도로 표시하는 화각으로 표현할 수 있으나, 이를 촬상소자의 크기로도 표현이 가능하다. 이와 같이 광학계가 촬영이 가능한 크기를 시야(field)라고 하며, 총 4가지로 표현한다. 첫 번째는 앞서 언급한 화각이 있고, 두 번째는 물체거리가 유한한 경우에 대한 물체의 크기이고, 세 번째와 네 번째는 촬상소자의 크기, 좀 더 엄밀히 말하면 최대 화각을 갖는 주광선의

2) http://cweb.canon.jp/ef/technology/efslens-technology.html

상면에서의 높이로 표현하는 경우인데, 이를 근축광학적으로 구하는 방법과 근사를 하지 않은 유한광선추적으로 구하는 방법이다. 주광선의 상고로 시야를 표시하는 경우, 근축광선추적(paraxial ray tracing)과 유한광선추적(finite ray tracing)을 하는 것의 차이는 왜곡을 포함하지 않은 것과 왜곡을 포함한 것이다. 한편 유한광선추적으로 시야를 사용하는 것은 원래 미국계열의 광학설계 S/W에서는 없었으나, CodeV의 경우 version 8.6부터 지원하며, OSLO는 6.2.4까지도 이러한 기능이 없다. 그러나 일본계열의 S/W는 오래전부터 이러한 기능이 있다고 알려져 있다. 하지만, 이러한 시야 정의는 왜곡이 크지 않은 경우에는 크게 관계없다. 아무튼 이와 같은 4가지의 시야를 광학설계 S/W에서 입력하는 명령어를 제공하고 있으며, 화각은 YAN(CodeV) 또는 ang(OSLO), 물체의 크기는 YOB(CodeV) 또는 obh(OSLO), 근축주광선의 상면에서의 상고는 YIM(CodeV) 또는 gih(OLSO), 실제 주광선의 상면에서의 상고는 YRI(CodeV)이며, OSLO version 6.2.4에서는 근축주광선의 상고까지만 지원한다. 이러한 화각은 보통 GUI에서 입력하며, 상세 입력방법은 Part 2에서 설명하기로 한다. 그러나 광학설계 실무에서는 주로 근축주광선 상고를 가장 많이 사용하는데, 이를 이용하면 줌렌즈설계 시, 화각 또는 물체 크기를 각 줌 단별로 입력하지 않아도 되어서 편리하기 때문이다. 보통 실무에서는 화각을 입력하는 경우가 거의 없는데, 반화각이 90° 이상인 초광각 광학계를 설계하는 경우에는 주광선 상고 대신에 반드시 화각을 입력해야 설계가 가능하다.

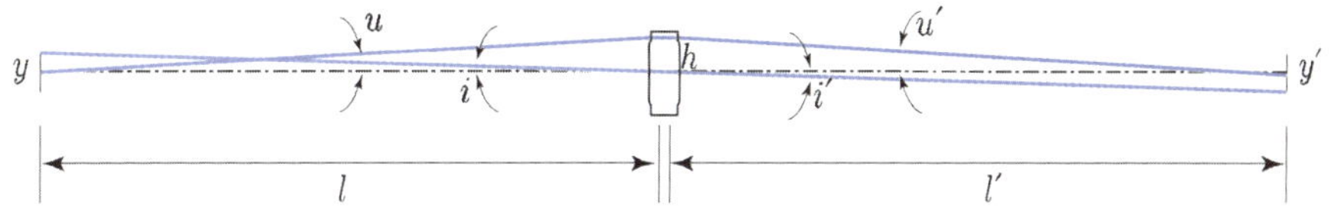


그림 1-3-7 횡배율의 정의

식 (1.3.8)은 스넬의 법칙에 대한 근축근사로부터 시작한다. 스넬의 법칙은 굴절 전후의 굴절률과 입사각의 곱이 같기 때문에 굴절에 대한 불변량이므로 이를 **굴절불변량**이라고 한다. 이를 그림 1-3-7에서 나온 상고, 물체거리, 근축각들의 곱으로 식 (1.3.8)의 마지막 식과 같이 표현할 수 있다.

$$ni = n'i' \rightarrow n\frac{y}{l} = -n'\frac{y'}{l'} \rightarrow n\frac{yh}{l} = -n'\frac{y'h}{l'} \qquad (1.3.8)$$
$$nuy = n'u'y'$$

여기에서 $n$은 굴절률, $u$는 주변광선의 근축 수평입사각(간단히 근축각이라고 함), $y$는 주광선의 상고, $h$는 얇은 렌즈에서 주변광선의 근축상고를 의미하고, 각 변수에 붙은 프라임 기호는 굴절 후를 의미한다. 식 (1.3.8)의 마지막 식 역시 굴절 전후에 값이 변하지 않는 불변량인데, 이를 **라그랑즈 불변량**(Lagrangian Invariant)이라고 한다. 또한 식 (1.3.8)을 변형하여 횡배율식인 식 (1.3.9)를 유도할 수 있다. 따라서 라그랑즈 불변량의 물리적인 의미는 횡배율 $M_T$임을 알 수 있다.

$$M_T \equiv \frac{y'}{y} = \frac{nu}{n'u'} = -\frac{l'}{l} \qquad (1.3.9)$$

식 (1.3.9)에서 $l'$이 무한대가 되는 경우도 있는데, 이를 **무초점**(afocal) **광학계**라고 한다. 이러한 광학계는 사람의 눈이 촬상소자가 되는 광학계이며, 대표적으로 망원경, 현미경, 접안렌즈(eye-piece), 뷰파인더 등이 있다. 무초점 광학계는 식 (1.3.9)의 횡배율로 정의되지 않으므로 각배율(angular magnification)을 사용하며, 주광선의 물체측 근축 수평입사각 $u$(물체측 근축각)와 상측 근축 수평출사각 $u'$(상측 근축각)의 비로 정의한다.

2절 후반부에서 가우스 괄호법을 살펴보았는데, 이번 절에서 알아본 $BFL$, $EFL$, 배율, 주요점 등을 가우스 괄호법으로 표현이 가능하며, 각 물리량들을 식에 따라 구하면 표 1-3-1과 같다.

표 1-3-1 광학계의 특이점을 구하는 공식

| 항 목 | 수 식 | 비 고 |
|---|---|---|
| 유효초점거리($EFL$) | $EFL = -\dfrac{h_0}{u_i} = \dfrac{n_i}{C(0,i)}$ | |
| 뒤초점거리($BFL$) | $BFL = -\dfrac{h_i}{u_i} = \dfrac{n_i A(0,i)}{C(0,i)}$ | |
| 제1주요점(principal point) | $H_1 = \dfrac{n_0(1-D(0,i))}{C(0,i)}$ | 광학계 첫 면 정점부터의 거리 |
| 제2주요점 | $H_2 = \dfrac{n_i(A(0,i)-1)}{C(0,i)}$ | 광학계 마지막 면 정점부터의 거리 |
| 제1절점(nodal point) | $N_1 = \dfrac{n_i - n_0 D(0,i)}{C(0,i)}$ | 광학계 첫 면 정점부터의 거리 |
| 제2절점 | $N_2 = \dfrac{n_i A(0,i) - n_0}{C(0,i)}$ | 광학계 마지막 면 정점부터의 거리 |
| 횡배율 | $M_T = \dfrac{n_i}{n_0 D(0,i)}$ | |

# 4 유한광선추적

앞서 제2절에서 언급한 것처럼 근축광선추적은 구면의 정점 근처에서 광선과 광학면이 만나는 교점 및 수평입사각을 구하는 것이다. 이것은 실제 광선과 광학면이 만나는 교점의 $z$축 좌표값을 무시하고 계산하는 방법이다. 따라서 이 계산에 의해 유도되는 모든 수차계수 등은 초기 광학계의 성능을 두 번의 광선추적을 통해 빠르게 구할 수 있는 장점이 있으나, 최종 광학계의 성능 평가로서는 적절하지 못하다. 따라서 기초설계 후 최적화를 하거나 또는 최종 성능평가에 있어서는 광선을 정확하게 추적해야 한다. 후자의 경우 근축광선추적처럼 광선이 광학면의 정점 부근을 지난다고 근사할 수 없기 때문에 스넬의 법칙에 따라 정확히 광선의 경로를 추적하는 유한광선추적(finite ray tracing)을 해야만 한다. 따라서 유한광선추적은 근축광선추적에 비해 계산량이 많다. 하지만 최근 개인용 컴퓨터의 사양이 상당히 높아져서 비록 유한광선추적이라 할지라도 계산시간에 큰 구애를 받지 않는다. 이번 절에서는 제2절과 비슷하게 유한광선의 추적방법을 유도한다. 이러한 유한광선추적은 수차계산뿐만 아니라, 파면수차, 스폿 다이어그램(spot diagram), MTF 등을 계산하는 데 꼭 필요한 계산과정이다.

유한광선추적은 근축광선추적과 달리 자면 방향인 구결면(tangential plane)과 자오면(sagittal plane) 위의 광선만을 추적하지 않고, 임의 방향에 대해 광선추적을 한다. 이러한 자오면이나 구결면 위에 있지 않은 일반적인 광선을 **사교광선**(skew ray)이라고 한다. 이러한 광선 역시 스넬의 법칙을 따르며, 광선 방향의 단위벡터와 면의 수직벡터 사이의 벡터곱으로 입사각과 굴절각이 표현된다. 따라서 스넬의 법칙을 굴절 전의 광선 방향의 단위벡터 $\vec{r}$, 굴절 후의 광선 방향의 단위벡터 $\vec{r}'$, 단위 면벡터 $\vec{v}$, 입사 전 매질의 굴절률 $n$, 입사 후 매질의 굴절률 $n'$으로 나타내면 식 (1.4.1)과 같이 벡터 표현으로 나타낼 수 있다.

$$n(\vec{r}\times\vec{v}) = n'(\vec{r}'\times\vec{v}) \tag{1.4.1}$$

식 (1.4.1)의 양변에 단위 면벡터 $\vec{v}$로 벡터곱을 하고 나서 벡터 동등성(vector identity)을 이용하면 식 (1.4.2)와 같은 식을 얻을 수 있다.

$$\begin{aligned} &n(\vec{r}\times\vec{v}) = n'(\vec{r}'\times\vec{v}) \\ &n(\vec{v}\cdot\vec{v})\vec{r} - n(\vec{v}\cdot\vec{r})\vec{v} = n'(\vec{v}\cdot\vec{v})\vec{r}' - n'(\vec{v}\cdot\vec{r}')\vec{v} \\ &n'\vec{r}' - n\vec{r} = \vec{v}(n'\cos\theta' - n\cos\theta) \end{aligned} \tag{1.4.2}$$

여기에서 $\theta$, $\theta'$은 각각 해당 면에서 입사점에 대한 입사각과 굴절각으로서 스넬의 법칙에 따라 $n\sin\theta = n'\sin\theta'$이다. 식 (1.4.2)를 직각좌표계의 성분별로 나타내면 식 (1.4.3)과 같다.

$$n'\begin{bmatrix} L' \\ M' \\ N' \end{bmatrix} - n\begin{bmatrix} L \\ M \\ N \end{bmatrix} = (n'\cos\theta' - n\cos\theta)\begin{bmatrix} \alpha \\ \beta \\ \gamma \end{bmatrix} \tag{1.4.3}$$

여기에서 $L$, $M$, $N$은 입사광선의 방향 코사인(directional cosine), $L'$, $M'$, $N'$은 굴절광선의 방향 코사인, $\alpha$, $\beta$, $\gamma$는 단위 면벡터의 방향 코사인이다. $\alpha$, $\beta$, $\gamma$는 광학면의 방정식이 주어지면 이 방정식의 벡터 그래디언트(vector gradient)를 이용하여 구할 수 있는 값이고, $n$과 $n'$은 매질에 의해 결정되는 값이다. 그리고 $L$, $M$, $N$은 입사광선에 대한 값이다. 식 (1.4.3)의 $\theta$와 $\theta'$은 스넬의 법칙으로부터 유도한 식 (1.4.4)의 3번째 식과 3번째 식을 유도하는 데 사용한 4번째 식과 같이 $n$, $n'$, $\alpha$, $\beta$, $\gamma$, $L$, $M$, $N$으로 결정되는 값들이다.

$$\begin{aligned} &n'\sin\theta' = n\sin\theta \rightarrow n'^2(1-\cos^2\theta') = n^2(1-\cos^2\theta) \\ &\therefore\ n'\cos\theta' = \sqrt{n'^2 - n^2(1-\cos^2\theta)} = \sqrt{n'^2 - n^2\{1-(\alpha L + \beta M + \gamma N)^2\}} \\ &(\because\ \cos\theta = \vec{v}\cdot\vec{r} = \alpha L + \beta M + \gamma N) \end{aligned} \tag{1.4.4}$$

유한광선추적은 먼저 입사광선과 광학면의 교점을 구한다. 그러면 교점에서의 단위 면벡터가 구해지며, 입사광선과 단위 면벡터의 내적이 입사각이 되며, 스넬의 법칙에 따라 굴절각이 구해진다. 굴절되는 광선의 $L'$, $M'$, $N'$은 $n$, $n'$, $\theta$, $\theta'$, $\alpha$, $\beta$, $\gamma$, $L$, $M$, $N$으로 주어진 식 (1.4.3)으로부터 구한다. 한편 그림 1-4-1에서 보여지는 광학면은 식 (1.4.5)와 같이 새그(sag)값인 $z(r)$로 주어진다.

$$\begin{aligned} &z(r) = \frac{cr^2}{1+\sqrt{1-(1+k)c^2r^2}} + A_4r^4 + A_6r^6 + A_8r^8 + A_{10}r^{10} + \cdots \\ &r \equiv \sqrt{x^2+y^2} \end{aligned} \tag{1.4.5}$$

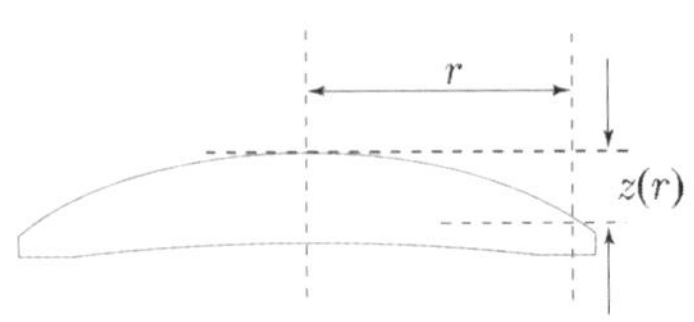


그림 1-4-1 광학면의 새그(sag)값

여기에서 $c$는 곡률, $k$는 원추계수, $A_4$, $A_6$, $A_8$, $A_{10}$, … 등은 고차비구면계수이다. 먼저 고차비구면계수가 없는 경우에 대해서 살펴보자. 이 경우 $k = 0$일 때가 구면이고, $k = -1$이면 포물면이며, $k < -1$이면 쌍곡면이고, 이 외에는 모두 타원면이다. 먼저 고차비구면항이 없는 경우에 대한 입사광선과 광학면의 교점을 구하기로 한다. 그러면 식 (1.4.5)로 주어진 광학면의 방정식은 식 (1.4.6)과 같이 간단하게 변형된다.

$$f(x,y,z)= c\{x^2 + y^2 + (1+k)z^2\} - 2z = 0 \tag{1.4.6}$$

따라서 입사광선과 광학면의 교점에서 단위 면벡터의 방향 코사인 $\alpha$, $\beta$, $\gamma$는 식 (1.4.6)의 벡터 그래디언트를 사용하여 식 (1.4.7)의 첫 번째, 두 번째, 세 번째 식과 같이 구할 수 있다. 4번째 식의 $V$는 단위 면벡터의 벡터 그래디언트의 크기이다.

$$\begin{aligned}
\alpha &\equiv -\frac{\nabla_x f}{|\nabla f|} = -\frac{1}{V}\frac{\partial f}{\partial x} = -\frac{cx}{V} \\
\beta &\equiv -\frac{\nabla_y f}{|\nabla f|} = \frac{1}{V}\frac{\partial f}{\partial y} = -\frac{cy}{V} \\
\gamma &\equiv -\frac{\nabla_z f}{|\nabla f|} = -\frac{1}{V}\frac{\partial f}{\partial z} = \frac{1-c(1+k)z}{V} \\
V &\equiv |\nabla f| = \sqrt{\left(\frac{\partial f}{\partial x}\right)^2 + \left(\frac{\partial f}{\partial y}\right)^2 + \left(\frac{\partial f}{\partial z}\right)^2} = 4\sqrt{1-2ckz+c^2z^2k(1+k)}
\end{aligned} \tag{1.4.7}$$

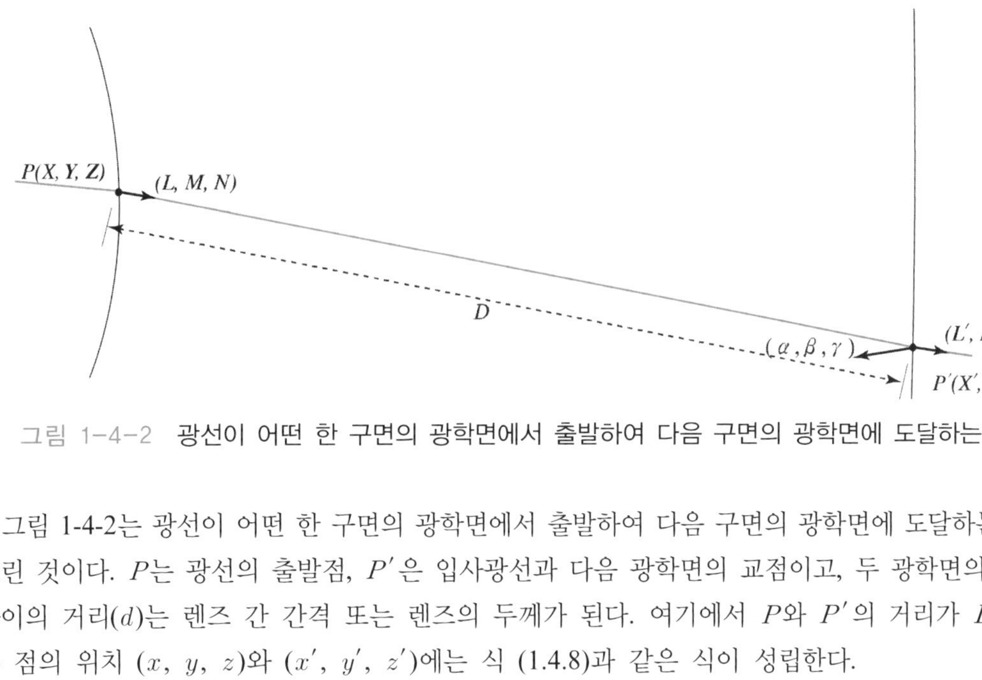


그림 1-4-2 광선이 어떤 한 구면의 광학면에서 출발하여 다음 구면의 광학면에 도달하는 과정

그림 1-4-2는 광선이 어떤 한 구면의 광학면에서 출발하여 다음 구면의 광학면에 도달하는 과정을 그린 것이다. $P$는 광선의 출발점, $P'$은 입사광선과 다음 광학면의 교점이고, 두 광학면의 각 정점 사이의 거리($d$)는 렌즈 간 간격 또는 렌즈의 두께가 된다. 여기에서 $P$와 $P'$의 거리가 $D$이며 이 두 점의 위치 ($x$, $y$, $z$)와 ($x'$, $y'$, $z'$)에는 식 (1.4.8)과 같은 식이 성립한다.

$$\begin{bmatrix} x' \\ y' \\ z' \end{bmatrix} = \begin{bmatrix} x \\ y \\ z \end{bmatrix} + D\begin{bmatrix} L \\ M \\ N \end{bmatrix} \tag{1.4.8}$$

여기에서 $P$와 $P'$ 사이의 거리인 $D$를 알면 주어진 $P$의 위치 ($x$, $y$, $z$) 및 앞면의 광선의 근축 수평 입사각에 대응하는 방향 코사인 ($L$, $M$, $N$)은 주어지는 값이므로 $P'$의 위치 ($x'$, $y'$, $z'$)을 식

(1.4.8)으로부터 구할 수 있다. 이때 $P'$이 광학면 위에 있으므로 식 (1.4.5)를 만족하고, 이로부터 식 (1.4.9)와 같은 식을 유도해 낼 수 있다.

$$\begin{aligned}&\{c(1+kN^2)\}D^2-2GD+G=0\\&F\equiv c\{x^2+y^2+(1+k)z^2\}-2z\\&G\equiv N-c\{xL+yM+zN(1+k)\}\end{aligned} \tag{1.4.9}$$

식 (1.4.9)에서 $x$, $y$, $z$는 광선의 출발점 $P$의 좌표값이므로 주어지는 값이고, $c$, $k$는 각각 다음 광학면의 곡률과 원추계수이므로 이것도 주어지는 값이다. 따라서 미지수는 $D$뿐이고, $D$에 대한 2차방정식이므로 식 (1.4.10)과 같이 쉽게 해를 구할 수 있다.

$$D=\frac{G\pm\sqrt{G^2-c(1+kN^2)F}}{c(1+kN^2)} \tag{1.4.10}$$

한편 만약 $P'$이 정점에 위치하여 $F$=0인 경우는 $D$=0이므로 식 (1.4.10)의 분자에 나온 ± 중에서 음의 부호를 택하는 것이 물리적으로 타당한 해가 된다. 또한 $c$=0인 평면에서는 식 (1.4.10)으로는 수치 해를 구할 때 곤란하므로 분자를 유리화하여 식 (1.4.11)과 같은 식으로 $D$를 계산하는 것이 좋다.

$$D=\frac{F}{G+\sqrt{G^2-c(1+kN^2)F}} \tag{1.4.11}$$

그러나 $z$ 좌표는 각 면의 정점을 기준으로 하기 때문에 실제 $z'$값은 $(z'-d)$로 사용해야 한다. 한편 고차비구면항이 있는 경우는 약간의 계산이 더 필요하다.

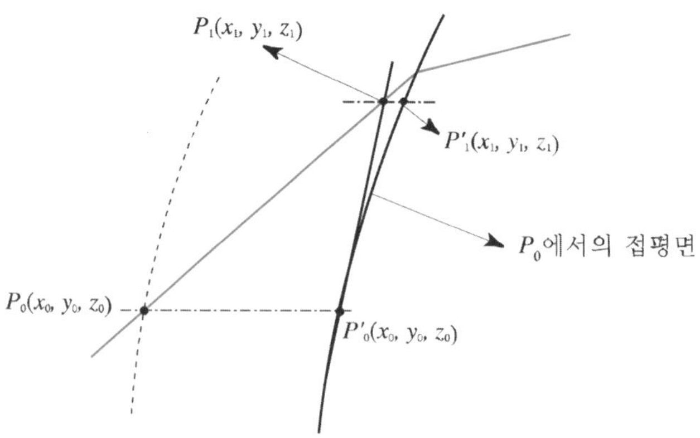


그림 1-4-3 비구면과 광선의 교점

그림 1-4-3은 고차비구면항이 포함된 비구면과 광선의 교점을 나타낸 것이다. 고차비구면항이 포함되어도 원추곡면항은 항상 존재하므로 먼저 0번째 광학면에서 광선이 이 면의 기본 원추곡면과

만나는 교점 $P_0(x_0,\ y_0,\ z_0)$을 구한다. 그리고 $P_0$에서 광축 방향으로 평행한 연장선과 고차 비구면항이 포함된 최종 곡면이 만나는 지점인 $P'_0$을 구한다. 그리고 $P'_0$에서 접평면을 구하고, 이 접평면이 광선과 만나는 점 $P_1$을 구한다. 그리고 다시 $P_1$에서 광축 방향으로 연장선을 이어서 다시 고차 비구면항이 포함된 곡면과 만나는 지점 $P'_1$을 구한다. 이 과정을 반복하면 결국 고차비구면 곡면과 광선이 만나는 지점인 최종지점 $P''$을 구할 수 있다. 이러한 계산과정을 $n$번째 면에 대해서 식으로 표현하면 다음과 같다.

고차비구면이 포함된 $n$번째 곡면을 광선이 지나가는 교점 $P''_n$의 $z$축 좌표값 $z''_n$은 비구면방정식인 식 (1.4.5)에 대입하여 쉽게 구할 수 있다. 이 점에서의 단위 면벡터 $(\alpha_n,\ \beta_n,\ \gamma_n)$는 식 (1.4.5)의 벡터 그래디언트로부터 구할 수 있다. 여기에서 $\alpha_n,\ \beta_n,\ \gamma_n$은 고차비구면항 때문에 식 (1.4.6) 및 식 (1.4.7)로 구할 수 없고, 식 (1.4.5)에 직접 벡터 그래디언트를 취하여 구해야 한다. 따라서 단위 면벡터가 $(\alpha_n,\ \beta_n,\ \gamma_n)$이라면 점 $P''_n$에서 접평면의 방정식 및 광선의 방정식은 식 (1.4.12) 및 식 (1.4.13)과 같이 쓸 수 있다.

$$\alpha_n(x-x_n)+\beta_n(y-y_n)+\gamma_n(z-z'_n)=0 \tag{1.4.12}$$

$$\frac{x-x_n}{L_n}=\frac{y-y_n}{M_n}=\frac{z-z_n}{N_n} \tag{1.4.13}$$

식 (1.4.12)와 식 (1.4.13)이 만나는 점이 곧 $P'_{n+1}$이다. 따라서 비구면방정식 식 (1.4.5)를 이용하면 단위 면벡터의 각 성분은 아래와 같이 식 (1.4.14)와 같다.

$$\begin{aligned}
\frac{\partial z}{\partial x} &= \frac{cx}{\sqrt{1-(1+k)c^2(x^2+y^2)}}+\sum_{i=2}\left\{2iA_{2i}(x^2+y^2)^{i-1}x\right\}\\
\frac{\partial z}{\partial y} &= \frac{cy}{\sqrt{1-(1+k)c^2(x^2+y^2)}}+\sum_{i=2}\left\{2iA_{2i}(x^2+y^2)^{i-1}y\right\}\\
\alpha_n &= \frac{\dfrac{\partial z}{\partial x}}{\sqrt{\left(\dfrac{\partial z}{\partial x}\right)^2+\left(\dfrac{\partial z}{\partial y}\right)^2+1}},\quad \beta_n=\frac{\dfrac{\partial z}{\partial y}}{\sqrt{\left(\dfrac{\partial z}{\partial x}\right)^2+\left(\dfrac{\partial z}{\partial y}\right)^2+1}}\\
\gamma_n &= \frac{-1}{\sqrt{\left(\dfrac{\partial z}{\partial x}\right)^2+\left(\dfrac{\partial z}{\partial y}\right)^2+1}}
\end{aligned} \tag{1.4.14}$$

그리고 식 (1.4.12)와 (1.4.13)으로부터 $P'_{n+1}$의 좌표는 다음과 같다.

$$
\begin{aligned}
x_{n+1} &= \frac{L_n}{N_n}(z_{n+1}-z_n)+x_n \\
y_{n+1} &= \frac{L_n}{M_n}(z_{n+1}-z_n)+y_n \\
z_{n+1} &= \frac{\dfrac{\alpha_n L_n+\beta_n M_n}{N_n}z_n+\gamma_n z'_n}{\dfrac{\alpha_n L_n+\beta_n M_n}{N_n}+\gamma_n}
\end{aligned}
\tag{1.4.15}
$$

여기에서 구한 $P'_{n+1}$을 다시 $P'_n$으로 놓고 식 (1.4.14)에서 식 (1.4.15)를 $(z'_{n+1}-z'_n)$의 값이 충분히 작을 때까지 반복 계산한다. 한편 CodeV에서는 광선추적 시에 디폴트(default)로 표시되는 tan($X$) 및 tan($Y$)는 각각 tan($X$)=$L/N$, tan($Y$)=$M/N$이다.

# 5 유한광선수차

일반적인 광학교재에서는 근축수차론을 먼저 언급하지만, 본 교재에서는 유한광선수차를 먼저 언급하고자 한다. 그 이유는 유한광선수차를 통해 직관적으로 수차를 이해한 뒤, 근사된 근축수차를 보는 것이 더 이해하기 쉽기 때문이다.

물체가 광학계의 입사동과 매우 멀리 떨어져 있다면 물체에서 출발한 광선들 중에서 광축에 평행한 것이 **축상광선**(axial ray)이며, 만약 물체가 입사동과 유한한 거리에 떨어져 있을 경우에는 광축상의 물체점에서 출발한 광선이 축상광선이 된다. 이러한 축상광선 이외의 광선을 **비축광선**(off-axial ray)이라고 부른다.

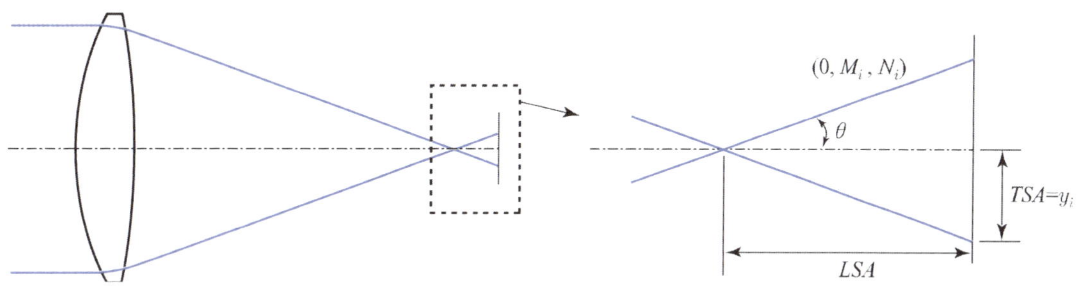


그림 1-5-1 구면수차의 계산방법

구면수차(spherical aberration)는 그림 1-5-1처럼 축상광선들이 만드는 상점들이 근축광선이 만드는 가우스 상점과 일치하지 않는 것을 의미한다. 가우스 상점에서 광축에 수직하게 세운 상면이 가우스 상면이다. 축상광선이 가우스 상면과 만나는 점과 가우스 상점 사이에서 가우스 상면을 따라 생긴 거리차이값이 **횡구면수차**($TSA$, transverse spherical aberration)이다. 그리고 **종구면수차**($LSA$, longitudinal spherical aberration)는 축상광선이 가우스 상면 근처에서 광축과 만나는 점과 가우스 상점 사이에서 광축을 따라 생긴 거리차이 값이다. 따라서 $TSA$는 유한광선을 추적하여 상점과의 교점을 구하면 얻을 수 있고, $TSA$는 횡구면수차를 구한 뒤, 광선의 방향 코사인의 $z$축 성분을 이용하여 식 (1.5.1)과 같이 계산한다.

$$LSA = \frac{y_i}{\tan\theta} = y_i \frac{\cos\theta}{\sin\theta} = y_i \frac{N_i}{M_i} \tag{1.5.1}$$

여기에서 $y_i$는 축상광선의 상면에서 높이값이고 $M_i$와 $N_i$는 각각 축상광선의 방향 코사인의 $y$ 성분 및 $z$ 성분을 의미한다. 또한 이 값은 파장별 차이가 있으므로, 파장에 따른 구면수차의 차이값이 색수차(chromatic aberration)가 된다. 또한 $y_i$, $M_i$ 및 $N_i$는 모두 입사동 높이에 관한 함수이다. 즉 축상광선이 입사동의 어떤 위치를 지나는지에 따라서 그 값이 달라지게 된다. 따라서 $LSA$ 역시 축상광선의 입사동 높이에 관한 함수이며, 그림 1-5-2의 오른편 그림과 같이 입사동 높이에 따라 *LSA*를 그린 것이 구면수차 그래프가 된다. CodeV와 OSLO를 비롯한 거의 대부분의 광학설계 S/W에서는 *LSA*를 그릴 때, 입사동의 높이를 1로 규격화하여 출력한다. 만약 입사동 높이가 0인 경우의 구면수차는 0이 되며, 광학계의 디포커스(defocus)가 있다면, 디포커스 양만큼 축상광선 상점이 이동한다.

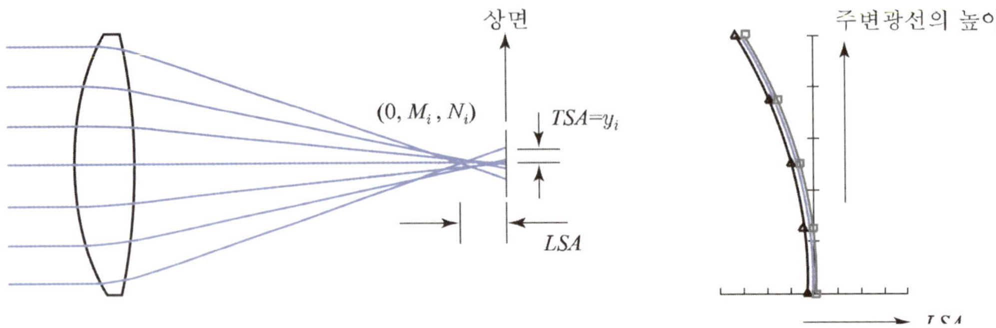


그림 1-5-2 구면수차와 구면수차 그래프

코마(coma, 코마수차(comatic aberration)라고도 함)는 가우스 상점에서 주광선의 교점과 임의의 사교광선(skew ray)을 추적하여 가우스 상면과의 교점의 차이로 계산한다. 광학계에 코마가 두드러지게 나타나는 경우, 사교광선의 분포는 주광선에서 멀어질수록 점차 혜성의 꼬리 모양처럼 퍼져서 분포하게 되어 코마(혜성)라고 부른다. 이러한 코마의 형태는 그림 1-5-3의 스폿 다이어그램(spot diagram)을 보면 쉽게 볼 수 있으므로 일반적으로는 정량적으로 계산하지 않으며, 계산을 하더라도 OSC(offense against sine condition)[9]를 구해 간접적으로 확인한다. 그러므로 본 절에서는 그 계산 방법은 생략하고자 하며, 이에 대한 자세한 내용을 알고자 하는 독자는 다른 광학설계 관련 기초나 응용 참고문헌을 보기 바란다.

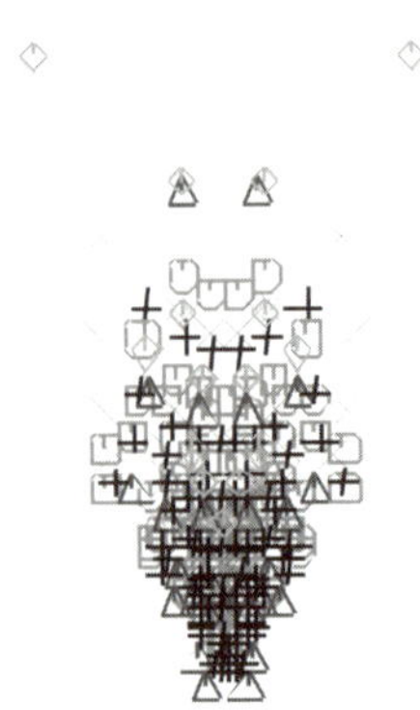

그림 1-5-3 코마에 의한 스폿 다이어그램

비점수차(astigmatic aberration 또는 astigmatism)는 그림 1-5-4처럼 주광선의 자오상점과 구결상점의 차이값인 ($Y_{FO}$ - $X_{FO}$)이다. 이를 위하여 주광선과 자오면 쪽으로 이웃하는 광선이 상면 부근에서 주광선과 만나는 교점, 즉 자오상점을 구한다. 이와 같은 방법으로 주광선과 구결면 쪽으로 이웃한 광선이 상면 부근에서 만나는 교점, 즉 구결상점도 구한다. 이 교점들을 연결한 자오상점면과 구결상점면은 모두 일반적으로 가우스 상면과 달리 평면이 아니고 굽은 면이다. 이것이 상면만곡수차(field curvature) 이고, 비점수차는 이 두 상면의 차이값이다. CodeV의 명령어인 'XFO' 및 'YFO'로 계산되는 값은 각각 구결상점과 가우스 상면까지의 광축방향거리(그림 1-5-4에서 $X_{FO}$) 및 자오상점과 가우스 상면까지의 광축방향거리(그림 1-5-4에서 $Y_{FO}$)이며, 이 값들은 식 (1.5.2)로 표현된다.

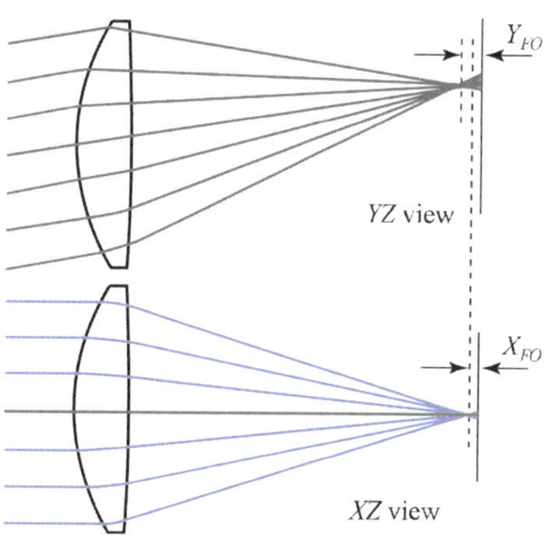


그림 1-5-4 비점수차와 상면만곡수차를 보여 주기 위한 구결상점과 가우스 상면까지의 광축방향거리($X_{FO}$) 및 자오상점과 가우스 상면까지의 광축방향거리($Y_{FO}$)

$$Y_{FO} = -\frac{y_T - y_p}{\dfrac{M_T}{N_T} - \dfrac{M_p}{N_p}} \qquad (1.5.2)$$
$$X_{FO} = -x_s \frac{N_p\sqrt{1-L_s^2}}{L_s}$$

여기에서 $y_T$, $M_T$, $N_T$는 주광선과 매우 가까이 이웃한 자오광선의 상면에서의 높이값과 방향 코사인의 $y$ 및 $z$ 성분값이고, $x_S$와 $L_S$는 각각 주광선과 매우 가까이 이웃한 구결광선이 상면과 만나는 점의 $x$ 성분과 방향 코사인의 $x$ 성분값이다. 그리고 $y_p$, $M_p$, $N_p$는 주광선의 상면에서의 높이값과 방향 코사인의 $y$ 및 $z$ 성분값이다.

마지막으로 **왜곡수차**(distortion)는 주광선의 근축 계산값과 유한광선 계산값의 차이로 정의하며, 이를 일반적으로 근축 계산값과 유한광선 계산값의 차이와 근축 주광선의 비인 $DIY$로 나타내고, 식 (1.5.3)과 같이 계산한다.

$$DIY = \frac{Y_p - y_p}{y_p} \times 100(\%) \tag{1.5.3}$$

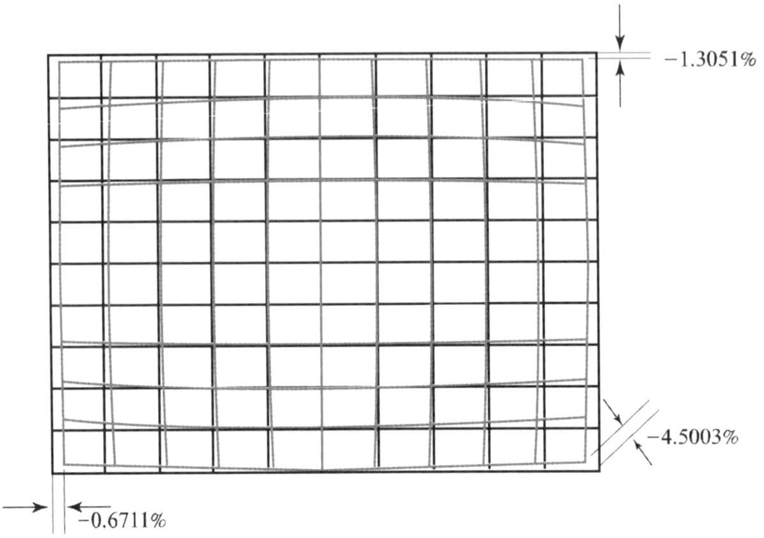


그림 1-5-5 왜곡수차에 의한 상

여기에서 $y_p$는 근축주광선이 상면과 만나는 높이이고, $Y_p$는 유한광선 추적으로 구한 상면에서 주광선의 높이이다. 왜곡수차를 제외한 나머지 수차는 광선이 상점을 중심으로 플레어(flare)가 발생하지만 왜곡수차는 상질의 저하를 가져오는 수차가 아니다. 다시 말해 왜곡수차를 제외한 나머지 수차가 없다면 선명한 바둑판 모양의 물체가 그림 1-5-5처럼 바늘쌈형(pincushion type)으로 찌그러져서 상면에 결상되지만 상의 윤곽이 뚜렷하다는 것을 의미한다.

한편 식 (1.5.3)과 같이 계산되는 왜곡수차와 달리 그림 1-5-6과 같이 전체화각(full field)에서의 왜곡수차와 상면의 수직 방향에서 본 수직화각(vertical field)에서 생기는 왜곡 사이의 차이값으로 정의하는 왜곡도 있다. 이를 TV **왜곡**이라고 부르는데, 이것은 식 (1.5.3)에서 정의된 광학적 왜곡수차와 달리 결상된 상을 사람이 보는 경우 관찰자가 직접 느끼는 왜곡이다. 이러한 TV 왜곡은 디지털 스틸 카메라(digital still camera), 폰 카메라(phone camera) 등의 실무 광학설계에서 많이 사용한다.

그림 1-5-6에서 바깥쪽 실선은 바둑판 모양의 상이 왜곡 없이 이상적으로 결상되는 것을 나타낸 것이고, 점선은 왜곡에 의해 상이 찌그러진 것을 나타낸다, 이 점선 모양처럼 왜곡된 상이 이상적인 상 모양과 약간 작은 것은 음의 왜곡이 발생하였기 때문이며, 그림 1-5-6과 같은 형태의 왜곡수차를 **통형**(barrel type) **왜곡수차**라 하고, 반대인 형태를 **바늘쌈형**(pincushion type) **왜곡수차**라고 한다. 식 (1.5.3)에 의한 왜곡수차의 정의를 그림 1-5-6에 맞게 다시 쓰면 식 (1.5.4)와 같다.

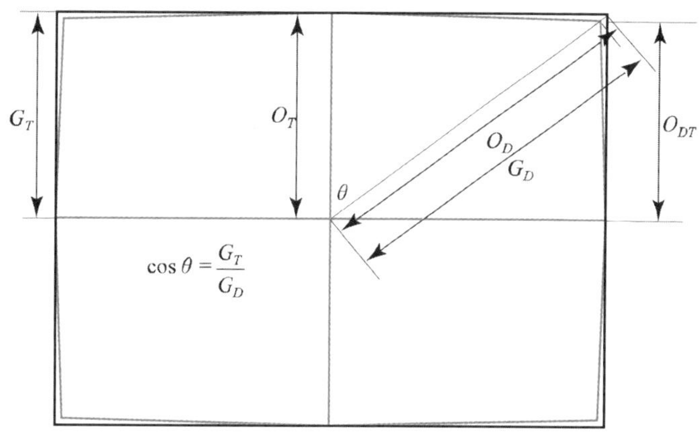


그림 1-5-6 TV 왜곡의 정의

$$DIY_D = \frac{O_D - G_D}{G_D} \tag{1.5.4}$$

여기에서 $O_D$는 전체화각으로 입사하는 유한광선의 대각상점으로 상 중심으로부터 유한광선이 도달한 위치까지의 거리를 의미하며, $G_D$는 근축광선의 대각상점으로 상 중심으로부터 근축광선이 도달한 거리를 의미한다. 일반적인 실무 광학설계에 있어서 왜곡 $DIY_D$는 설계 프로그램에서 유한광선추적 후 식 (1.5.3)으로 구하는 값이고 $G_D$는 CCD(charge coupled device) 또는 CMOS(complementary metal-oxide semiconductor) 등의 촬상소자의 대각길이를 나타내므로 초기 설계단계에서 주어지는 값이다. 따라서 식 (1.5.4)를 $O_D$에 대해 풀면 식 (1.5.5)와 같다.

$$O_D = G_D DIY_D + G_D = G_D(1 + DIY_D) \tag{1.5.5}$$

이때 TV 왜곡의 정의는 식 (1.5.6)과 같다.

$$DIY_{TV} \equiv \frac{O_S - O_{DS}}{2O_{DS}} \tag{1.5.6}$$

여기에서 $O_S$는 수직화각으로 입사한 유한광선에 대한 왜곡수차이고, $O_{DS}$는 유한광선의 대각상점 $O_D$의 $y$ 성분의 값을 의미한다. 식 (1.5.4)로 주어진 이러한 전체화각에 대한 왜곡수차 $DIY_D$의 $y$ 성분 $DIY_S$는 식 (1.5.7)의 첫 번째 식과 같이 정의할 수 있다. 그리고 이로부터 $O_S$도 식 (1.5.7)의 마지막 식에서 보듯이 $DIY_S$로부터 구할 수 있다.

$$\begin{aligned} DIY_S &\equiv \frac{O_S - G_S}{G_S} \\ \therefore O_S &= G_S DIY_S + G_S = G_S(1 + DIY_S) \end{aligned} \tag{1.5.7}$$

여기에서 $G_S$는 근축광선의 대각상점의 $y$ 성분이다.

한편 $O_{DS}$는 전체화각으로 입사하는 유한광선의 왜곡에 대한 $y$ 성분이다. 그러므로 그림 1-5-6에서처럼 대각 상점($G_D$), 상면 중심, 수직화각 입사에 대한 상점($G_S$)이 이루는 각을 $\theta$라 하면 다음과 같이 $O_{DS}$를 구할 수 있다.

$$O_{DS} + O_D \cos\theta = O_D \frac{G_S}{G_D} = G_S(1 + DIY_D) \tag{1.5.8}$$

따라서 식 (1.5.7)과 식 (1.5.8)을 TV 왜곡의 정의식인 식 (1.5.6)에 대입하면 식 (1.5.9)와 같이 TV 왜곡 $DIY_{TV}$를 최종적으로 구할 수 있다. TV 왜곡의 정의 방법에 따라 분모 2가 생략되는 경우도 있으나, 여기에서는 TV 왜곡은 식 (1.5.9)로 구하기로 한다.

$$\begin{aligned} DIY_{TV} \equiv \frac{O_S - O_{DS}}{2O_{DS}} &= \frac{G_S(1 + DIY_S) - G_S(1 + DIY_D)}{2G_S(1 + DIY_D)} \\ &= \frac{DIY_S - DIY_D}{2(1 + DIY_D)} \approx \frac{DIY_S - DIY_D}{2} \end{aligned} \tag{1.5.9}$$

**스폿 다이어그램**은 입사동을 수백 개에서 수천 개로 잘게 나눈 각 셀 중심으로 광선을 보내 가우스 상점에서 광선이 도달하는 분포를 직접적으로 그린 것으로, 기하광학적인 점퍼짐함수($PSF$, point spread function)이다. 그리고 자오면과 구결면을 지나는 광선다발의 상면에서의 횡방향 성분을 나타내는 **광선다발그림**(ray fan)도 많이 볼 수 있다.

# 6 무초점광학계의 유한광선수차

제5절에서 언급한 수차량은 모두 상점에서 광선이 한 점에 모여 결상되는 경우에 대한 것이다. 그러나 접안렌즈(eye-piece)나 망원경 등의 광학계는 상면에서 광선이 거의 평행하므로, 수차량이 다르게 정의되어야 한다. 일반적으로 결상광학계의 경우에는 주광선에 대한 상점과 주변광선의 상점들이 서로 차이가 생기는 것을 **수차**라고 한다. 이는 주광선이 광학수차의 기준점이 되기 때문이다. 따라서 결상광학계에서 **무수차**(aberration-free)란 상면에서 주광선의 상고와 주변광선의 상고가 정확히 일치하는 경우를 말한다. 그러나 무초점 광학계의 무수차는 주광선의 출사각과 주변 광선의 출사각이 같아 주광선과 주변 광선이 서로 평행한 경우를 말한다.

한편 결상광학계에서 종방향 수차와 횡방향 수차가 있듯이, 무초점 광학계에서도 종방향 수차와 횡방향 수차가 있다. 먼저 횡방향 수차는 주광선과 주변광선의 출사각의 차이로 표현되므로 수차의 단위는 도(degree)가 된다. 이때 주광선과 주변광선의 출사각의 차이가 있어서 평행하지 않다면, 주광선과 주변광선의 교점은 존재한다. 이때 광학계의 마지막 면에서 이 두 광선의 교점까지의 거리는 상당히 큰 값이 될 것이다. 따라서 이러한 경우에는 상면에서부터 주광선과 주변광선의 교점까지의 거리의 역수를 사용한다. 일반적으로 이러한 수차량을 디옵터(diopter)로 나타내는데, 이는 거리의 단위인 m의 역수이며, $D$라는 단위를 사용한다. 그러나 광학계의 곡률과 두께의 단위는 관습적으로 mm를 사용한다. 무초점계의 대표적인 광학계인 접안렌즈의 초점거리가 대략 10~30 mm임을 감안하고, 상면에 대해 1 m 뒤에 주광선과 주변광선이 만난다면, 주광선과 주변광선이 거의 평행함을 알 수 있다. 조금 더 구체적으로 예를 들어 본다. 접안렌즈에서의 상면은 사람 눈의 동공이 된다. 또한 이 위치에 스톱(구경조리개를 의미함)이 위치하며, 스톱 뒤에 광학계가 없기 때문에 스톱이 곧 출사동이다. 이러한 출사동의 크기는 사람 눈의 동공 크기에 동공의 흔들림을 감안하여 통상 지름 5~8 mm 정도로 잡는다. 만약 출사동 지름이 8 mm인 광학계에서 주변광선의 종수차가 +1 $D$라면 출사동에 대해 +1 m 뒤에 주광선과 만난다는 것이며, 식 (1.6.1)처럼 이를 횡수차로 계산하면 약 13.75분이 된다.

$$\theta = \tan^{-1}\left(\frac{4}{1,000}\right) \approx 13.75'$$

이와 같이 무초점광학계도 수차량 계산이 가능하므로, 결상광학계와 마찬가지로 수차도를 그릴 수 있다. $LSA$는 결상광학계에서 가우스 상점과 축상광선이 광축 방향으로 떨어진 거리이므로 동일한 개념을 무초점광학계에 적용하면, 결상광학계에서 계산한 식 (1.5.1)로 계산한 값의 역수를 취하여 식 (1.6.1)과 같이 계산하면 된다.

$$LSA = \frac{1,000}{y_i} \frac{M_i}{N_i} [D] \tag{1.6.1}$$

마찬가지로 자오면 비점수차 $X_{FO}$와 구결면 비점수차 $Y_{FO}$도 $LSA$와 같이 역수를 취해 식 (1.6.2)와 같이 계산한다.

$$X_{FO} = \frac{1,000}{x_S \frac{N_p \sqrt{1 - L_S^2}}{L_S}} [D]$$
$$Y_{FO} = \frac{1,000}{\frac{y_T - y_p}{\frac{M_T}{N_T} - \frac{M^p}{N_p}}} [D] \tag{1.6.2}$$

한편 횡방향 수차인 광선다발그림은 주광선과 주변광선의 각도차이를 그린 것이므로, 두 광선의 방향 코사인들 중 광축인 $z$축에 대한 방향 코사인 $N_i$ 와 $N_p$를 이용해 식 (1.6.3)과 같이 계산한다.

$$Aberration(\text{angle}) = \cos^{-1} N_i - \cos^{-1} N_p \tag{1.6.3}$$

마지막으로 왜곡을 설명하고자 한다. 이 수차에 대한 보다 쉬운 이해를 위하여 이 수차에 대한 유도과정을 보여주고자 한다. 아래 그림은 초점거리가 $f$인 뷰파인더 광학계에 대한 광로도(optical layout)이다. 실선은 근축광선, 점선은 유한광선을 의미한다. 일반적으로 무초점광학계를 최적화하는 경우에는 출사동 이후에 초점거리가 $f_e$인 가상적인 무수차 렌즈인 완전렌즈(perfect lens)를 놓는다. 광학설계 S/W의 최적화는 특별한 설정을 하지 않으면 기하광학적인 PSF의 스폿 크기(spot size)를 최소화하도록 되어 있기 때문에 무수차 광학계를 결상광학계로 만들어주기 위해서 완전렌즈를 놓는 것이다. 왜곡을 계산할 때도 이와 같은 방법을 사용하여, 왜곡 계산식을 유도할 때도 완전렌즈가 있다고 가정하고 시작한다.

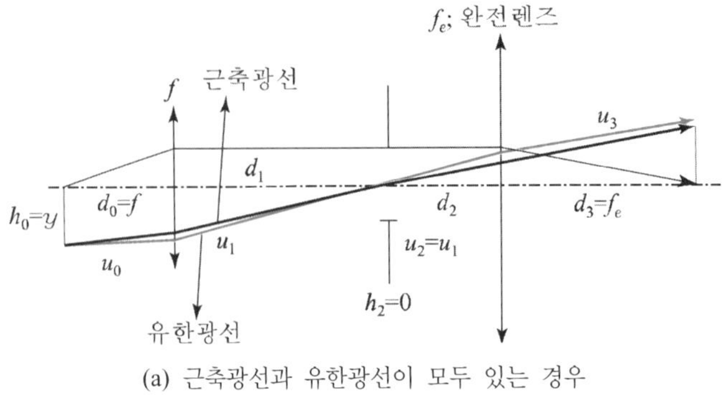


(a) 근축광선과 유한광선이 모두 있는 경우

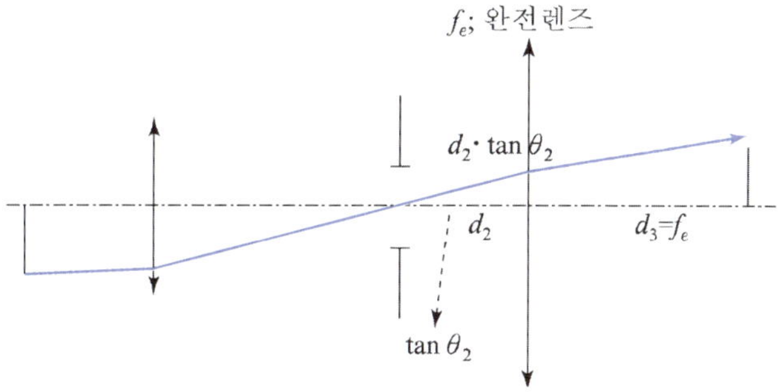


(b) 유한광선만 있는 경우

그림 1-6-1 무초점광학계의 광선추적

그림 1-6-1은 무초점광학계의 광선추적을 나타낸 것으로, (a)는 근축광선과 유한광선에 대한 진행이고, (b)는 유한광선만 있을 때의 광선 진행을 나타낸 것이다. 제2절과 같은 방법으로 물체면에서 상면까지의 상고 $h_i(i = 1, 2, 3, \cdots)$와 수평입사각 $u_i(i = 1, 2, 3, \cdots)$에 대한 근축광선추적을 차례대로 계산하면 식 (1.6.4)와 같다.

$$\begin{aligned}
h_1 &= y + fu_0 \\
u_1 &= u_0 - \frac{h_1}{f} = u_0 - \frac{y+fu_0}{f} = -\frac{y}{f} \\
h_2 &= h_1 + d_1u_1 = 0 \\
u_2 &= u_1 = -\frac{y}{f} \\
h_3 &= h_2 + u_2d_2 = -\frac{y}{f}d_2 \\
u_3 &= u_2 - \frac{h_3}{f_e} = -\frac{y}{f} + \frac{y}{f}\frac{d_2}{f_e} = \frac{y}{f}\left(\frac{d_2}{f_e} - 1\right) \\
h_4 &= h_3 + u_3f_e = -\frac{y}{f}d_2 + \frac{y}{f}(d_2 - f_e) = -\frac{y}{f}f_e
\end{aligned} \tag{1.6.4}$$

여기에서 얻어진 $h_4$는 상면에서의 근축상고의 값이다. 유한광선의 경우에는 주광선이 무조건 스톱 중심을 지나므로, 스톱 이후의 방향 코사인만 알면 주광선과 광축 사이의 각도 $\theta_2$를 얻을 수 있다. 한편 완전렌즈는 광학계의 수차가 없으므로 유한광선이라 하더라도 광선추적 결과는 근축광선추적 식을 따른다. 단, 근축광선일 경우에는 스톱에서의 각도가 유한광선과 다르게 되므로 상면에서의 상고도 다를 것이며, 이 차이값이 왜곡이 되는 것이다. 한편 주광선과 광축이 이루는 각도 $\theta_2$인 주광선의 근축각은 $\tan\theta_2$이며, 완전렌즈에서의 상고는 $d_2\tan\theta_2$가 된다. 따라서 완전렌즈 이후 유한광선인 주광선에 대한 결상면에서의 높이 $y_4$는 식 (1.6.5)와 같이 계산한다.

$$\tan\theta_3 = \tan\theta_2 - \frac{d_2\tan\theta_2}{f_e} = \tan\theta_2\left(1 - \frac{d_2}{f_e}\right)$$

$$y_4 = d_2\tan\theta_2 + f_e\tan\theta_3 = f_e\tan\theta_2 \tag{1.6.5}$$

여기에서 얻어진 $y_4$는 상면에서의 유한광선의 높이이다. 따라서 식 (1.6.5)를 식 (1.5.3)에 대입하면 무초점광학계의 왜곡을 식 (1.6.6)과 같이 계산할 수 있다.

$$DIY = \frac{y_4 - h_4}{h_4} = -\frac{f_e\tan\theta_2 + f_e\dfrac{y}{f}}{f_e\dfrac{y}{f}} = -\frac{f\tan\theta_2 + y}{y} = -\frac{f\dfrac{m_p}{n_p} + y}{y} \tag{1.6.6}$$

# 7 광선수차와 파면수차

지금까지 제5절에서 살펴보았던 수차는 유한광선추적에 의한 정확한 수차량이다. 이는 광학계의 최종 성능평가 단계에서 반드시 계산되어야 하는 값이다. 그러나 이 유한광선수차는 해석적으로 표현되지 않고 상면에서의 결과적인 수차량에 대한 정보를 줄 뿐이며, 이러한 수차가 어떠한 광학면에서 어떻게 발생하는지에 대한 정보를 얻을 수 없다. 따라서 다소 근사적인 방법을 사용하더라도 수차에 관한 해석적인 수식을 살펴볼 필요가 있다. 이러한 해석적인 수차식을 유도하기 전에 일단 광선수차와 파면수차에 대하여 살펴보자.

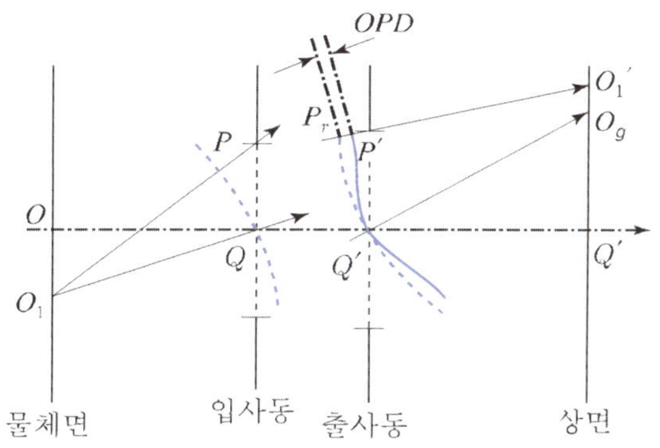


그림 1-7-1 파면수차의 개념

그림 1-7-1은 임의의 광학계에서 주광선($O_1QQ'O_g$)와 임의의 광선($O_1PP_rP'O'_1$)이 입사동(entrance pupil)과 출사동(exit pupil)을 지나 가우스 상면(image plane)에 결상하는 것을 나타낸 것이다. 여기에서 $O_g$는 비축 주광선의 상점이고, $O'_1$은 임의의 광선의 상점이다. 임의의 광선과 주광선 사이 수차가 없다면 $O_g$와 $O'_1$는 일치하며, 이때 두 광선의 광경로차($OPD$, optical path difference)는 0이 된다. 또한 무수차 광학계인 경우에는 주광선과 같은 화각을 갖는 임의의 광선이 모두 점 $O_g$에 모이며, 이 임의의 광선에 수직인 미소파면(wavefront)을 연결하면 그림 1-7-1의 출사동 부분의 점선과 같이 $O_g$를 중심으로 하는 구면파가 된다. 이러한 구면파에 의하여 생기는 파면을 **표준구면**이라고 한다. 그러나 일반적인 광학계는 수차가 있기 때문에 그림 1-7-1의 출사동 부분의 실선과 같이 구면이 아닌 파면을 형성한다. 이러한 파면은 출사동 좌표계의 함수이므로 이를 **파면함수**(wavefront function)라고 한다. 이때 표준구면과 파면함수의 차이인 $P_rP'$가 **광경로차**이며, 이것이 바로 **파면수차**(wavefront aberration)이다. 즉, 파면수차는 주광선($O_1QQ'O_g$)과 $O_1$을 출발한 비축 사교광선(off-axis skew ray)인 $O_1PP_rP'O'_1$의 광경로차를 의미한다. 따라서 파면함수 $W$는 점 $P_r$과 점 $P'$의 거리차이로 주어지므로 다음과 같다.

$$W = [P_r P'] \tag{1.7.1}$$

여기에서 [ ]의 의미는 광경로(optical path)를 의미하며, [ ] 안의 기하적 거리에 굴절률을 곱한 값인 광학적 거리이다. 임의의 물체점 $O_1$을 출발한 광선은 수차가 없다고 가정하므로 $[O_1P']=[O_1Q']$이고, 그림 1-7-1에서 각각 $[O_1P_r] = [O_1O_1'] - [P_rO'_1]$와 $[O_1Q'] = [O_1O_g] - [Q'O_g]$임을 알 수 있다. 여기에서 $[O_1O'_1]$은 광선 $O_1PP_rP'O_1'$가 광학계를 지나가는 총 광학적 거리이고, $[O_1O_g]$는 주광선이 광학계를 지나가는 총 광학적 거리이며, $[Q'O_g]$는 표준구면의 반지름으로서 출사동 중심에서 주광선의 상점 $O_g$까지의 광학적 거리이다. 마지막으로 $[P_rO'_1]$은 광선 $O_1PP_rP'O'_1$이 표준구면과 만나는 점 $P_r$에서 $O'_1$까지의 광학적 거리이다. 따라서 식 (1.7.1)은 식 (1.7.2)와 같이 표현된다.

$$W = [P_rP'] = [O_1P] - [O_1P_r] = [O_1O_g] - [Q'O_g] - [O_1O'_1] + [P_rO'_1] \tag{1.7.2}$$

식 (1.7.2)에서 $[O_1O_1']$와 $[O_1O_g]$는 광선을 직접 추적하여 각 광학면과 만나는 교점과 방향 코사인으로부터 직접적으로 구할 수 있는 양이고, 스톱이 주어져서 출사동이 결정된다면 표준구면의 지름인 $[Q'O_g]$를 구할 수 있다. 따라서 이 식에서는 $[P_rO'_1]$만 결정하면 된다. $P_r$의 좌표와 $O'_1$의 좌표를 각각 $(x,\ y,\ z)$와 $(x',\ y',\ 0)$이라 하고, 상면에서 광선 $P_rP'O'_1$의 방향 코사인을 각각 $L$, $M$, $N$이라 하면, 식 (1.7.3)이 성립한다.

$$x = x' - [P_rO'_1]L,\ y = y' - [p_rO'_1]M,\ z = -[P_rO'_1]N \tag{1.7.3}$$

한편 $P_r$은 표준구면 위에 있는 것이 당연하므로 식 (1.7.4)가 성립한다.

$$x^2 + (y - y_g)^2 + z^2 = R'^2 \tag{1.7.4}$$

여기에서 $R$은 $[Q'O_g]$이고 주광선은 자오면 위에 있으므로, 점 $O_g$의 $x$ 좌표값은 0이 되고 $y$ 좌푯값만을 가진다. 이 $y_g$가 주광선의 높이(즉 주광선의 상고)가 된다. 식 (1.7.4)에 식 (1.7.3)을 대입하면 $[P_rO'_1]$에 대한 이차방정식을 유도할 수 있고, 이 해는 식 (1.7.5)와 같다.

$$\begin{gathered}[P_rO'_1] = b \pm \sqrt{b^2 - c} \\ b \equiv \frac{Lx' + M(y' - y_g)}{n'^2},\ c \equiv \frac{x'^2 + (y' - y_g)^2 - R'^2}{n'^2}\end{gathered} \tag{1.7.5}$$

그림 1-7-2는 CodeV에서 'rsi' 명령어에 의한 광선추적 결과인데, 마지막 줄 굵은 타원 안의 *OPD*가 식 (1.7.2)로 계산한 $W$를 설계 중심 파장으로 나눈 값을 의미한다.

fixed magnification system
Position 3, Wavelength = 587.6 NM

| | X | Y | Z | TANX | TANY | LENGTH |
|---|---|---|---|---|---|---|
| OBJ | 0.00000 | -2.00000 | 0.00000 | 0.00000 | 0.13308 | |
| 1 | 0.00000 | 4.52970 | 0.13590 | 0.00000 | 0.04808 | 0.13710 |
| 2 | 0.00000 | 4.68372 | -0.16054 | 0.00000 | 0.03222 | 3.20726 |
| STO A | 0.00000 | 4.75242 | -0.02865 | 0.00000 | 0.02450 | 2.13299 |
| 4 | 0.00000 | 4.84249 | 0.64705 | 0.00000 | 0.04492 | 3.67680 |
| 5 | 0.00000 | 4.98548 | -0.16932 | 0.00000 | 0.03300 | 3.18684 |
| 6 | 0.00000 | 5.98104 | 0.00000 | 0.00000 | 0.02175 | 30.18574 |
| 7 | 0.00000 | 6.63351 | 0.00000 | 0.00000 | 0.02175 | 30.00709 |
| 8 | 0.00000 | 6.85100 | 0.00000 | 0.00000 | 0.03300 | 10.00236 |
| 9 | 0.00000 | 7.30078 | 0.00000 | 0.00000 | 0.02175 | 13.63742 |
| 10 | 0.00000 | 8.68679 | 0.00000 | 0.00000 | -0.43993 | 33.33217 |
| 11 | 0.00000 | 9.11495 | 0.00000 | 0.00000 | -0.38896 | 18.19187 |
| 12 | 0.00000 | 9.14945 | 0.00000 | 0.00000 | 0.03300 | 33.49606 |
| 13 | 0.00000 | 11.40916 | 0.51811 | 0.00000 | -0.00769 | 68.51538 |
| 14 | 0.00000 | 11.37848 | -1.48900 | 0.00000 | 0.04387 | 3.99301 |
| 15 | 0.00000 | 11.57901 | -0.91803 | 0.00000 | -0.05272 | 4.57536 |
| 16 | 0.00000 | 10.78870 | 1.13376 | 0.00000 | -0.10465 | 15.01261 |
| 17 | 0.00000 | 10.35386 | 0.28895 | 0.00000 | -0.09512 | 4.17789 |
| 18 | 0.00000 | 9.95965 | 0.43307 | 0.00000 | -0.10190 | 4.16282 |
| IMG | 0.00000 | 3.[illegible]353 | 0.00000 | 0.00000 | -0.10190 | 58.85013 |

OPD = 0.284 Waves

그림 1-7-2 CodeV에서 rsi 명령어를 실행한 결과

이러한 방법으로 파면함수를 구하기 위해 광선추적을 할 때, 보통 입사동을 바둑판 모양으로 잘게 나누고 나누어진 각 셀의 중심을 향해 광선을 추적한다. 여기에서 입사동을 나누는 개수가 유한하므로 이 계산방법에 따라 파면함수를 구하면 광선이 지나지 않는 점에서는 파면수차값을 알 수 없다. 따라서 이러한 지점에 대해서는 광선추적 결과와 식 (1.7.2)와 식 (1.7.5)에 의해 구해진 파면수차값들로부터 보간법을 이용하는데, 저니크(Zernike) 다항식 또는 이항식(binomial)으로 곡선맞춤(curve fitting)을 한다.

이러한 수식으로부터 광선추적의 결과, 즉 광선수차를 이용하여 파면수차를 얻을 수 있음을 알 수 있다. 한편 식 (1.7.5)로부터 파면함수는 임의의 광선의 상면좌표와 방향 코사인의 함수임을 알 수 있다. 여기에서 상면좌표와 방향 코사인은 광선이 출발한 점($O_1$)과 입사동을 지나는 점($P$)이 결정되면 광선추적에 의해 $O_1'$과 방향 코사인 $L$, $M$, $N$이 자동적으로 결정된다. 그리고 입사동과 출사동은 1 : 1 대응이 되므로 입사동 좌표계($P$)는 출사동 좌표계($P'$)로 표현할 수 있다. 따라서 출사동의 좌표를 ($x$, $y$)라 하고 물체공간 좌표를 ($x'$, $y'$)이라고 하면, 파면함수는 식 (1.7.6)과 같다.

$$W = W(x, y\,;\, x', y') \tag{1.7.6}$$

여기에서 물체공간과 상공간이 1 : 1 대응되므로 ($x'$, $y'$)은 상공간 좌표로 생각해도 무방하다. 즉 ($x'$, $y'$)은 최종 상공간(상면)의 좌표가 된다. 이러한 물체공간 좌표와 출사동 좌표계를 직교좌표계로 표현하였으나, 이를 출사동의 원통좌표계($\rho$, $\phi$)와 물체공간의 원통좌표계($r$, $\theta$)를 사용해서 표현할 수도 있다. 따라서 식 (1.7.6)은 (1.7.7)과 같이 쓸 수 있다.

$$\begin{aligned} &W = W(x, y\,;\, x', y') = W(\rho, \phi\,;\, r, \theta) \\ &x = \rho\sin\phi \\ &y = \rho\cos\phi \\ &x' = r\sin\theta \\ &y' = r\cos\theta \end{aligned} \tag{1.7.7}$$

만약 광학계가 회전대칭성을 갖는다면 광선의 물체측 출발점을 자오면에 오도록 할 수 있으므로 $\phi$=0으로 놓을 수 있다. 그러므로 $\theta$는 물체측 출발점과 출사동 좌표계가 이루는 각으로, 그림 1-7-1의 점 $O_1$와 점 $P'$이 이루는 각이다. 따라서 식 (1.7.7)은 (1.7.8)과 같이 쓸 수 있다[10].

$$W = W(\rho^2, r^2, \rho r\cos\theta) \tag{1.7.8}$$

여기에서 $\theta$는 점 $O_1$와 점 $P'$이 이루는 각이다. 그리고 $\rho$는 물체면에서의 상고이며, $r$은 출사동에서의 상고이다. 그러므로 식 (1.7.8)을 $\rho$, $r$, $\theta$에 대해 전개하면 식 (1.7.9)와 같이 쓸 수 있다.

$$\begin{aligned} W = W(\rho^2, r^2, \rho r\cos\theta) &= \sum_{l,m,n} A_{lmn}(\rho^2)^l (r^2)^m (\rho r\cos\theta)^n \\ &= \sum_{l,m,n} A_{lmn}(\rho^{2l+n} r^{2m+n} \cos^n\theta) \end{aligned} \tag{1.7.9}$$

식 (1.7.9)에서 $A_{100}\rho^2$, $A_{200}\rho^4$, ⋯ 등은 출사동 좌표와 관계없는 항으로, 이러한 경우는 주광선밖에 없다. 그런데 주광선은 수차가 없다고 가정하므로 $2m+n=0$이 되는 항은 0으로 처리해도 무방하다. 또한 광학계의 회전대칭성을 고려하여 식 (1.7.9)의 일부 항을 쓰면 식 (1.7.10)과 같다.

$$\begin{aligned} W = W(\rho, r, \cos\theta) &= \sum_{l,m,n} {}_{2l+m}W_{nm}(\rho^{2l+m} r^n \cos^m\theta) \\ &= {}_0W_{20}r^2 + {}_1W_{11}\rho r cos\theta + {}_0W_{40}r^4 + {}_1W_{31}\rho r^3\cos\theta \\ &\quad + {}_2W_{22}\rho^2 r^2\cos^2\theta + {}_2W_{20}\rho^2 r^2 + {}_3W_{11}\rho^3 r\cos\theta + \cdots \end{aligned} \tag{1.7.10}$$

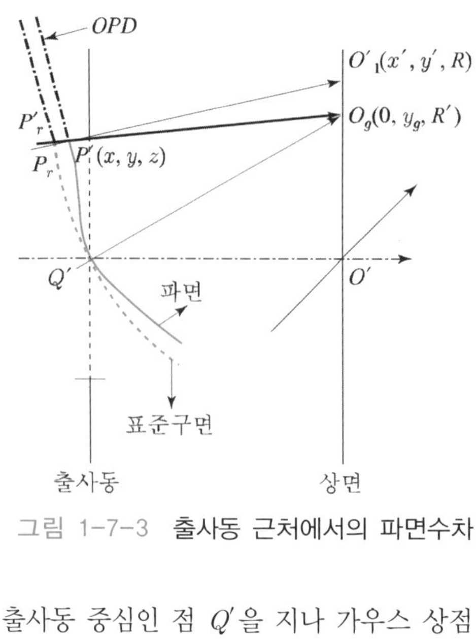


그림 1-7-3 출사동 근처에서의 파면수차

그림 1-7-3에서 주광선은 출사동 중심인 점 $Q'$을 지나 가우스 상점 $O_g$에 도달한다. 따라서 표준

구면의 반지름은 선분 $Q'O_g$의 길이 $R'$이다. 그러므로 표준구면은 가우스 상점 $O_g$를 중심으로 지름 $Q'O_g$인 구면이 되며, 이것은 그림 1.7.3에서 점선으로 표시되어 있다. 이때 파면수차와 광선수차를 구하고자 하는 임의의 광선은 가우스 상면의 $Q'_1$에 도달한다. 이 임의의 광선과 표준구면의 교점이 $P_r$이며, 실선으로 표시된 파면과의 교점이 $P'$이다. 따라서 $OPD$는 $[P_rP']$이다. 여기에서 이를 점 $P'$과 $O_g$를 지나는 직선의 연장선과 표준구면과의 교점을 $P'_r$이라 하면, 이 $OPD$와 이에 대한 기하학적 거리 $P_rP'$은 식 (1.7.11)과 같이 근사할 수 있다.

$$
\begin{aligned}
& OPD = W = [P_rP'] \approx [P'_rP'] = nP'_rP' \\
& \therefore P'_rP' = \frac{W}{n}
\end{aligned}
\tag{1.7.11}
$$

또한 점 $P'_r$과 점 $O_g$의 기하학적 거리 $P'O_g$는 식 (1.7.12)와 같이 표현할 수 있다.

$$
\begin{aligned}
& P'O_g = P'_rO_g - P'_rP' = R' - \frac{W}{n} \\
& (P'O_g)^2 = x^2 + (y - y_g)^2 + (z - R')^2
\end{aligned}
\tag{1.7.12}
$$

여기에서 $R'$은 가우스 상점 $O'$에서 출사동 중심 $Q'$까지의 거리이고, $n$은 상공간에서의 굴절률이다. 따라서 파면함수(그림 1.7.3의 파면)의 근사화된 방정식 $F(x,y,z)$을 식 (1.7.13)과 같이 얻을 수 있다.

$$
F(x,y,z) = x^2 + (y - y_g)^2 + (z - R')^2 - \left(R' - \frac{W}{n}\right)^2 \tag{1.7.13}
$$

또한 파면수차를 구하고자 하는 임의의 광선 $P'_rO'_1$은 식 (1.7.14)와 같은 직선의 방정식으로 표현된다.

$$
\frac{x' - x}{\dfrac{\partial F}{\partial x}} = \frac{y' - y}{\dfrac{\partial F}{\partial y}} = \frac{z' - z}{\dfrac{\partial F}{\partial z}} \tag{1.7.14}
$$

여기에서 직선의 기울기가 파면함수 $F$의 미분값으로 표현되었는데, 이것은 임의의 광선 $P'_rO'_1$이 파면의 정의에 따라 파면함수에 항상 수직이기 때문이다. 그리고 $F$의 미분값은 식 (1.7.13)으로부터 식 (1.7.15)와 같이 구할 수 있다.

$$
\begin{aligned}
& \frac{\partial F}{\partial x} = 2x + \frac{2R'}{n}\frac{\partial W}{\partial x} \\
& \frac{\partial F}{\partial y} = 2(y - y_g) + \frac{2R'}{n}\frac{\partial W}{\partial y} \\
& \frac{\partial F}{\partial z} = 2(z - R') + \frac{2R'}{n}\frac{\partial W}{\partial z}
\end{aligned}
\tag{1.7.15}
$$

여기에서 파면수차 $W$는 매우 작으므로 무시할 수 있고, $W$는 주로 상공간(상면) 좌표인 $x$, $y$의 함수이므로 $z$축 미분값도 무시할 수 있다. 따라서 식 (1.7.14)와 식 (1.7.15)로부터 식 (1.7.16)을 얻을 수 있다. 식 (1.7.16)의 아래 식은 $x=0$에서 이 분수의 값이 존재하기 위하여 분모가 0이 되는 조건에서 유도된 결과이다.

$$\frac{0-x}{2x+\frac{2R'}{n}\frac{\partial W}{\partial x}}=\frac{y_g-y}{2(y-y_g)+\frac{2R'}{n}\frac{\partial W}{\partial y}}=\frac{R'-z}{2(z-R')}$$
$$\therefore\ x=-\frac{R'}{n}\frac{\partial W}{\partial x},\ y-y_g=-\frac{R'}{n}\frac{\partial W}{\partial y} \tag{1.7.16}$$

여기에서 마지막 식은 가우스 상점에 대한 차이값($\delta\xi$와 $\delta\eta$)이 되며, 가우스 상면에서의 횡방향 광선수차가 됨을 의미한다. 즉 파면수차 $W$의 미분값으로 횡방향 광선수차를 구할 수 있음을 의미한다. 이를 식 (1.7.17)과 같이 쓸 수 있으며 이를 **니베어(Nijboer) 관계식**이라고 한다.

$$\delta\xi=-\frac{R'}{n}\frac{\partial W}{\partial x}$$
$$\delta\eta=-\frac{R'}{n}\frac{\partial W}{\partial y} \tag{1.7.17}$$

식 (1.7.17)에서 각 변수를 다시 한번 상기할 필요가 있다. $\delta\xi$ 및 $\delta\eta$는 상측에서의 값으로 광선의 횡방향 광선수차를 의미하고, $x$와 $y$는 파면함수 $W$의 동에서의 좌표계, $n$은 동에서의 굴절률, $R'$은 표준구면의 반지름으로 축상일 경우에는 동까지의 거리가 된다. 비축에서의 $R'$에 대한 계산방법은 제6절을 참고하기 바란다.

한편 파면수차는 주로 저니크 다항식으로 표현한다. 이때 파면수차의 좌표계는 동의 크기로 표준화한 좌표계로 표현하기 때문에 식 (1.7.18)을 사용한다.

$$\delta\xi=-\frac{R'}{nh}\frac{\partial W}{\partial x_n}$$
$$\delta\eta=-\frac{R'}{nh}\frac{\partial W}{\partial y_n} \tag{1.7.18}$$

여기에서 $h_{ep}$가 입사동 반지름이고, 축상광선이라면 $R'$은 광학계의 첫 면에서 입사동까지의 거리가 되며, 만약에 $h_{ep}$가 출사동 반지름이면 $R'$은 광학계 상면에서 출사동까지의 거리가 된다.

이제 다시 식 (1.7.9)로 돌아가서 파면수차의 각 항의 물리적인 의미를 살펴볼 필요가 있다. 그 전에 식 (1.7.18)을 정규화할 필요가 있으며, 정규화했다는 가정 하에 식 (1.7.18)의 앞의 분수를 모두 생략하고 식 (1.7.19)와 같이 간략하게 $x$와 $y$ 대신에 각각 $G$와 $H$로 표현할 수 있다.

$$\delta G = -\frac{\partial W}{\partial x}$$
$$\delta H = -\frac{\partial W}{\partial y} \tag{1.7.19}$$

물론 정확하게 계산하려면 식 (1.7.9)와 같은 방법으로 정규화를 해야 하지만, 여기에서는 정확한 수차량을 구하는 것이 아니고 물리적인 의미를 살펴보는 것이 목적이므로 식 (1.7.9)를 정규화하지 않고 식 (1.7.19)를 사용한다. 또한 물체 좌표항인 $\rho$는 파면함수 계수에 포함시켜서 기술한다. 식 (1.7.9)의 첫 번째 항은 식 (1.7.20)과 같다. 그림 1-7-4는 식 (1.7.20)으로 표현하는 디포커스(defocus)의 파면수차 형태에 대한 그림이다.

$$W = {}_0W_{20}r^2 = {}_0W_{20}(x^2 + y^2) \tag{1.7.20}$$

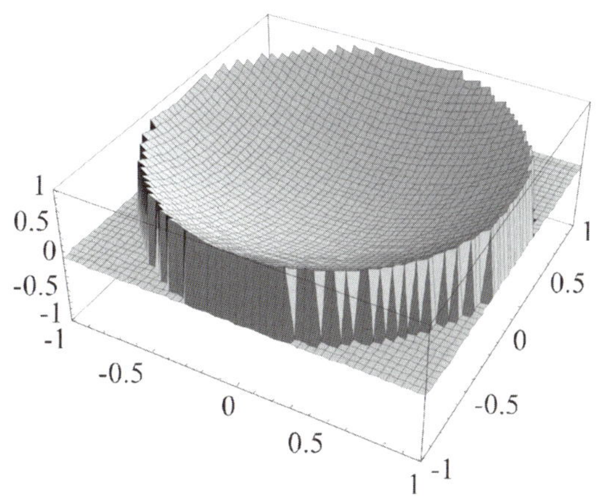


그림 1-7-4 디포커스(defocus)의 파면형태(Mathematica© 사용)

식 (1.7.20)을 식 (1.7.19)에 대입하여 $y$축 방향의 횡방향 광선수차를 구하면 식 (1.7.21)과 같다.

$$\delta G = -\frac{\partial W}{\partial x} = 2\,{}_0W_{20}x \tag{1.7.21}$$

식 (1.7.21)을 보면 동에서의 높이(상고) $x$에 따른 횡수차값이 비례하는 것을 알 수 있는데, 디포커스가 생기면 기울기가 있는 직선 형태로 횡수차가 표현되는 것을 말한다. 실제로 임의의 광학계를 입력하여 디포커스를 주게 되면, 광선다발그림(ray fan)이 디포커스량에 비례하여 기울어지는 것을 볼 수 있다. 반대로 말하자면 광선다발그림의 기울기는 디포커스량에 따라 조절할 수 있음을 의미한다.

식 (1.7.22)는 상면의 틸트(tilt)를 나타내는 파면수차인데, 동 좌표인 높이(상고) $y$에 대한 미분값이 상수가 된다. 즉 상면에 틸트가 있으면, 동 좌표에 무관한 일정한 값의 파면수차를 갖는 것이며,

이는 파면수차의 중심점의 횡이동을 가져온다.

$$W = {}_0W_{20} r\cos\theta = {}_0W_{20} y \tag{1.7.22}$$

이와 같은 방법으로 세 번째 항에 대한 광선수차는 식 (1.7.23)과 같이 계산할 수 있다. 그림 1-7-5는 식 (1.7.23)으로 그린 구면수차의 파면형태에 대한 그림이다.

$$\begin{aligned} W &= {}_0W_{40}(x^2+y^2)^2 \\ \delta G &= \frac{\partial W}{\partial x} = 4_0W_{40}x(x^2+y^2) \\ \delta H &= \frac{\partial W}{\partial y} = 4_0W_{40}y(x^2+y^2) \end{aligned} \tag{1.7.23}$$

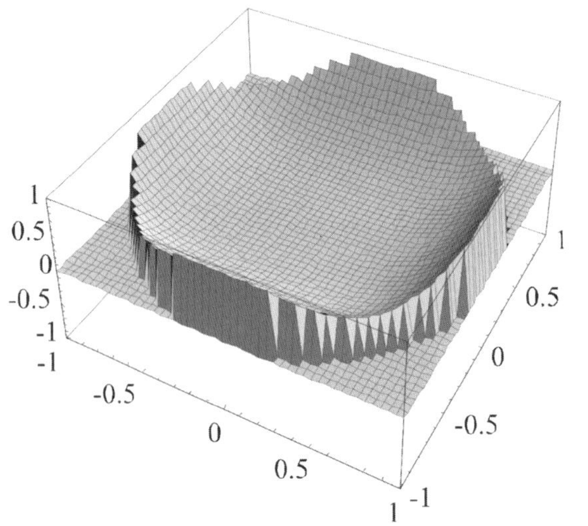


그림 1-7-5 구면수차의 파면형태(Mathematica© 사용)

식 (1.7.23)의 횡수차량을 약간 변형하여 (1.7.24)와 같이 쓸 수 있다. 여기에서 $r$이 물체공간의 좌표이므로 식 (1.7.24)에 따르면 이 수차는 물체공간에 대칭적이고 화각에 무관한 수차임을 알 수 있다. 따라서 이 수차는 구면수차임을 알 수 있다.

$$\delta G^2 + \delta H^2 = (4_0W_{40}r^3)^2 \tag{1.7.24}$$

식 (1.7.24)를 이용하여 $G$와 $H$에 대하여 $r$에 따라서 플로팅(poltting)하면 그림 1-7-6과 같으며, 이 그래프가 바로 스폿 다이어그램이다. 물체 높이가 작을수록 밀도가 높아짐을 알 수 있다.

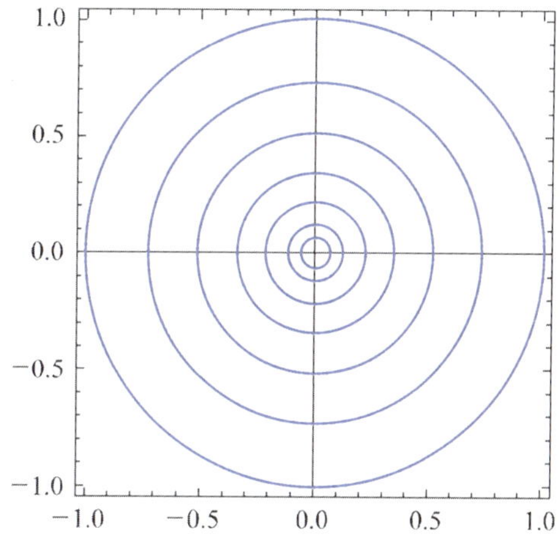

그림 1-7-6 구면수차에 대한 스폿 다이어그램 (Mathematica© 사용)

마찬가지로 식 (1.7.9)의 네 번째 항에 대해 식을 정리하고, 스폿 다이어그램 방정식인 식 (1.7.25)를 구하여 플로팅을 하여서 스폿 다이어그램을 그리면 그림 1-7-8과 같은 혜성 모양의 점들의 집합을 볼 수 있다. 이것이 바로 코마(코마수차)이다. 그림 1-7-7은 식 (1.7.25)로 그린 코마수차의 파면형태에 대한 그림이다.

$$
\begin{aligned}
&W = {}_1W_{31}r^3\cos\theta = {}_1W_{31}y(x^2+y^2) \\
&\delta G^2 + \left(\delta H - 2{}_1W_{31}r^2\right)^2 = \left({}_1W_{31}r^2\right)^2 \qquad (1.7.25) \\
&r^2 = x^2 + y^y
\end{aligned}
$$

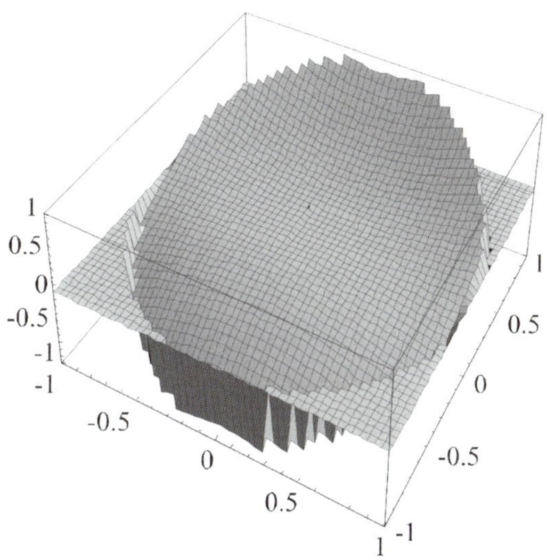

그림 1-7-7 코마에 대한 파면형태(Mathematica© 사용)

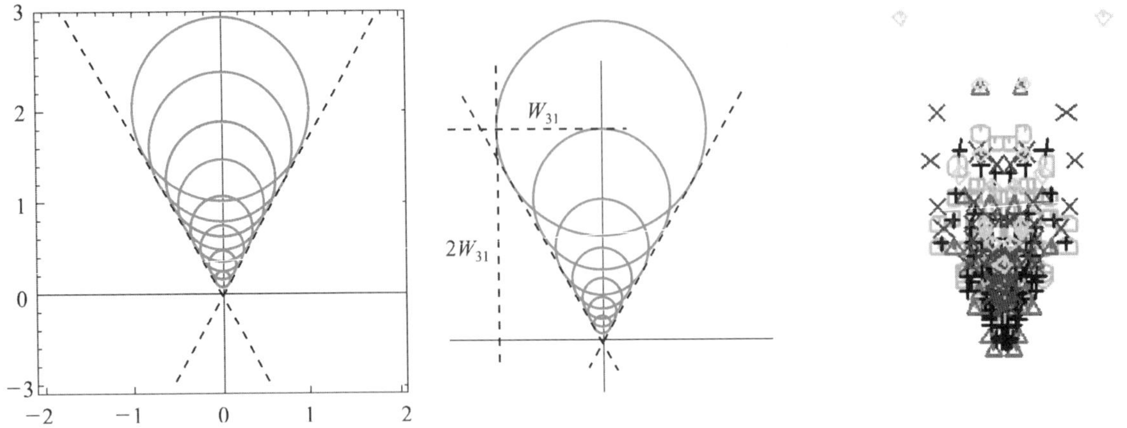


그림 1-7-8 코마에 대한 스폿 다이어그램(가장 왼쪽 그림은 Mathematica© 사용)

비점수차를 쉽게 살펴보기 위해 비점수차와 디포커스가 같이 있는 경우에 대해서 식 (1.7.26)을 살펴보자. 그림 1-7-9는 식 (1.7.26)으로 그린 비점수차의 파면형태에 대한 그림이다.

$$
\begin{aligned}
&W = {}_0W_{20}r^2 + {}_2W_{22}r^2\cos^2\theta = {}_0W_{20}(x^2+y^2) + {}_2W_{22}y^2 \\
&\delta G = 2{}_0W_{20}x = 2{}_0W_{20}r\sin\theta \\
&\delta H = 2y({}_0W_{20} + {}_2W_{22}) = 2({}_0W_{20} + {}_2W_{22})r\cos\theta \\
&\therefore \left(\frac{\delta G}{2{}_0W_{20}r}\right)^2 + \left(\frac{\delta H}{2({}_0W_{20} + {}_2W_{22})r}\right)^2 = 1
\end{aligned}
\tag{1.7.26}
$$

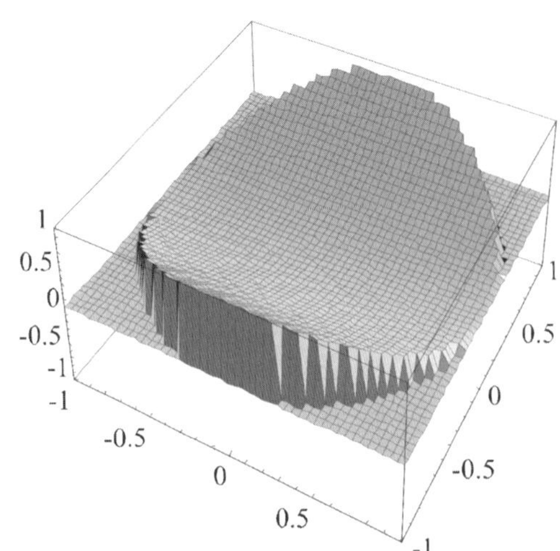


그림 1-7-9 비점수차에 대한 파면형태(단, ${}_0W_{20}$=0, Mathematica© 사용)

식 (1.7.26)을 보면 디포커스인 ${}_0W_{20}$의 값에 따라 스폿의 모양이 장방향 타원에서 단방향 타원으로 바뀌는 것을 알 수 있다. 즉 디포커스의 값에 따라, 특정 축으로 스폿의 크기가 최소화되나, 그 축의 90° 회전된 축에서 보면 스폿의 크기가 커지는 것을 알 수 있다. 즉 자오면 방향과 구결면 방향에 대해 결상 위치가 달라지는데, 이것이 바로 비점수차이다.

식 (1.7.9)의 일곱 번째 항은 식 (1.7.27)과 같이 쓸 수 있다. 이 식에서 보듯이 식 (1.7.22)와 같이 표준구면의 횡이동과 유사한 식임을 알 수 있는데, 이 수차에 의해 표준구면의 중심이 상면 방향으로 이동하여 상이 찌그러져서 보이는 효과를 가져온다. 또한 광선의 화각과 동의 높이에 관계없이 일정한 곳에 결상이 되는 것을 알 수 있으며, 앞서 본 수차와는 달리 상의 질을 떨어뜨리지 않는다. 이러한 수차가 바로 왜곡이다.

$$\begin{aligned} W &= {}_3W_{11}\, r\cos\theta = {}_3W_{11}\, y \\ \delta G &= 0 \\ \delta H &= 2\,{}_3W_{11} \end{aligned} \tag{1.7.27}$$

식 (1.7.9)의 여섯 번째 항은 식 (1.7.28)과 같이 정리된다. 이는 구면수차의 스폿 다이어그램을 의미하는 식 (1.7.24)와 유사하다는 것을 알 수 있다. 다만 구면수차와는 달리 화각에 영향을 받는 수차이다.

$$\begin{aligned} W &= {}_2W_{20}\, r^2 = {}_2W_{20}\left(x^2+y^2\right) \\ \delta G &= 2\,{}_2W_{20}\, x = 2\,{}_2W_{20}\, r\sin\theta \\ \delta H &= 2\,{}_2W_{20}\, y = 2\,{}_2W_{20}\, r\cos\theta \\ \therefore\ \delta G^2 + \delta H^2 &= 4\,{}_2W_{20}^2\, r^2 \end{aligned} \tag{1.7.28}$$

여기에서 식 (1.7.28)을 단독으로만 생각하면 물리적인 의미를 알기 힘들다. 이를 위해 잠시 유한광선수차를 생각해 볼 필요가 있다. 유한광선수차에서 상면만곡은 비점수차로부터 구할 수 있는데, 상면만곡은 자오상점과 구결상점의 평균값으로 계산하였다. 그러므로 식 (1.7.28)은 단독으로 생각할 수 없고, 식 (1.7.26)과 같은 비점수차와 같이 생각해야 한다. 따라서 비점수차와 상면만곡이 동시에 있는 경우, 이에 대한 파면수차는 식 (1.7.29)와 같이 쓸 수 있다.

$$\begin{aligned} W &= {}_2W_{22}\, r^2\cos^2\theta + {}_2W_{20}\, r^2 = {}_2W_{22}\, y^2 + {}_2W_{20}\left(x^2+y^2\right) \\ \delta G &= 2\,{}_2W_{20}\, x = 2\,{}_2W_{20}\, r\sin\theta \\ \delta H &= 2y\left({}_2W_{22} + {}_2W_{20}\right) = 2\left({}_2W_{22} + {}_2W_{20}\right) r\cos\theta \\ \therefore\ & \left(\frac{\delta G}{2\,{}_2W_{20}\, r}\right)^2 + \left(\frac{\delta H}{2\left({}_2W_{20} + {}_2W_{22}\right) r}\right)^2 = 1 \end{aligned} \tag{1.7.29}$$

식 (1.7.29)로부터 $\delta G = 0$과 $\delta H = 0$을 동시에 만족하는 경우는 없음을 알 수 있으며, 식 (1.7.29)를

만족하는 점들의 집합은 평면이 아닌 곡면임을 알 수 있다. 이러한 수차가 바로 **상면만곡**이다. 마지막으로 표 1-7-1에 상면 좌표 $x$와 $y$에 대한 각 수차계수의 파면수차, 횡수차(광선수차), 종수차(광선수차) 그래프 및 수식을 정리하였다.

표 1-7-1 각 수차계수에 대응하는 파면수차, 횡수차, 종수차

| | 파면 | 횡수차 | 종수차 |
|---|---|---|---|
| $W_{20}$ | 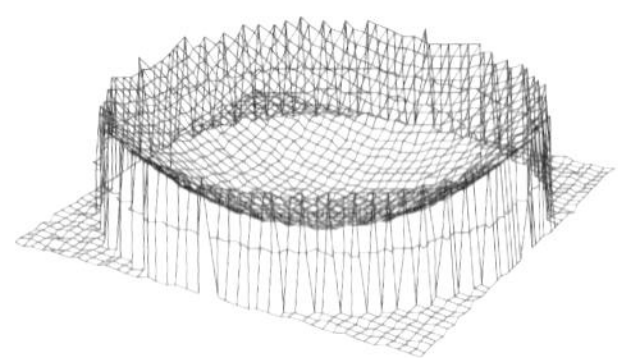 $W(x,y) = W_{20}(x^2+y^2)$ | 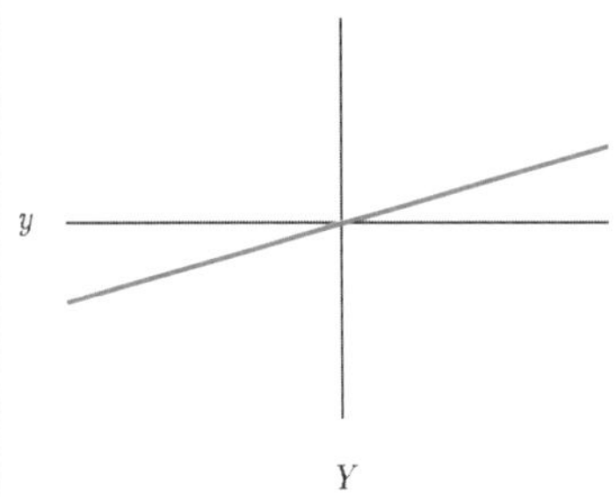 $X(x,y) = 4FW_{20}x$ <br> $Y(x,y) = 4FW_{20}y$ | 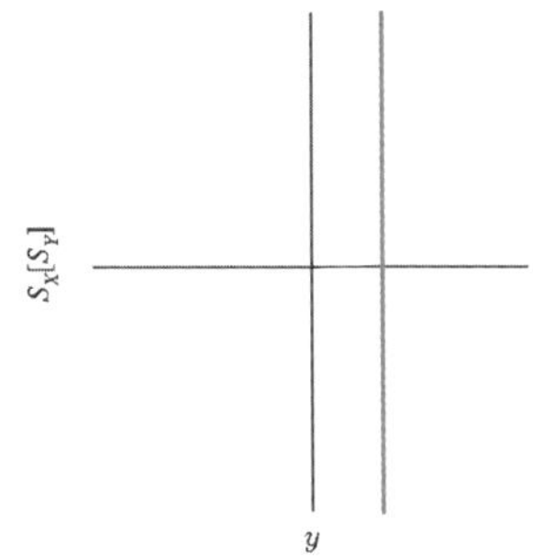 $S_X(x,y) = 8F^2 W_{20}$ <br> $S_Y(x,y) = 8F^2 W_{20}$ |
| $W_{40}$ | 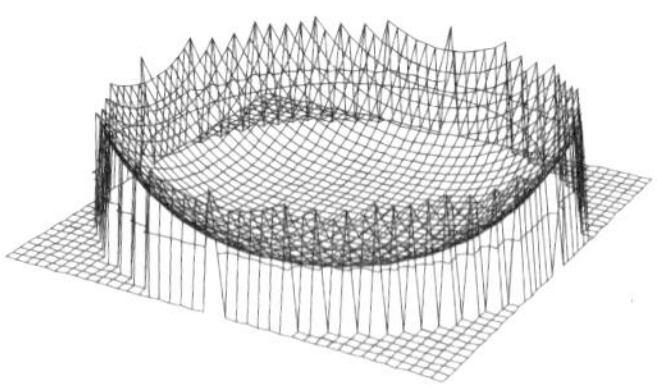 $W(x,y) = W_{40}(x^2+y^2)^2$ | 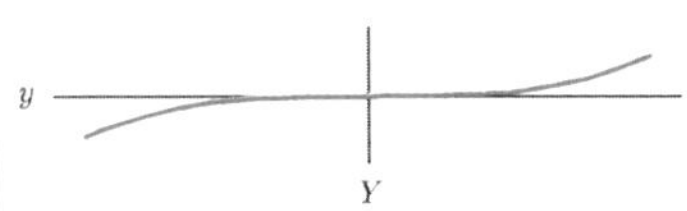 $X(x,y) = 8FW_{40}(x^2+y^2)x$ <br> $Y(x,y) = 8FW_{40}(x^2+y^2)y$ | 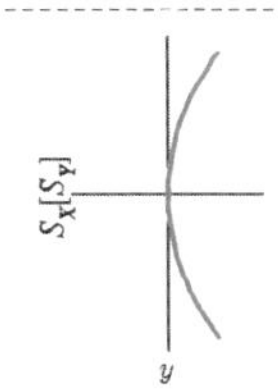 $S_X(x,y) = 16F^2 W_{40}(x^2+y^2)$ <br> $S_Y(x,y) = 16F^2 W_{40}(x^2+y^2)$ |
| $W_{60}$ | 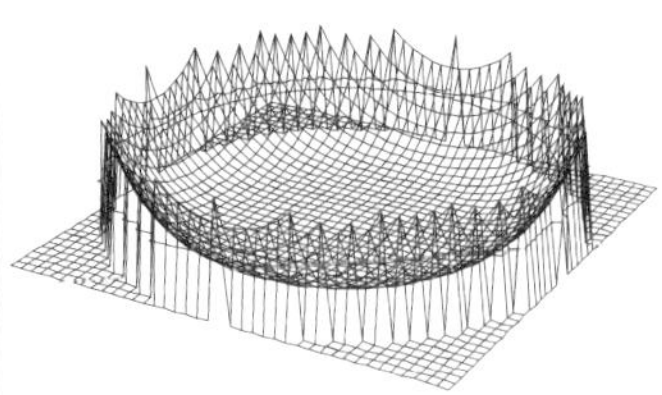 $W(x,y) = W_{60}(x^2+y^2)^3$ | 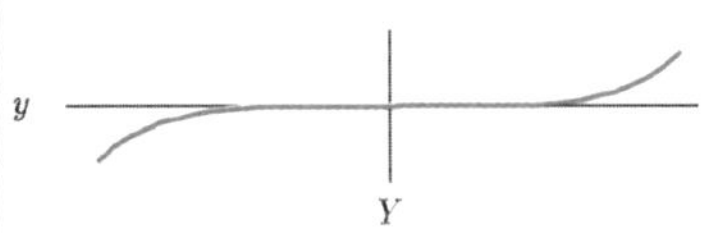 $X(x,y) = 12FW_{60}(x^2+y^2)^2 x$ <br> $Y(x,y) = 12FW_{60}(x^2+y^2)^2 y$ | 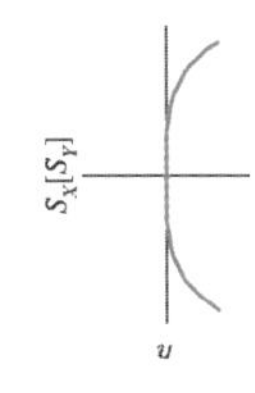 $S_X(x,y) = 24F^2 W_{60}(x^2+y^2)^2$ <br> $S_Y(x,y) = 24F^2 W_{60}(x^2+y^2)^2$ |
| $W_{22}$ | 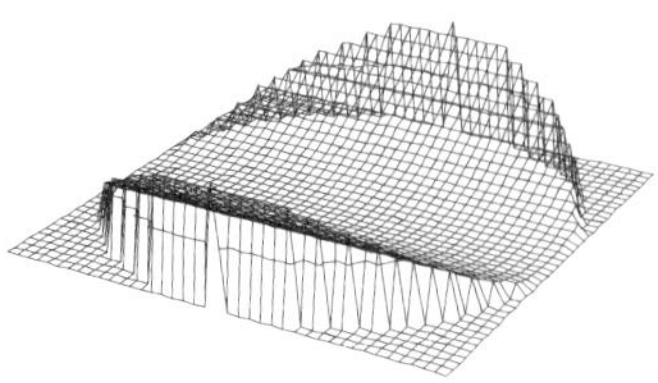 $W(x,y) = W_{22}y^2$ | 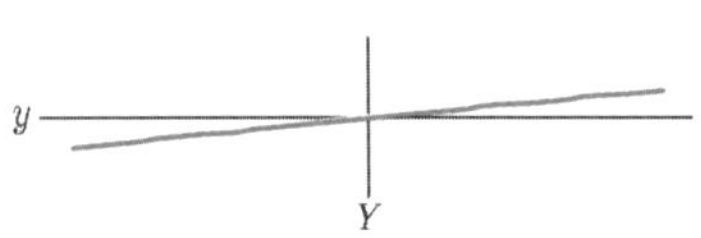 $X(x,y) = 0$ <br> $Y(x,y) = 4FW_{22}y$ | 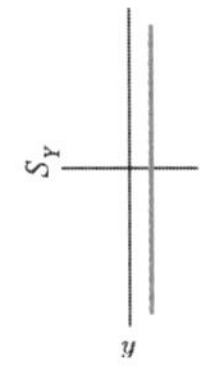 $S_X(x,y) = 0$ <br> $S_Y(x,y) = 8F^2 W_{22}$ |

| | | | |
|---|---|---|---|
| $W_{42}$ | 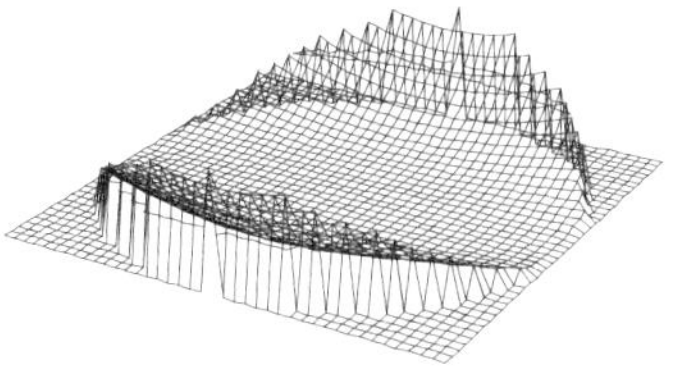<br>$W(x,y) = W_{42}(x^2+y^2)y^2$ | 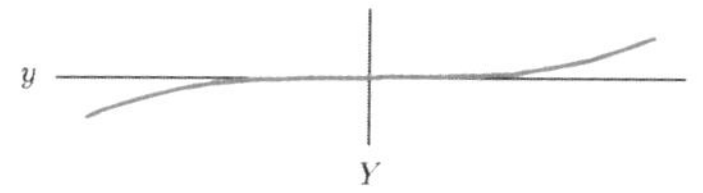<br>$X(x,y) = 4FW_{42}xy^2$<br>$Y(x,y) = 2FW_{42}(2x^2y+4y^3)$ | 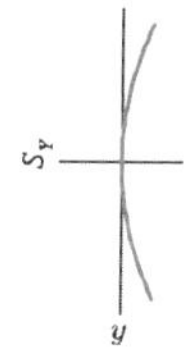<br>$S_X(x,y) = 0$<br>$S_Y(x,y) = 16F^2W_{42}y^2$ |
| $W_{11}$ | 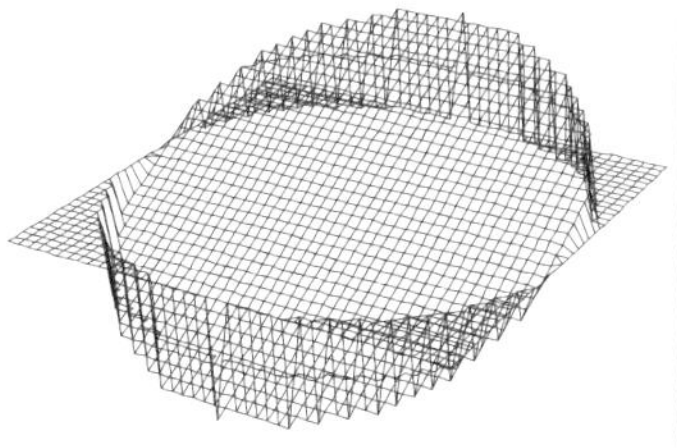<br>$W(x,y) = W_{11}y$ | 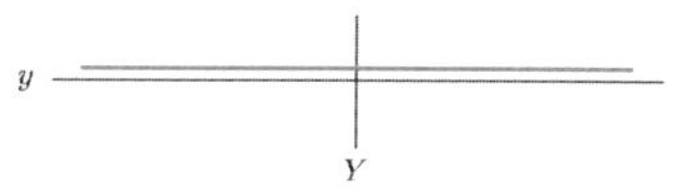<br>$X(x,y) = 0$<br>$Y(x,y) = 2FW_{11}$ | 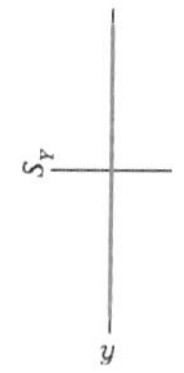<br>$S_X(x,y) = 0$<br>$S_Y(x,y) = 0$ |
| $W_{31}$ | 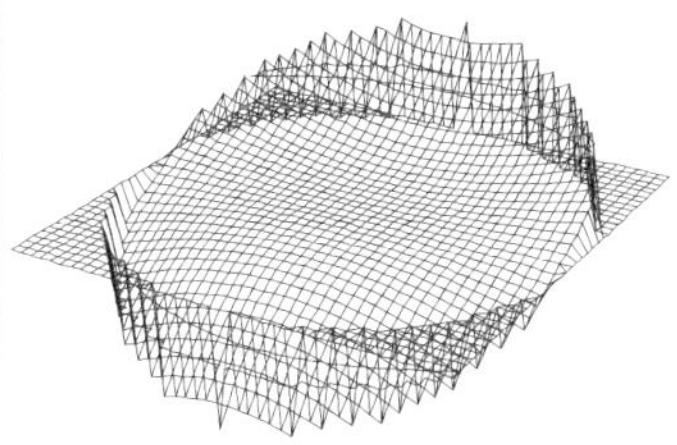<br>$W(x,y) = W_{31}(x^2+y^2)y$ | 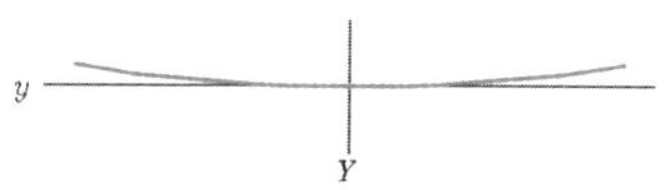<br>$X(x,y) = 4FW_{31}xy$<br>$Y(x,y) = 2FW_{31}(x^2+3y^2)$ | 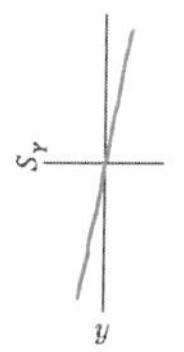<br>$S_X(x,y) = 0$<br>$S_Y(x,y) = 12F^2W_{31}y$ |
| $W_{51}$ | 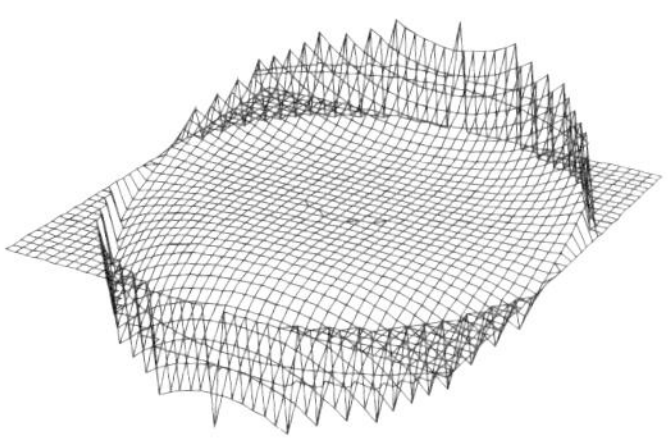<br>$W(x,y) = W_{51}(x^2+y^2)^2y$ | 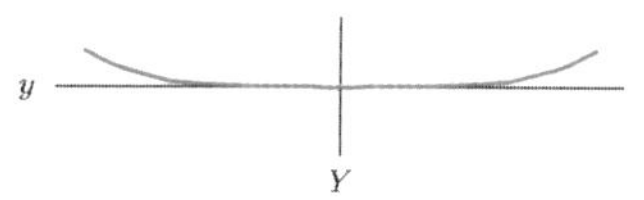<br>$X(x,y) = 8FW_{51}(x^2+y^2)xy$<br>$Y(x,y) = 2FW_{51}$<br>$\{4(x^2+y^2)y^2+(x^2+y^2)^2$ | 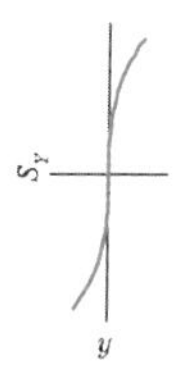<br>$S_X(x,y) = 0$<br>$S_Y(x,y) = 20F^2W_{51}y^3$ |
| $W_{33}$ | 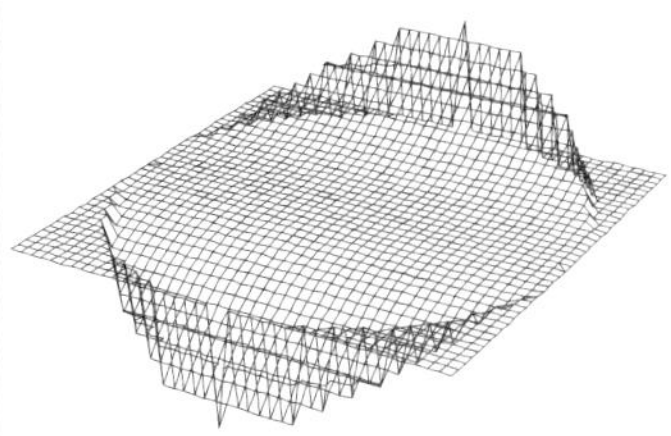<br>$W(x,y) = W_{33}y^3$ | 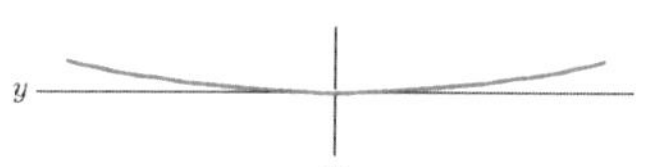<br>$X(x,y) = 0$<br>$Y(x,y) = 6FW_{33}y^2$ | 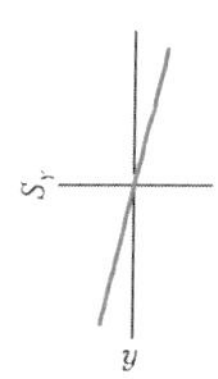<br>$S_X(x,y) = 0$<br>$S_Y(x,y) = 12F^2W_{33}y$ |

# 8 자이델 수차

제7절의 파면수차에서 각 수차에 포함된 계수들의 값은 광학계의 주어진 상수와 변수들을 이용하여 정량적으로 유도되어 있지가 않다. 다만 그 상수가 있을 것이라고 생각하고 제7절에서 각 수차를 표현하고 그 의미를 살펴보았다. 이 절에서는 파면수차에서 나타나는 계수들의 표현을 정확히 찾고자 한다. 스넬의 법칙에서 사인을 테일러(Taylor) 전개하여 적당한 항까지 근사하여 수차를 살펴보는 것을 **자이델(Seidel) 수차**라고 하며, 이제 8절에서는 근축수차에 제한하여 이를 유도하고 보여주고자 한다. 자이델 수차는 자이델 1차수차와 3차수차를 합쳐서 제7절에서 말한 종수차와 횡수차 및 5개 근축수차로 나뉘지만, 자이델 5차 이상의 수차도 있다. 그러나 이 모든 것은 스넬의 법칙을 어디까지 근사하여 수차를 보여주느냐에 의존한다. 스넬의 법칙을 100% 따라가는 수차는 제4절에서 제6절까지 보여준 유한광선추적 및 유한광선수차이다. 이 절에서는 자이델 3차수차까지의 계수를 유도하고 그 의미를 설명하고자 한다.

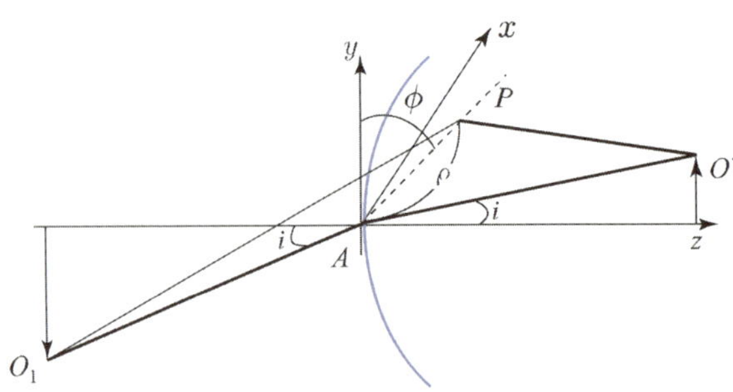


그림 1-8-1 주광선의 굴절

그림 1-8-1에서 점 $A$와 $P$는 굴절면 위의 점이고, 광선 $O_1PO_1'$은 임의의 비축 물체점에서 출발한 광선으로 사교광선이다. 그리고 광선 $O_1AO_1'$는 주광선이다. 이 광선 $O_1A$가 $z$축과 이루는 각이 $i$이고, 광선 $AO_1'$가 $z$축과 이루는 각이 $i'$이다. 또한 선분 $AP$까지의 거리를 $\rho$라 하고 선분 $AP$가 $y$축과 이루는 각이 $\phi$이다.

파면수차는 주광선 $O_1AO_1'$와 광선 $O_1PO_1'$의 광경로차로 주어지므로 식 (1.8.1)과 같이 계산된다.

$$W = n'(AO'_1 - PO'_1) - n(AO_1 - PO_1) = \Delta\{n(AO_1 - PO_1)\} \tag{1.8.1}$$

여기에서 $\Delta$는 두 값의 차이라는 것을 의미한다. $O_1A$의 길이가 $l$, $AO_1'$의 길이가 $l'$이면, $O_1$ 및 $O_1'$의 좌표는 식 (1.8.2)와 같이 각각 주어진다.

$$(0, l\sin i, l\cos i),\ (0,\ l'\sin i',\ l'\cos i') \tag{1.8.2}$$

한편 점 $P$의 좌표는 $(x,\ y,\ z)$로 주어지므로 선분 $O_1P$의 길이는 식 (1.8.3)과 같이 구할 수 있다.

$$(O_1P)^2 = x^2 + (l\sin i - y)^2 + (l\cos i - z)^2 = x^2 + y^2 + z^2 + l^2 - 2ly\sin i - 2lz\cos i \quad (1.8.3)$$

여기에서 식 (1.8.4)도 또한 성립한다.

$$\rho^2 = x^2 + y^2 + z^2, \quad y = \rho\cos\phi, \quad z \approx \frac{\rho^2}{2r} \quad (1.8.4)$$

그러므로 선분 $O_1P$의 길이는 식 (1.8.5)와 같다.

$$\begin{aligned} O_1P &= \sqrt{\rho^2 + l^2 - 2l\rho\cos\phi\sin i - \frac{\rho^2 l}{r}\cos i} \\ &= l\sqrt{1 + \left\{-\frac{2\rho}{l}\cos\phi\sin i + \rho^2\left(\frac{1}{l^2} - \frac{\cos i}{lr}\right)\right\}} \end{aligned} \quad (1.8.5)$$

여기에서

$$x = -\frac{2\rho}{l}\cos\phi\sin i + \rho^2\left(\frac{1}{l^2} - \frac{\cos i}{lr}\right) \quad (1.8.6)$$

라 하고, $O_1P$에 관한 식 (1.8.5)를 $x$에 대해 다음과 같이 테일러(Taylor) 전개를 할 수 있다.

$$O_1P = l\sqrt{1+x} = l\left(1 + \frac{1}{2}x - \frac{1}{8}x^2 + \frac{1}{16}x^4 + \cdots\right) \quad (1.8.7)$$

식 (1.8.7)에서 자이델 수차는 $x$에 관한 이차항까지만 고려하면 된다. 따라서 식 (1.8.6)과 식 (1.8.7)을 이용하여 파면수차를 계산해 보면 식 (1.8.8)과 같이 된다.

$$\begin{aligned} W &= \Delta\{n(AO_1 - PO_1)\} \\ &\approx \Delta\left[-\frac{n}{2}\left\{-2\rho\cos\phi\sin i + \rho^2\left(\frac{1}{l} - \frac{\cos i}{r}\right)\right\} + \frac{n}{8}\left\{-2\rho\cos\phi\sin i + \rho^2\left(\frac{1}{l} - \frac{\cos i}{r}\right)\right\}^2\right] \\ &= \Delta\left\{n\rho\cos\phi\sin i - \frac{1}{2}n\rho^2\left(\frac{1}{l} - \frac{\cos i}{r}\right) + \frac{1}{8l}n\rho^4\left(\frac{1}{l} - \frac{\cos i}{r}\right)^2\right. \\ &\qquad \left. - \frac{1}{2l}n\rho^3\cos\phi\sin i\left(\frac{1}{l} - \frac{\cos i}{r}\right) + \frac{1}{2l}n\rho^2\cos^2\phi\sin^2 i\right\} \end{aligned} \quad (1.8.8)$$

식 (1.8.8)은 최종적으로 식 (1.8.9)와 같이 표현된다.

$$W = \rho\cos\phi\Delta(n\sin i) - \rho^2\frac{1}{2}\Delta\left\{n\left(\frac{1}{l} - \frac{\cos i}{r}\right)\right\} + \rho^4\frac{1}{8}\Delta\left\{\frac{n}{l}\left(\frac{1}{l} - \frac{\cos i}{r}\right)^2\right\}$$

$$-\rho^3\cos\phi\frac{1}{2}\Delta\left\{\frac{n\sin i}{l}\left(\frac{1}{l}-\frac{\cos i}{r}\right)\right\}+\rho^3\cos\phi\frac{1}{2}\Delta\left(\frac{n\sin^2 i}{l}\right) \tag{1.8.9}$$

식 (1.8.9)에서 첫 번째 항은

$$\Delta(n\sin i)=n'\sin i'-n\sin i \tag{1.8.10}$$

이므로 식 (1.8.10)은 주광선에 대한 정점에서 Snell의 법칙을 따르는 것이므로 0이 된다. 따라서 $B=n\sin i$로 놓기로 하며, 이 값은 주광선에 대한 굴절불변량이라고 한다. 또한 두 번째 항은

$$\Delta\left\{n\left(\frac{1}{l}-\frac{\cos i}{r}\right)\right\}=n'\left(\frac{1}{l'}-\frac{\cos i'}{r}\right)-n\left(\frac{1}{l}-\frac{\cos i}{r}\right)=\frac{n'}{l'}-\frac{n}{l}-\frac{n'\cos i'-n\cos i}{r} \tag{1.8.11}$$

인데, 식 (1.8.11)은 구결면에서 광선추적식을 고려하면 0이 된다. 여기에서

$$A\equiv nh\left(\frac{1}{l}-\frac{\cos i}{r}\right)=n\left(\frac{h}{l}-\frac{h\cos i}{r}\right)=n(u-hc\cos i)\approx n(u-hc) \tag{1.8.12}$$

를 정의한다면, 이 $A$는 근축광선의 경우에 대한 식 (1.2.3)과 일치하는 것을 알 수 있으며, 주변광선의 굴절불변량이 된다. 특히 식 (1.8.12)에서 마지막 근사는 근축근사의 경우에 해당하여 $\cos i \sim 0$을 대입한 결과이다. 식 (1.8.12)에서 $h$는 주변광선의 상고이다. 또한 $u-hc=i$임을 기억한다면, $A$의 물리적인 의미는 주변광선에 대한 스넬의 법칙이며, 마찬가지로 $B$는 주광선에 대한 스넬의 법칙이다. 이러한 식 (1.8.10)과 식 (1.8.12)의 주광선과 주변광선에 대한 굴절불변량 $A$와 $B$를 이용하여 파면수차에 대한 식 (1.8.9)를 다시 기술한 것이 식 (1.8.13)이다.

$$\begin{aligned}W&=\rho^4\frac{1}{8}\frac{A^2}{h^2}\Delta\left(\frac{1}{nl}\right)-\rho^3\cos\phi\frac{1}{2}\frac{AB}{h}\Delta\left(\frac{1}{nl}\right)+\rho^2\cos^2\phi\frac{1}{2}B^2\Delta\left(\frac{1}{nl}\right)\\&=\rho^4\frac{1}{8}\frac{A^2}{h^3}\Delta\left(\frac{h}{nl}\right)-\rho^3\cos\phi\frac{1}{2}\frac{AB}{h^2}\Delta\left(\frac{h}{nl}\right)+\rho^2\cos^2\phi\frac{1}{2}\frac{B^2}{h}\Delta\left(\frac{h}{nl}\right)\\&=\frac{\rho^4}{h^4}\frac{1}{8}A^2h\Delta\left(\frac{u}{n}\right)+\frac{\rho^3}{h^3}\cos\phi\left\{-\frac{1}{2}ABh\Delta\left(\frac{u}{n}\right)\right\}\\&\quad+\frac{\rho^2}{h^2}\cos^2\phi\frac{1}{2}B^2h\Delta\left(\frac{u}{n}\right)\end{aligned} \tag{1.8.13}$$

한편 파면수차식은 식 (1.7.10)에서 본 것과 같이 식 (1.8.14)와 같이 전개된다.

$$\begin{aligned}W\left(\sigma^2,r^2\equiv\frac{\rho^2}{h^2},\sigma r\cos\phi\right)&={}_0W_{20}r^2+{}_1W_{11}\sigma r\cos\phi\\&+{}_0W_{40}r^4+{}_1W_{31}\sigma r\cos\phi+{}_2W_{22}\sigma^2r^2\cos^2\phi\\&+{}_2W_{20}\sigma^2r^2+{}_3W_{11}\sigma^3r\cos\phi+5\text{차 항}\end{aligned} \tag{1.8.14}$$

식 (1.8.14)에서 $\sigma$에만 의존하는 항이 없는 이유는 $\sigma$가 물체면에서 광선의 출발좌표를 의미하므로 물체에서는 수차가 없다고 가정하기 때문이다. 따라서 구면수차, 코마, 비점수차는 순서대로 각각 식 (1.8.15)과 같다.

$$
\begin{aligned}
{}_0W_{40} &= \frac{1}{8}S_I = \frac{1}{8}A^2h\Delta\left(\frac{u}{n}\right) \\
{}_1W_{31} &= \frac{1}{2}S_{II} = -\frac{1}{2}ABh\Delta\left(\frac{u}{n}\right) \\
{}_2W_{22} &= \frac{1}{2}S_{III} = \frac{1}{2}B^2h\Delta\left(\frac{u}{n}\right)
\end{aligned}
\tag{1.8.15}
$$

상면만곡과 왜곡은 구결상점에서 표준구면의 중심을 잡았기 때문에 식 (1.8.13)에서는 나타나지 않는다. 이는 구결면에서 주광선의 광선추적을 통해 구한 상점과 가우스 상점 사이에 차이값을 고려하지 않았다는 의미이다. 즉 구결면에서 주광선의 상점($S$) 그림 1-8-2와 이 주광선이 가우스 상면과 만나는 점($O_1'$)으로 표준구면을 종이동시켜 계산한 값이 상면만곡이고, $O_1'$에서 가우스 상점($O_g'$)으로 표준구면을 횡이동시킨 값이 왜곡이다.

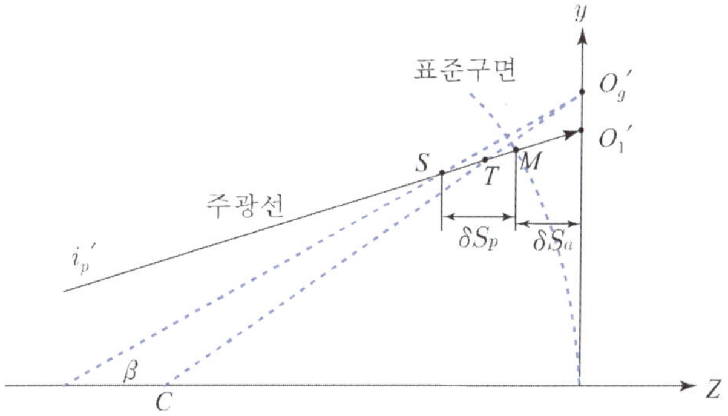


그림 1-8-2 상면만곡과 왜곡의 유도

여기에서 표준구면은 굴절곡면 $C$를 중심으로 $l'-r$인 원과 같다. 이때 이 원, 즉 표준구면과 주광선이 만나는 점이 점 $M$이다. 또한 구결상점 $S$와 점 $M$까지의 거리를 $\delta S_a$, 점 $M$에서 $O_1'$까지의 거리를 $\delta S_p$라 하자. 따라서 가우스 상높이를 $\eta$라 하면 $\delta S_p$는 식 (1.8.16)과 같다.

$$\delta S_p \approx \frac{\eta^2}{2(l'-r)} \tag{1.8.16}$$

그러므로 $\delta S_p$만큼 표준구면의 횡이동에 따른 파면수차 $W_L$은 식 (1.8.17)과 같이 계산한다.

$$W_L = \frac{1}{2}n'u'^2\delta S_p = \frac{1}{2}n'u'^2\frac{\eta^2}{2(l'-r)} = \frac{1}{4}\frac{H^2}{n'(l'-r)} \tag{1.8.17}$$

따라서 식 (1.8.18)과 같이 굴절 전후 $W_L$이 한 굴절면에서의 파면수차가 된다.

$$\begin{aligned}\triangle W_L &= \frac{1}{4}\triangle\left\{\frac{H^2}{n'(l'-r)}\right\}=\frac{1}{4}H^2\triangle\left\{\frac{1}{n'(l'-r)}\right\}=\frac{1}{4}H^2\triangle\left\{\frac{1}{n'\left(\frac{h}{u'}-r\right)}\right\} \\ &= \frac{1}{4}H^2\triangle\left\{\frac{r\frac{h}{u'}}{n'r\frac{h}{u'}\left(\frac{h}{u'}-r\right)}\right\}=\frac{1}{4}H^2\triangle\left\{\frac{-u'}{n'rh\left(\frac{u'}{h}-\frac{1}{r}\right)}\right\} \\ &= \frac{1}{4}H^2\triangle\left\{\frac{-u'}{rn'\left(u'-\frac{h}{r}\right)}\right\}=-\frac{1}{4}H^2\triangle\left(\frac{u}{rA}\right)=-\frac{1}{4}H^2\frac{1}{rA}\triangle u \\ &= -\frac{1}{4}H^2\frac{1}{rA}\left\{\triangle u-\triangle\left(\frac{h}{r}\right)\right\}=-\frac{1}{4}H^2\frac{1}{rA}\triangle\left(u-\frac{h}{r}\right) \\ &= -\frac{1}{4}H^2\frac{1}{rA}\triangle\left(\frac{A}{n}\right)=\frac{1}{4}H^2\left\{-\frac{1}{r}\triangle\left(\frac{1}{n}\right)\right\}\end{aligned} \tag{1.8.18}$$

여기에서 식 (1.8.19)와 같은 물리량을 정의할 수 있으며 이를 **페츠발합**(Petzval sum)이라 부르고, 이는 구결면에서 광선추적식에 의한 상점이 가우스 상점과 달리 곡면을 이룬다는 것을 의미한다.

$$P_i=-\frac{1}{r}\triangle\left(\frac{1}{n}\right) \tag{1.8.19}$$

한편 각 $O_1'SO_g'$를 $u'$으로 근사한다면 $\delta S_a$는 식 (1.8.20)과 같이 계산할 수 있다.

$$\delta S_a \approx \frac{\delta\eta}{u'} \tag{1.8.20}$$

그리고 $\delta S_a$는 주광선의 구면수차에 해당한다. 이 경우 주광선의 구면수차에 의한 $A$는 주광선의 굴절불변량 $B$에 해당된다. 따라서 주광선의 구면수차에 의한 광선수차는 니베어의 관계식에 따라 식 (1.8.21)과 같이 계산된다. 식 (1.8.21)에서 $h=\rho$로 가정하였는데, 이는 조리개 끝에서의 수차를 고려하였기 때문이다.

$$\begin{aligned}\delta\eta &= -\frac{R}{n}\frac{\partial W}{\partial\rho}=-\frac{\partial}{n}\frac{\partial}{\partial\rho}\left({}_0W_{40}r^4\right)=-\frac{R}{n}\frac{\partial}{\partial\rho}\left\{{}_0W_{40}\left(\frac{\rho}{h}\right)^4\right\} \\ &= -\frac{R}{n_0}{}_0W_{40}\frac{4\rho^3}{h^4}=-4\frac{R}{n}\frac{{}_0W_{40}}{\rho}=-\frac{4}{n}\frac{{}_0W_{40}}{\frac{\rho}{R}}=-\frac{4_0W_{40}}{nu}\end{aligned} \tag{1.8.21}$$

그러므로 식 (1.8.20)의 $\delta S_a$는 식 (1.8.21)을 이용하면 식 (1.8.22)와 같다.

$$\therefore\ \delta S_a \approx \frac{\delta\eta}{u'} = -\frac{4_0 W_{40}}{n'u'^2} \tag{1.8.22}$$

여기에서 $\delta S_a$에 의한 상점의 종이동에 의한 수차는

$$W_{L2} = \frac{1}{2}n'u'^2\delta S_a = \frac{1}{2}n'u'^2\frac{4_0 W_{40}}{n'u'^2} = 2_0 W_{40} \tag{1.8.23}$$

이다. 즉 상점의 종이동에 의한 수차는 구면수차의 2배가 된다. 그런데 식 (1.8.23)의 구면수차는 주광선의 구면수차가 된다. 이때 구면수차의 $A$는 이 경우에 주광선의 굴절불변량 $B$에 해당된다고 앞서 언급했으며, 상면만곡은 표준구면의 종이동과 횡이동의 합으로 계산되므로 상면만곡은 식 (1.8.24)와 같다.

$${}_2W_{20} = \Delta\left\{\frac{1}{2}nu^2(\delta S_p + \delta S_a)\right\} = \frac{1}{4}\sum B^2\rho\Delta\left(\frac{u}{n}\right) + \frac{1}{4}H^2P \tag{1.8.24}$$

그림 1-8-2에서 $O_1'$은 수차가 포함된 광선의 상점이며, $O_g'$은 수차가 없는 파면인 표준구면의 중심이다. 따라서 $O_1'$에서 $O_g'$으로의 표준구면의 횡이동을 고려해야 하며, 이것이 왜곡이다. 그림 1-8-2에서 삼각형 $O_1'SO_g'$에서 식 (1.8.25)가 성립한다.

$$\frac{\delta\eta}{\sin(\angle O_g'SO_1')} = \frac{\delta S}{\sin(\angle O'O_g'S_1)} \tag{1.8.25}$$

여기서 $\delta\eta$는 $O_1'$과 $O_g'$의 거리이고, $dS = dS_p + dS_a$이며 삼각형 $O_1'SO_g'$에서 각 $SO_1'O_g'$은 직각으로 근사할 수 있다. 그러면 주광선의 왜곡수차에 의한 광선수차는 식 (1.8.26)과 같이 된다.

$$\begin{aligned}\delta\eta = O'_1O'_g = \delta S\frac{\sin(\beta - i'_p)}{\sin\left(\frac{\pi}{2} - i'_p\right)} &= \delta S\frac{\sin(\beta - i'_p)}{\cos i'_p} = \delta S\frac{\sin\beta\cos i'_p - \cos\beta\sin i'_p}{\cos i'_p}\\ &= \delta S(\sin\beta - \cos\beta\tan i'_p) \approx \delta S(\tan\beta - i_p')\end{aligned} \tag{1.8.26}$$

한편

$$\tan\beta \approx \frac{O'O'_1}{l'-r} \approx \frac{l'i'_p}{l'-r} \tag{1.8.27}$$

이므로, 식 (1.8.26)의 $\delta\eta$는 식 (1.8.27)을 이용하면 식 (1.8.28)과 같다.

$$\delta\eta = \delta S(\tan\beta - i'_p) = \delta S\left(\frac{l'}{l'-r} - 1\right)i'_p = \delta S\frac{nu}{A}i'_p = \delta S\frac{B}{A}u \tag{1.8.28}$$

따라서 식 (1.8.28)에서 구한 $\delta\eta$만큼의 표준구면 횡이동에 의한 파면수차는 식 (1.8.29)와 같다.

$$W_T = nu\delta\eta = \frac{B}{A}nu^2\delta S = 2\frac{B}{A}\frac{1}{2}nu^2\delta S \tag{1.8.29}$$

따라서 왜곡수차는 식 (1.8.29)로부터 식 (1.8.30)과 같다.

$$\begin{aligned} {}_3W_{11} &= \triangle W_T = 2\frac{B}{A}\triangle\left\{\frac{1}{2}n'u'^2(\delta S_p + \delta S_a)\right\} = 2\frac{B}{A}\left\{\frac{1}{4}(S_{III} + S_{IV})\right\} = \frac{1}{2}S_V \\ S_V &\equiv \frac{B}{A}(S_{III} + S_{IV}) \end{aligned} \tag{1.8.30}$$

이로써 단색수차 5가지는 모두 구해졌으며, 다음과 같이 식 (1.8.31)로 정리할 수 있다.

$$\begin{aligned} {}_0W_{40} &= \frac{1}{8}S_I = \frac{1}{8}A^2h\triangle\left(\frac{u}{n}\right) \\ {}_1W_{31} &= \frac{1}{2}S_{II} = -\frac{1}{2}ABh\triangle\left(\frac{u}{n}\right) \\ {}_2W_{22} &= \frac{1}{2}S_{III} = \frac{1}{2}B^2h\triangle\left(\frac{u}{n}\right) \\ {}_2W_{20} &= \frac{1}{4}(S_{III} + S_{IV}) = \frac{1}{4}\left(S_{III} + H^2P\right) \\ {}_3W_{11} &= \frac{1}{2}S_V = \frac{1}{2}\left\{\frac{B}{A}(S_{III} + S_{IV})\right\} \\ A &\equiv n\left(u - \frac{h}{r}\right),\ B \equiv ni_p = n\left(\overline{u} - \frac{\overline{h}}{r}\right),\ P \equiv -\frac{1}{r}\triangle\left(\frac{1}{n}\right) \end{aligned} \tag{1.8.31}$$

식 (1.8.8), 식 (1.8.9), 식 (1.8.13), 식 (1.8.14)로부터 광경로차에 대한 식 (1.8.1)은 식 (1.8.32)와 같이 쓸 수 있다.

$$\begin{aligned} n(AO_1 - PO_1) &= B\rho\cos\phi - \frac{1}{2}\rho A + \frac{1}{8}\rho A^2\left(\frac{u}{n}\right) - \rho\cos\phi\frac{1}{2}AB\left(\frac{u}{n}\right) \\ &- \rho\cos^2\phi\frac{1}{2}B^2\left(\frac{u}{n}\right) \end{aligned} \tag{1.8.32}$$

따라서 파장변화에 따른 파면수차는 식 (1.8.32)를 대입하여 식 (1.8.33)과 같이 쓸 수 있다.

$$\begin{aligned} W &= \triangle\{n(AO_1 - PO_1)\} = \triangle\left\{(AO_1 - PO_1)\frac{\delta n}{n}\right\} \\ &= B\rho\cos\phi\triangle\left(\frac{\delta n}{n}\right) - \frac{1}{2}\rho A\triangle\left(\frac{\delta n}{n}\right) + \frac{1}{8}\rho A^2\triangle\left(\frac{u}{n}\frac{\delta n}{n}\right) \\ &\quad - \rho\cos\phi\frac{1}{2}AB\triangle\left(\frac{u}{n}\frac{\delta n}{n}\right) - \rho\cos^2\phi\frac{1}{2}B^2\triangle\left(\frac{u}{n}\frac{\delta n}{n}\right) \end{aligned} \tag{1.8.33}$$

색수차의 경우는 앞 두 개의 항인 파장에 따른 종이동과 횡이동만을 생각하며, 첫 번째 항은 횡색수차로 $C_L$이고, 두 번째 항은 종색수차로 $C_T$라 하며, 식 (1.8.34)와 같다. 식 (1.8.33)에서 $\rho$는 각 면에서 광선의 입사고로, 식 (1.8.31)의 $h$와 같다.

$$C_L = -\frac{1}{2}Ah\triangle\left(\frac{\delta n}{n}\right),\ C_T = Bh\triangle\left(\frac{\delta n}{n}\right) \tag{1.8.34}$$

식 (1.8.31)은 각 수차에 대한 파면수차의 값으로 길이단위이나, 일반적으로는 파장단위로 환산하여 표현한다. 한편 파면수차를 광선수차로 바꾸기 위해서는 식 (1.7.16)의 니베어 관계식을 사용할 수 있다. 이때 식 (1.7.16)으로 환산된 광선수차는 횡수차값이다. 식 (1.8.31)을 식 (1.7.16)에 대입해서 얻은 횡방향 광선수차는 CodeV와 OSLO에서 자이델 수차 대신에 사용한다. 이를 유도하는 방법은 수차의 종류에 관계없이 방법이 동일하므로, 여기에서는 구면수차에 대해서만 자세히 설명하고 나머지 수차는 결과식만을 기술한다.

구면수차에 의한 파면수차는 식 (1.7.22)이며, 광축에 대해 회전대칭성을 갖는다. 이에 따라서 $y$축에 대해서만 고려하여, $x=0$으로 생각할 수 있으며, 식 (1.7.22)를 식 (1.7.16)에 대입하면 식 (1.8.35)를 얻을 수 있다.

$$\delta\eta = -\frac{R}{n}\frac{\partial W}{\partial y} = -\frac{R}{n}4_0 W_{40}y^3 = -\frac{R}{n}\frac{4S_I}{8h^4}y^3 = -\frac{S_I}{2nu}\left(\frac{y}{h}\right)^3 \tag{1.8.35}$$

이때 광선의 최대상고 $y=h$에서 횡방향 구면수차 $SA$는 식 (1.8.35)로부터 식 (1.8.36)과 같이 쓸 수 있다.

$$SA = -\frac{S_I}{2nu} \tag{1.8.36}$$

유사한 방법으로 나머지 수차에 대해 횡방향 자이델 3차 수차를 구하면 식 (1.8.37)에서 식 (1.8.44)까지와 같다[11].

$$TCO = -\frac{3S_{II}}{2nu} \tag{1.8.37}$$

$$SCO = -\frac{S_{II}}{2nu} \tag{1.8.38}$$

$$TAS = -\frac{1}{2nu}(3S_{III} + S_{IV}) \tag{1.8.39}$$

$$SAS = -\frac{1}{2nu}(S_{III} + S_{IV}) \tag{1.8.40}$$

$$PTB = -\frac{S_{IV}}{2nu} \tag{1.8.41}$$

$$DST = -\frac{S_V}{2nu} \tag{1.8.42}$$

$$AX = -\frac{C_L}{nu} \tag{1.8.43}$$

$$LAT = -\frac{C_T}{nu} \tag{1.8.44}$$

여기에서 각 기호를 설명하면, 식 (1.8.37)부터 식 (1.8.44)까지 위에서부터 차례대로 $TCO$는 자오방향 코마, $SCO$는 구결방향 코마, $TAS$는 자오방향 비점수차, $SAS$는 구결방향 비점수차, $PTB$는 상면만곡, $DST$는 왜곡수차, $AX$는 종색수차, $LAT$는 횡색수차를 의미한다. 한편 왜곡수차의 경우, 가우스 상고를 기준으로 % 단위로 표현한다. 식 (1.8.42)로 표현된 수차가 횡방향 수차이며, 가우스 상고를 $h$라 한다면, 왜곡의 정의에 따라 식 (1.8.45)와 같이 쓸 수 있다. 식 (1.8.45)의 $H$는 라그랑즈(Lagrange) 불변량이다.

$$\frac{\delta h}{h} = -\frac{S_V}{2nuh} = \frac{{}_3W_{11}}{H}(\%) \tag{1.8.45}$$

지금까지 자이델 3차수차이론에서 비구면을 고려하지 않았는데, 비구면을 사용하면 해당 광학면에서의 광경로가 바뀌기 때문에 식 (1.8.26)과 같이 파면수차 계수가 변하게 된다[12].

$$\begin{aligned}
S_I^* &= \left(K_i c_i^3 + 8A_{4i}\right)(n_{i-1} - n_i)h_i^4 \\
S_{II}^* &= \left(K_i c_i^3 + 8A_{4i}\right)(n_{i-1} - n_i)h_i^3\overline{h_i} \\
S_{III}^* &= \left(K_i c_i^3 + 8A_{4i}\right)(n_{i-1} - n_i)h_i^2\overline{h_i}^2 \\
S_{IV}^* &= 0 \\
S_V^* &= \left(K_i c_i^3 + 8A_{4i}\right)(n_{i-1} - n_i)h_i\overline{h_i}^3
\end{aligned} \tag{1.8.46}$$

여기에서 첨자 $i$는 비구면이 있는 면의 위치, $h_i$는 $i$번째 면의 축상광선의 상고, $\overline{h_i}$는 $i$번째 면의 주광선의 상고, $n_i$는 $i$번째 면의 굴절률, $c_i$는 $i$번째 면의 곡률, $K_i$는 $i$번째 면의 원추계수, $A_i$는 $i$번째 면의 4차 비구면계수를 의미한다. 상면만곡의 경우에는 비구면에 따라 영향을 받지 않는다는 것을 의미하며, 이를 보정하기 위해서는 각 면의 굴절능 배치가 중요함을 알 수 있다.

자이델 수차에서 마지막으로 조리개의 이동에 따른 수차변화를 살펴본다. 조리개의 위치가 변한다는 것은 주광선이 변한다는 의미이며, 이는 수차의 기준점이 바뀌게 되는 것이다. 따라서 조리개의 이동에 따라서 수차값이 변하는 경우에는 주광선의 굴절불변량이 포함된 수차들이 바뀌고, 이를 기술한 것이 식 (1.8.47)이다[13]. 여기에서 좌변의 위 첨자 '*'는 조리개 이동 뒤의 수차를 의미한다.

$$
\begin{aligned}
S_{II}^{*} &= \sum_{i}\left(S_{IIi} + \frac{\Delta\overline{h}_i}{h_i}S_{Ii}\right) \\
S_{III}^{*} &= \sum\left\{S_{IIIi} + 2\frac{\Delta\overline{h}_i}{h_i}S_{IIi} + \left(\frac{\Delta\overline{h}_i}{h_i}\right)^2 S_{Ii}\right\} \\
S_{V}^{*} &= \sum\left\{S_{Vi} + \frac{\Delta\overline{h}_i}{h_i}(3S_{IIIi} + S_{IVi}) + 3\left(\frac{\Delta\overline{h}}{h}\right)^2 S_{IIi} + \left(\frac{\Delta\overline{h}}{h}\right)^3 S_{Ii}\right\} \\
C_{T}^{*} &= \sum\left(C_{Ti} + \frac{\Delta\overline{h}_i}{h_i}C_{Li}\right)
\end{aligned}
\qquad (1.8.47)
$$

## 9 파면수차의 계산과 광전달함수

이번 절에서는 상이 선명하게 보이는 물리량을 의미하는 광전달함수($OTF$, optical transfer function)와 광전달함수의 진폭 크기인 변조전달함수($MTF$, modulation transfer function)에 대하여 언급하고자 한다. 선명했던 물체가 광학계를 지난 뒤 일반적으로 흐릿해진다. 이러한 현상이 일어나는 원인은 광학계의 크기가 유한하기 때문에 발생하는 회절과 출사동에서 파면이 완전 구면이 아니어서 광선이 상면에서 퍼지는 수차에 의한 것이다.

광학계의 회절과 수차를 고려하여 파면함수를 구하면 출사동에서 진폭분포를 구할 수 있다. 한편 물체가 공간적으로 빛의 세기분포가 균일하고, 수치구경($NA$)이 크지 않다면, 물체에서 나온 빛은 입사동에서 공간적으로 거의 균일한 세기분포를 형성할 것이다. 그리고 입사동과 출사동 좌표계는 광학계에 의해 1 : 1로 대응하므로 출사동에서의 세기분포도 거의 균일하다는 가정이 성립한다. 따라서 출사동의 각 위치별로 위상분포만 달라지며, 이러한 위상분포가 파면수차가 된다. 출사동에서 진폭분포함수를 동함수(pupil function) $H(x,\ y)$라고 부르며 식 (1.9.1)과 같다.

$$H(x,y)=\begin{cases} e^{2\pi i\frac{W(x,y)}{\lambda}}, & \sqrt{x^2+y^2}\le \rho_{max} \\ 0, & \sqrt{x^2+y^2}\le \rho_{max} \end{cases} \tag{1.9.1}$$

여기에서 $\rho_{max}$는 출사동의 크기이고, $x$와 $y$는 출사동 좌표계이다. 식 (1.9.1)과 같은 진폭을 갖는 빛이 상을 형성할 때, 상면에서의 진폭분포 $U(x',\ y')$은 호이겐스-프레넬(Hyugens-Fresnel) 원리에 따라 식 (1.9.2)와 같이 주어진다.

$$\begin{aligned} U(x',y') &= -\frac{i}{\lambda}\iint H(x,y)\frac{e^{2\pi i\frac{s}{\lambda}}}{s}dxdy \\ s &= \sqrt{(x-x')^2+(y-y')^2+\delta^2} \end{aligned} \tag{1.9.2}$$

여기에서 $x$, $y$, $\delta$는 식 (1.9.1)에서와 같이 출사동 좌표계인데, 표준구면 위의 좌표값이므로 식 (1.9.3)과 같은 관계가 성립한다.

$$x^2+y^2+\delta^2=R^2 \tag{1.9.3}$$

여기에서 $R$은 표준구면의 곡률반지름이다. 따라서 s는

$$\begin{aligned} s &= \sqrt{(x-x')^2+(y-y')^2+\delta^2} \\ &= \sqrt{x^2-2xx'+x'^2+y^2-2yy'+y'^2+\delta^2} \end{aligned}$$

$$= \sqrt{R^2 - 2xx' + x'^2 - 2yy' + y'^2} \approx R - \frac{xx' + yy'}{R} \tag{1.9.4}$$

인데, 식 (1.9.4)의 마지막 식을 얻기 위해 $R$에 대해 테일러 급수전개를 해서 1차항만 취했으며, $x'$과 $y'$은 $R$에 비해 매우 작다는 가정을 하였다. 식 (1.9.4)를 식 (1.9.3)에 대입하고 동함수 위상항의 분모인 $s$를 $R$로 근사하면, 식 (1.9.3)은 식 (1.9.5)와 같이 쓸 수 있다.

$$U(x',y') = -\frac{ie^{2\pi i\frac{R}{\lambda}}}{\lambda R}\iint H(x,y)e^{-2\pi i\frac{x'x+y'y}{\lambda R}}dxdy \tag{1.9.5}$$

이것은 호이겐스-프레넬 원리에 의한 회절식을 프라운호퍼(Fraunhofer) 회절 공식으로 근사한 결과이다. 따라서 상면에서의 빛의 세기분포는 식 (1.9.5)로 표현한 진폭분포의 절댓값의 제곱을 취함으로써 식 (1.9.6)과 같이 구할 수 있다. 단, 식 (1.9.6)에서 * 표기는 복소공액을 의미한다.

$$\begin{aligned} I(x',y') &= |U(x',y')|^2 = \frac{1}{\lambda^2R^2}\left|\iint H(x,y)e^{-2\pi i\frac{x'x+y'y}{\lambda R}}dxdy\right|^2 \\ &= \frac{1}{\lambda^2R^2}\left\{\iint H(x,y)e^{-2\pi i\frac{x'x+y'y}{\lambda R}}dxdy\right\}\left\{\iint H^*(x,y)e^{2\pi i\frac{x'x+y'y}{\lambda R}}dxdy\right\} \end{aligned} \tag{1.9.6}$$

이렇게 구한 빛의 세기분포인 식 (1.9.6)을 그려 보면 상점을 중심으로 빛이 퍼져 있는 것처럼 보이는데 이를 **점퍼짐함수**($PSF$, point spread function)라고 한다. 이것은 물체측에서 다양한 공간주파수를 갖는 물체에서 나온 빛이 상점 중심으로 공간주파수 정보가 몰리는 것이다. 따라서 어떤 공간주파수 성분에 변화가 있는지 보기 위해서 식 (1.9.6)을 퓨리에(Fourier) 변환을 해야 한다. 즉 식 (1.9.6)을 공간주파수 공간인 $(f,\ g)$ 좌표계로 옮겨서 해석하기 위하여 식 (1.9.6)을 공간주파수 $(f,\ g)$에 대해 퓨리에 변환을 하면 식 (1.9.7)을 얻을 수 있다.

$$\begin{aligned} O(f,g) &= \iint I(x',y')e^{-2\pi i(x'f+y'g)}dx'dy' \\ &= \iint H(x'+\lambda Rf, y'+\lambda Rg)H^*(x',y')dx'dy' \end{aligned} \tag{1.9.7}$$

여기에서 $x'$와 $y'$는 상면좌표계이다. 식 (1.9.7)을 얻기 위해서 퓨리에 변환에 관한 컨벌루션(convolution) 정리를 사용하였다. 이때 $OTF$는 식 (1.9.7)을 공간주파수 (0,0)에 대하여 식 (1.9.8)과 같이 규격화한다.

$$OTF(f,g) = \frac{\iint H(x'+\lambda Rf, y'+\lambda Rg)H^*(x',y')dx'dy'}{\iint H(x',y')H^*(x',y')dx'dy'} \tag{1.9.8}$$

식 (1.9.7)이나 식 (1.9.8)로부터 $OTF$는 동함수의 자체상관(auto-correlation)함수임을 알 수 있다. 또한 $OTF$는 복소수이며, $OTF$의 절댓값을 **변조전달함수**(*MTF*)라고 한다. $MTF$는 주어진 공간주파수 $(f,g)$에 대해 해상력 저하가 어느 정도 되는지를 의미하는 값이다[14]. 이때 $MTF(f,0)$는 구결면 $MTF$(sagittal *MTF*), $MTF$(0,g)는 자오면 $MTF$(tangential $MTF$)이다. 만약 수차가 없는 광학계에 대해서는 식 (1.9.1)과 식 (1.9.2)에서 파면함수 $W$가 1이 되며, 이것을 식 (1.9.8)에 대입하면 식 (1.9.9)와 같이 된다.

$$MTF(\rho) = \frac{2}{\pi}\left\{\cos^{-1}\left(\frac{\rho}{\rho_0}\right) - \frac{\rho}{\rho_0}\sqrt{1-\left(\frac{\rho}{\rho_0}\right)^2}\right\} \tag{1.9.9}$$

여기에서 공간주파수에 대한 2차원 직각좌표계인 $f$와 $g$ 대신에 반지름으로 표기한 공간주파수의 구좌표계인 $\rho$로 표기하였다.

식 (1.9.9)로부터 $MTF$를 구해 보면 $MTF$가 0이 되는 공간주파수값이 나오는데, 이것은 이 값 이상의 공간주파수를 갖는 물체는 광학계를 통과하지 못하는 것을 의미한다. 그래서 이 값을 **차단주파수**(cut-off frequency)라고 부르고, 이는 식 (1.9.10)과 같다.

$$\rho_0 = \frac{2NA}{\lambda} \tag{1.9.10}$$

여기에서 $NA$는 상측 $NA$값임을 주의해야 한다. 만약 수차가 큰 광학계에서는 $MTF$를 구하기 위해서 $PSF$를 파면함수로부터 구해서 푸라운호퍼 회절식, 즉 퓨리에 변환을 해서 구하지 않고 스폿 다이어그램을 이용해서 구한다. 일반적으로 파면함수를 구하기 위해서는 많은 계산량이 필요하므로 여러 개의 광선을 추적하여 스폿 다이어그램을 구한 뒤, 미소공간 안의 광선개수를 세면 $PSF$를 쉽게 구할 수 있다. 이 방법은 칼날주사 방법을 이용해 $MTF$를 측정하는 장비와 그 원리가 유사하다.

# 10 최적화 기법

기초설계된 광학계로 최종 성능을 만족하는 경우는 거의 없다. 따라서 곡률 및 두께 등을 조금씩 변화시키면서 성능을 끌어올려야 한다. 이 외에도 실무에서는 기초설계를 하지 않고, 원하는 사양과 유사한 특허 데이터로부터 광학설계를 시작하는 경우도 있다. 이때, 원하는 사양과 시작하는 특허 데이터의 사양이 일치하지 않거나, 충분한 성능이 나오지 않는 경우가 많이 있다. 이를 위해 최적화 기법(optimization technique)을 사용한다. 이것은 수학적으로 광학계의 수차와 제한조건들로 오차함수(error function)를 만들고 이것을 최소화시키는 과정이다[15]. 광학설계에서는 1954년 로센(S. Rosen)과 엘덜트(C. Eldert)가 최소자승법을 최초로 도입하여 최적화하는 데 사용하였다[16].

최소자승법의 평가함수(merit function, $\phi$)는 오차함수($f_i$)들의 제곱의 합으로 식 (1.10.1)과 같이 표현한다.

$$\phi = \sum_{i=1}^{m} f_i^2 = \sum_{i=1}^{m} w_i^2 (e_i - t_i)^2 \tag{1.10.1}$$

여기에서 $w_i$는 가중치, $e_i$는 실제 수차함수 또는 제한조건으로서 곡률, 두께, 굴절률 등의 광학변수들의 함수이다. $t_i$는 목푯값이다. 오차함수 $f_i$를 설계변수 $x_j(j = 1, 2, \cdots, n)$에 대하여 테일러 전개하면

$$f_i = f_{i0} + \sum_{j=1}^{n} \frac{\partial f_i}{\partial x_j} \Delta x_j + \frac{1}{2} \sum_{j=1}^{n} \sum_{k=1}^{n} \frac{\partial^2 f_i}{\partial x_j \partial x_k} \Delta x_j + \cdots \tag{1.10.2}$$

이다. 식 (1.10.2)는 다음과 같이 식 (1.10.3)의 행렬로 표현할 수 있다.

$$\begin{gathered} F = F_0 + A\Delta X + \Delta X^T B \Delta X + \cdots \\ F \equiv \begin{bmatrix} f_1 \\ \vdots \\ f_m \end{bmatrix},\ F_0 \equiv \begin{bmatrix} f_{10} \\ \vdots \\ f_{m0} \end{bmatrix},\ A \equiv \begin{bmatrix} \frac{\partial f_1}{\partial x_1} & \cdots & \frac{\partial f_1}{\partial x_n} \\ \vdots & \ddots & \vdots \\ \frac{\partial f_m}{\partial x_1} & \cdots & \frac{\partial f_m}{\partial x_n} \end{bmatrix},\ \Delta X \equiv \begin{bmatrix} \Delta x_1 \\ \vdots \\ \Delta x_n \end{bmatrix} \\ B \equiv [b_{jik}]_{n \times m \times n},\ b_{jik} \equiv \frac{\partial^2 f_i}{\partial x_j \partial x_k} \end{gathered} \tag{1.10.3}$$

여기에서 아래 첨자 $m$은 오차함수의 개수를 나타낸다. 식 (1.10.2)를 1차근사하고, 오버슈팅(over-shooting)을 방지하기 위해서 $p^2Q$가 들어간 감쇠항을 추가하여 평가함수를 일반화하면 평가함수는 식 (1.10.4)와 같이 된다.

$$\begin{aligned}\phi &= \sum_{i=1}^{m} f_i^2 + \Delta X^T p^2 Q \Delta X = F^T F + \Delta X^T p^2 Q \Delta X \\ &= (F_0 + A\Delta X)^T (F_0 + A\Delta X) + \Delta X^T p^2 Q \Delta X \\ &= F_0^T F_0 + 2A^T F_0 \Delta X + \Delta X^T A^T A \Delta X + \Delta X^T p^2 Q \Delta X\end{aligned} \tag{1.10.4}$$

여기에서 위 첨자 $T$는 행렬의 행과 열을 바꾸는 트랜스포즈(transpose) 과정을 의미하며, $p^2$는 감쇠항의 가중치이며, $Q$는 주요 감쇠항이다.

식 (1.10.4)로 표현된 평가함수의 최소화 조건을 구하기 위해서 평가함수 $\phi$의 미분인 $\phi'$을 구하면

$$\phi' = 2A^T F_0 + 2\left(A^T A + p^2 Q\right)\Delta X$$

이다. 평가함수의 최소화 조건은 $\phi'$이 0이 되는 것이므로 감쇠최소자승법의 정규화 방정식은 식 (1.10.5)와 같다.

$$A^T F_0 + \left(A^T A + p^2 Q\right)\Delta X = 0 \tag{1.10.5}$$

식 (1.10.5)에서 감쇠항인 $Q$를 결정하는 방법으로는 식 (1.10.6) 및 식 (1.10.7)처럼 여러 가지가 있을 수 있다.

$$Q = I \tag{1.10.6}$$

$$Q = \delta_{ij} \sum_{k=1}^{m} \left(\frac{\partial f_k}{\partial x_i}\right)^2 \tag{1.10.7}$$

식 (1.10.6)과 같이 $Q$를 단위행렬 $I$와 같이 주는 방법을 **덧셈식 감쇠법**(additive damping)이라 하고, 식 (1.10.7)과 같이 1차 미분값의 제곱합으로 주는 방법을 **곱셈식 감쇠법**(multiplicative damping)이라고 한다. 경우에 따라서 식 (1.10.2)에서 2차 미분까지 고려하는 방법도 있는데, 이것을 **완전 2차 미분 감쇠법**(full second derivative damping)이라고 한다[17-18]. 그러나 이 방법은 계산량이 매우 많아지기 때문에 2차 미분계수를 앞 단계에서 계산한 1차 미분계수로부터 구하는 방법도 사용하는데, 이를 **유사 2차 미분 감쇠법**(pseudo second derivative damping)이라고 한다. 이 방법도 최적점 근처에서는 2차 미분계수가 커져서 감쇠항이 커지는 단점이 있다. 그래서 식 (1.10.3)에서 2차 미분계수인 $B$를 대각성분만 고려하여 식 (1.10.8)과 같이 $Q$를 구하는 방법도 있다[19].

$$Q = \left[\delta_{ij}\left(\frac{\partial^2 f_k}{\partial x_j^2}\right)\right] \tag{1.10.8}$$

지금까지의 방법은 오차함수를 근사하여 평가함수의 최소조건을 구해 정규화 방정식을 유도하여 사용하는 방법이지만, 평가함수 자체를 근사하여 정규화 방정식을 구하는 방법도 있으며, 이를 **마쿼**

트 방법(Marqurt method)이라고 한다[20].이 방법으로 계산한 감쇠항은 식 (1.10.9)와 같다.

$$Q = \sum_{k=1}^{m}\left(f_k \frac{\partial^2 f_k}{\partial x_i \partial x_j}\right) \tag{1.10.9}$$

감쇠항이 포함된 정규방정식에서 역행렬이 존재하지 않아 불량조건이 발생할 수 있으며, 이를 보완하기 위해 singular value deposition을 도입해 설계변수를 직교화시켜 오버슈팅을 막는 방법을 같이 사용하고 있다[21]. 그리고 안정적인 수렴을 위해 감쇠항의 크기를 조절하는 방법도 있다[22].

그러나 광학계의 설계에 있어서 수차만을 가지고 최적화를 진행하면 때에 따라 가공이 불가능한 설계가 나올 수 있다. 그러므로 초점거리, 렌즈의 주변두께(edge thickness) 등을 적절히 제어하면서 설계를 진행해야 한다. 이러한 수차 이외의 조건을 **구속조건**(constraints)이라고 한다. 구속조건 역시 광학계의 곡률, 두께, 굴절률 등의 함수가 된다. 따라서 이러한 구속조건도 식 (1.10.2)처럼 테일러 전개로 식 (1.10.10)과 같이 표현할 수 있다.

$$\begin{gathered} q_k = q_{0k} + \sum_{j=1}^{n}\frac{\partial q_k}{\partial x_j}(x_j - x_{0j}) + \cdots = t_k \\ C\Delta X + D = 0 \\ C \equiv \begin{bmatrix} \frac{\partial q_1}{\partial x_1} & \cdots & \frac{\partial q_1}{\partial x_n} \\ \vdots & \ddots & \vdots \\ \frac{\partial q_p}{\partial x_1} & \cdots & \frac{\partial q_p}{\partial x_n} \end{bmatrix}, \ \Delta X \equiv \begin{bmatrix} \Delta x_1 \\ \vdots \\ \Delta x_n \end{bmatrix}, \ D \equiv \begin{bmatrix} q_{01} - t_0 \\ \vdots \\ q_{0p} - t_p \end{bmatrix} \end{gathered} \tag{1.10.10}$$

여기에서 $x$는 곡률, 두께, 굴절률 등의 설계변수, $q$는 구속조건, $t$는 구속조건의 목푯값, 아래 첨자 $n$은 설계변수의 개수, 아래 첨자 $p$는 구속조건의 개수이고, 아래 첨자 0은 초기값을 의미한다.

식 (1.10.10)을 평가함수인 식 (1.10.1)에 결합하여 다음과 같이 식 (1.10.11)을 만들어서 사용할 수 있다[23].

$$\begin{aligned} \Phi^* &= F_0^T F_0 + 2A^T F_0 \Delta X + \Delta X^T A^T A \Delta X + \Delta X^T p^2 Q \Delta X \\ &\quad + (\Delta X^T C^T + D^T)\Lambda \\ \Lambda &\equiv [\lambda_1, \cdots \lambda_p] \end{aligned} \tag{1.10.11}$$

여기에서 $\Lambda$를 **라그랑즈**(Lagrange) **부정승수**라 하며, 제한조건의 수만큼의 원소를 가진다. 식 (1.10.11)이 최소화되는 정규화 방정식을 구하면 식 (1.10.12)와 같다.

$$C^T \Lambda + A^T F_0 + (A^T A + p^2 Q)\Delta X = 0 \tag{1.10.12}$$

수차를 최소화하면서 구속조건을 만족한다는 것은 식 (1.10.5)와 식 (1.10.12)를 서로 연립해서 푼다는 의미이며, 이를 행렬로 나타내면 다음과 같이 식 (1.10.13)으로 표현된다.

$$E\triangle X^* + Y^* = 0$$

$$E \equiv \begin{bmatrix} E_{11} & \cdots & E_{1n} & \frac{\partial q_1}{\partial x_1} & \cdots & \frac{\partial q_1}{\partial x_n} \\ \vdots & \ddots & \vdots & \vdots & \ddots & \vdots \\ E_{n1} & \cdots & E_{nn} & \frac{\partial q_p}{\partial x_1} & \cdots & \frac{\partial q_p}{\partial x_n} \\ \frac{\partial q_1}{\partial x_1} & \cdots & \frac{\partial q_1}{\partial x_n} & 0 & \cdots & 0 \\ \vdots & \ddots & \vdots & \vdots & \ddots & \vdots \\ \frac{\partial q_p}{\partial x_1} & \cdots & \frac{\partial q_p}{\partial x_n} & 0 & \cdots & 0 \end{bmatrix} \tag{1.10.13}$$

$$E_{ij} \equiv \left[A^T A + p^2 Q\right]_{ij}$$

$$\triangle X^* \equiv \begin{bmatrix} \triangle x_1 \\ \vdots \\ \triangle x_n \\ \lambda_1 \\ \vdots \\ \lambda_p \end{bmatrix}, \quad \triangle Y^* \equiv \begin{bmatrix} \sum_{i=1}^{m}\left(f_{i0}\frac{\partial f_{i0}}{\partial x_1}\right) \\ \vdots \\ \sum_{i=1}^{m}\left(f_{i0}\frac{\partial f_{i0}}{\partial x_n}\right) \\ D_1 \\ \vdots \\ D_p \end{bmatrix}$$

지금까지 방법의 결정적인 결점은 최소화된 결과가 국소 최솟점(local minimum)에 빠질 수 있다는 것이다. 광역 최솟점(global minimum)을 찾기 위해 OSLO에서는 국소 최소점에서 탈출함수를 주는 방법[24]을 사용한 ASA(adaptive simulated annealing)법[25], CodeV에서는 광역분석법(global synthesis)[26-27] 등을 제공하고 있다. 하지만 이러한 기능은 복잡하여 광학설계 실무에 종사하고 있는 사람들이 거의 사용하지 않는다. 또한 이러한 방법으로 광역 최솟점을 찾는다 하더라도 정말 말 그대로 광역 최솟점인지 확실하지 않으며, 그 해가 광역 최솟점이라 해도 설계의 의도와 제작이 가능하여 실무적으로 사용이 가능한지도 반드시 확인을 해야 한다. 따라서 제작이 쉽고 원하는 성능을 갖는 광학계를 설계해 내는 것은 결국 설계자의 몫이고, 좋은 설계를 하는 것은 많은 경험에 의존할 수밖에 없다.

# 11 조명광학계 및 광량계산법

일반적으로 빛을 내는 광원의 복사량에 대한 물리적 단위와 개념을 다루는 것을 **복사학**(radiometry)이라 하고, 광원에서 나온 빛을 사람 눈이나 눈과 유사한 광검출기가 이를 검출할 때 나타나는 물리적 단위와 개념을 다루는 학문은 **측광학**(photometry)이라고 한다. 전자기파의 세기(intensity)는 포인팅 벡터(Poynting vector)의 시간 평균으로 정의되며, 이를 **복사조도**(irradiance)라고 하며, 이에 대한 단위는 [W/m$^2$]이다. 또 단위면적 및 단위시간당 지나가는 복사에너지로 정의되는 복사선속(radiance flux)의 단위는 [W]이다. 만약 사람의 눈이 검출기라면 모든 전자기파를 검출할 수 없으며, 눈이 검출할 수 있는 파장이 제한될뿐더러 파장에 따라 눈이 느끼는 밝기도 다르다. 전자기파에 대한 사람 눈의 반응은 개개인마다 다르지만, 이를 표준화하여 1 W의 전자기파에 대해 주간시를 기준으로 각 파장별 사람 눈의 반응을 국제적으로 규격화한 눈의 반응곡선을 CIE(International Commission on Illumination) **광선속 효율곡선**(luminous efficiency curve)이라 하며, 그림 1.11.1과 같이 정해 놓았다[28].

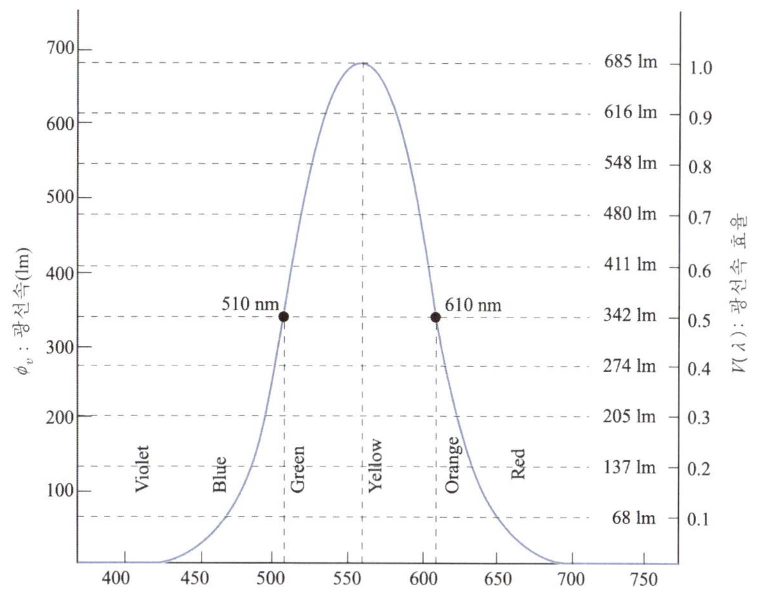


그림 1-11-1 CIE 광선속 효율곡선

그림 1-11-1에서 가로축은 빛의 파장으로 단위가 nm이고, 왼쪽 세로축은 전자기파의 복사선속에 해당하는 광선속(luminous flux), 오른쪽 세로축은 광선속 효율(luminous efficiency)이다. 이 곡선은 낮에 사람 눈에 대한 색깔의 감도를 의미하는 것으로 CIE 곡선에서는 555 nm에서 광선속 효율을 1로 보며, 이때의 광선속은 685 lm이다. 주요 복사학 및 측광학의 물리량과 단위에 대한 비교를 표 1-11-1에

나타내었다.

표 1-11-1 복사학 및 측광학 물리량과 단위

| 물리량 | 복사학(radiometry) | 측광학(photometry) |
| --- | --- | --- |
| 에너지(energy) | J=W·s | lm·s |
| 에너지밀도(energy density) | $J/m^3$ | $lm·s/m^3$ |
| 복사선속(radient flux)과 광선속(luminous flux) | W | lm |
| 복사조도(irradiance)와 조명조도(조명도)(illuminance) | $W/m^2$ | $lm/m^2$ = lx |
| 복사세기와 광도<br>(radient intensity와 luminous intensity) | W/sr | lm/sr = cd |
| 복사휘도(radiance)와 광휘도(luminance) | $W/sr·m^2$ | $cd/m^2$ |

$$측광학\ 단위 = K(\lambda) \times 복사학\ 단위 \tag{1.11.1}$$

표 1-11-1에 나온 복사학 단위(radiometric unit)와 측광학 단위(photometric unit)는 식 (1.11.1)과 같이 환산할 수 있으며, 식 (1.11.1)에서 나온 $K(\lambda)$는 그림 1.11.1과 같은 CIE 곡선이다. 예를 들어 2 W의 복사선속을 갖는 610 nm의 전자기파의 광선속은 (685 × 0.5) × 2 = 685 lm이다.

면적이 $A$이고 광휘도(luminance)가 $B$인 작은 평면광원에서 $d$만큼 떨어진 곳에서 전체 방향의 조명도(illuminance) $E$는 식 (1.11.2)와 같이 계산된다.

$$E = \frac{AB}{d^2} \tag{1.11.2}$$

완전하게 산란되는 광원에서 빛의 세기가 $I$일 때, 광원에서 검출기로의 관측방향이 $\alpha$만큼 기울어졌으면 그 광원에서 빛의 세기는 $I\cos\alpha$이다. 또한 광원에서 검출기가 수직으로 놓여 있을 때 검출기에 빛의 세기가 $E$만큼 검출된 경우, 이 검출기를 $\alpha$만큼 기울이면 이 검출기에 검출되는 빛의 세기는 $E\cos\alpha$가 된다. 이를 **램버트(Lambert)의 코사인 법칙**이라고 한다.

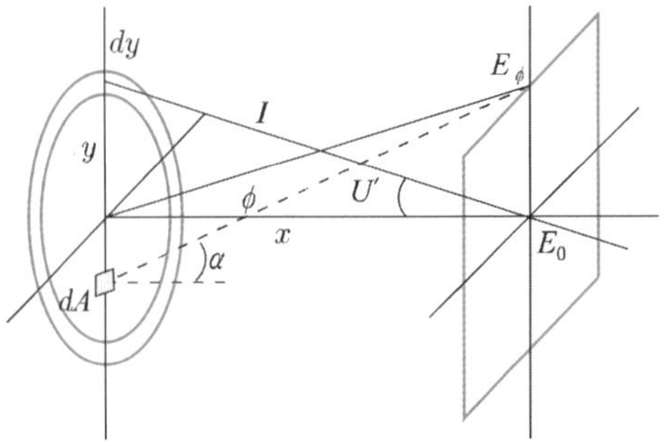


그림 1-11-2 광학계를 통과한 빛의 조명

그림 1-11-2는 왼쪽의 놓여 있는 광학계의 출사동에서 오른쪽의 상면으로 조명되는 상황을 그려 놓은 것이다. 출사동에서 좁은 원형고리의 두께와 반지름은 각각 $dy$, $y$이고, 좁은 원형고리의 한 부분에서 상점까지의 거리가 $l$, 상점에 도달하는 주변광선의 출사각이 $U'$, 주광선의 출사각은 $\phi$, 출사동에서 상점까지의 거리는 $x$, 출사동 임의 위치에서 미소면적이 $dA$, 그 미소면적과 임의의 상높이가 이루는 각이 $\alpha$이다. 이때 상점에서의 조명도 $E_0$와 상면 임의의 점에서 조명도 $E_\phi$를 구하고자 한다.

$l$이 $dy$에 비해 크다고 가정한다면 좁은 원형고리에서 나오는 빛에 의한 상점에서의 미소조명도는 식 (1.11.2)와 램버트의 코사인 법칙으로부터 식 (1.11.3)과 같이 표현할 수 있다.

$$dE_0 = \frac{(2\pi y dy \cos U')(B\cos U')}{l^2} \tag{1.11.3}$$

여기에서 $y = x\tan U'$, $dy = x\sec^2 U' dU'$, $l = x\sec U'$이므로 식 (1.11.3)에서 $dy$를 $dU'$으로 변수를 치환하여 양변을 적분하면 식 (1.11.4)를 얻을 수 있다.

$$E_0 = \pi B\sin^2 U' \tag{1.11.4}$$

한편 그림 1-11-2에서 미소면적 $dA$에서 상면의 어떤 임의의 위치를 잇는 직선을 새로운 축으로 해서 잰 이들 사이의 거리를 $l'$이라고 하면, 식 (1.11.4)와 램버트의 코사인 법칙으로부터 미소조명도 $dE_\phi$는 식 (1.11.5)와 같이 표현할 수 있다.

$$dE_\phi = \frac{BdA\cos^2\alpha}{l'^2} \tag{1.11.5}$$

여기에서 $l'=x\sec\alpha$이므로 식 (1.11.5)는

$$dE_\phi = \frac{BdA}{x^2}\cos^4\alpha \tag{1.11.6}$$

이 되고, 이 식 (1.11.6)을 **코사인 4승 법칙**이라고 한다. 그러나 광원에서 나온 빛이 모두 상면에 도달되는 것은 아니며 광학계의 투과율만큼만 통과하고, 특히 비축일 경우에는 광선차폐 효과까지 고려해야 한다. 따라서 식 (1.11.4)와 식 (1.11.5)는 식 (1.11.7) 및 식 (1.11.8)과 같이 표현되어야 한다.

$$E_0 = \pi t B\sin^2 U' \tag{1.11.7}$$

$$dE_\phi = \frac{ktBdA}{x^2}\cos^4\alpha \tag{1.11.8}$$

위의 식 (1.11.7)과 식 (1.11.8)에서 $t$는 광학계의 투과율이고, $k$는 광선차폐계수(vignetting factor)로, 광선차폐가 없을 때의 광량과 광선차폐가 고려되었을 때의 광량의 비로 정의한다. 식 (1.11.8)을 적분하여 조명도를 계산하면 식 (1.11.9)를 얻을 수 있다[29][30].

$$E_\phi = \frac{\pi ktB}{2}\left\{1 - \frac{1+\tan^2\phi - \tan^2 U'}{\sqrt{\tan^4\phi + 2\tan^2\phi(1-\tan^2 U') + \sec^4 U'}}\right\} \qquad (1.11.9)$$

식 (1.11.9)를 $\pi ktB$로 나눈 값은 $\sin^2 U' \cos^4\phi$로 근사되는데, 그 차이값을 그래프로 그려 보면 그림 1-11-3과 같다.

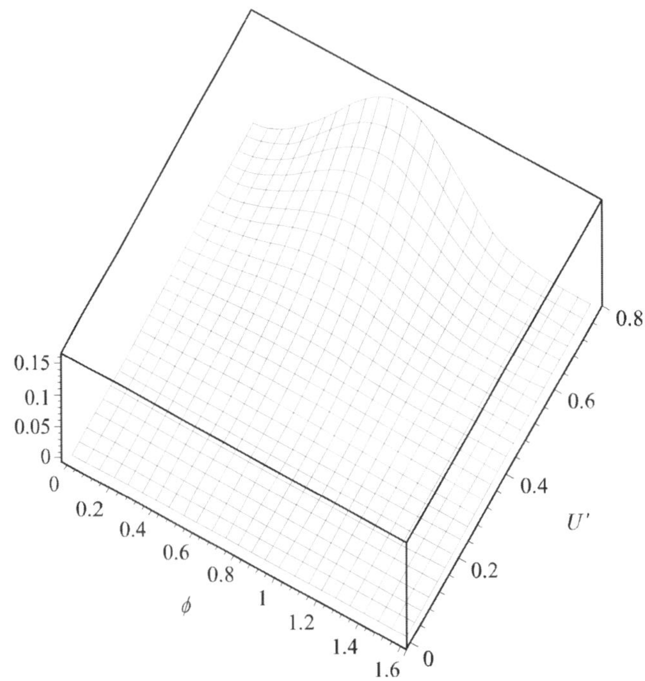


그림 1-11-3 식 (1.11.9)에 의한 조명도

여기에서 $\phi$가 0에서 $\pi/2$, $U'$이 0에서 $\pi/4$ 범위 내에서 큰 차이를 보이지 않는 것을 알 수 있으며, 상측 $NA$가 작은 경우에는 식 (1.11.9)는 식 (1.11.10)과 같이 근사할 수 있다.

$$E_\phi = \pi ktB \sin^2 U' \cos^4\phi \qquad (1.11.10)$$

식 (1.11.10)의 $k$가 비네팅계수가 되는데, 스톱 끝을 지나는 임의의 화각을 갖는 주변광선이라 하더라도, 그림 1-11-4와 같이 스톱(이 그림에서는 가운데 광축에 수직으로 서 있는 가는 점선이 위치한 광학부품임) 앞쪽 렌즈 또는 뒤쪽에 위치한 렌즈의 지름에 의해 주변광선의 상고가 제한되는 것이 비네팅이다. 그림 1-11-4 (a)는 임의의 광학계에 대한 광로도이며, (b)는 광학계의 마지막 면에서 광학계 모든 면의 가장자리에 의해 잘리는 광선의 교차점을 이은 것으로 이를 **족적**(foot-print)이라고 한다. 축상광선은 스톱에 의해서만 상고가 결정되므로, 축상광선의 모든 면에 대한 족적은 스톱의 형상과 같다. 일반적으로는 스톱이 원형이므로, 축상광선의 족적은 원형이 된다. 만약에 비축광선도 스톱에 의해서만 광선이 잘릴 경우, 족적은 스톱과 같은 형상이 된다. 그러나 비축광선의 족적은 스톱 외에도 렌즈의 가장자리에 의해서 잘릴 경우가 많으므로 스톱이 원형이더라도 그림 1.11.4 (b)에서 보는 바와 같이 타원에 가까운 형태가 된다.

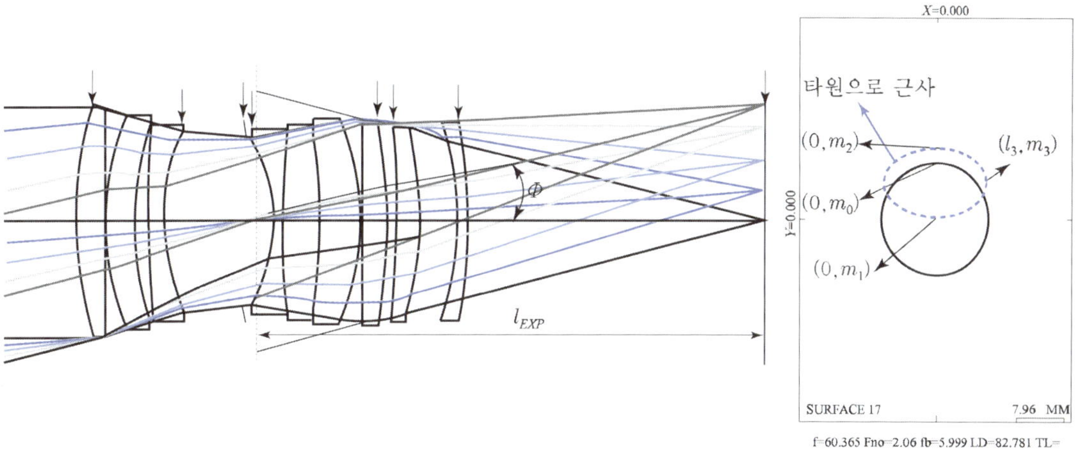


(a) (b)

그림 1.11.4 광선차폐계수의 근사(CodeV©에서 그린 결과)

이렇게 비축광선의 족적의 면적과 축상광선의 족적의 면적의 비율을 **광선차폐계수**(vignetting factor)라고 한다. 이러한 광선차폐계수는 식 (1.11.11)과 같이 근사할 수 있다[31].

$$k = \frac{(m_2 - m_1)l_3}{2m_0^2} \tag{1.11.11}$$

여기에서 $m_0$는 축상광선의 $y$축과 이루는 방향 코사인이며, $m_1$, $m_2$, $l_3$는 주변광선의 방향 코사인이다. 광선추적에서는 이러한 광선차폐계수를 타원 근사하는 식 (1.11.11)로 계산하지 않고, 동을 잘게 분할해서 광학계의 렌즈 가장자리를 통과하는 광선의 개수를 셈으로써 족적의 면적을 계산하여 구한다. $MTF$를 계산할 때 동함수를 구하는데, 이때도 동일하게 동을 잘게 분할해서 광학계의 렌즈 가장자리를 통과하는 광선의 개수를 센다. 이때 광선차폐계수가 자동적으로 계산되는 일부 광학설계 S/W에서는 $MTF$를 계산할 때 주변광량비가 출력된다.

## 참고문헌


[1] “CodeV” is a registered trademark of ORA, http://www.opticalres.com/

[2] “OSLO” is a registered trademark of Lambda Research Co., http://www.lambdares.com/

[3] “ZEMAX” is a registered trademark of Radiant ZEMAX LLC, http://www.zemax.com/

[4] F. L. Petrotti and L.S. Pedrotti, *Introduction to Optics* (Pentice Hall, Ind., New Jersey, 2nd ed., 1993), Chap. 4.

[5] M. Herzberger, *Modern Geometrical Optics* (Interscience Publisher, New York, 1958), Chap. 9.

[6] K. Tanaka, “Paraxial Theory in Optical Design in Terms of Gaussian Brackets”, in *Progress in Optics IIXXX*, edited by E. Wolf (North Holland, Amsterdam, 1986), pp. 63 ~ 111.

[7] K. Tanaka, “Paraxial Analysis of Mechanically Compensated Zoom Lens 1: 4 Component type”, Appl. Opt. 21(12), pp. 2175 ~ 2183, 1982.

[8] K. Tanaka, “Paraxial Analysis of Mechanically Compensated Zoom Lens 3: 5 Component type”, Appl. Opt. 22(4), pp. 541 ~ 553, 1983.

[9] D. Malacara and Z. Malacara, *Handbook of Optical Design* (Marcel Dekker IND., New York, 2nd ed.), Chap. 5.

[10] P. Mouroulis and J. Macdonald, *Geometrical Optics and Optical Design* (Oxford Univ. Press, New York, 1997), Chap. 7.

[11] M. J. Kidger, *Fundamental Optical Design* (SPIE Press, Washington, 2002), Chap. 6.

[12] W. T. Welford, *Aberations of Optical Systems* (Adam Hilger LTD., Boston, 1986), Chap. 8.

[13] P. Mouroulis and J. Macdonald, *Geometrical Optics and Optical Design* (Oxford Univ. Press, New York, 1997), Chap. 9.

[14] A. Nussbaum, *Optical System Design*(Prentice Hall, Inc., ), Chap. 9.

[15] T. H. Jamieson, “Optimization Techniques in Lens Design”, in *Applied Optics No. 5* edited by (American Elservier Public, New York, 1971).

[16] S. Rosen and C. Eldert, “Least Squares Method for Optical Correction”, J. Opt. Soc. Am. 44(4), pp. 250 ~ 252, 1954.

[17] D. Dilworth, “Pseudo second derivative matrix and its application to automatic lens design”, App. Opt. 17(21), pp. 3372 ~ 3375, 1978.

[18] A. Faggiano, “Automatic lens design with pseudo second derivative matrix:a contribution”, App. Opt. 19(24), pp. 4226 ~ 4229, 1980.

[19] 이종웅, 이상수, “수차함수의 2차 미분계수의 대각요소를 감쇠항으로 하는 감쇠최소자승법에 의한 사진렌즈계의 설계”, 새물리, 제27권 1호, pp. 8 ~ 15, 1987.

[20] W. D. Marquart, “An algorithm for least squares estimation of nonlinear parameters”, J. Soc. Ind. Appl. Math. 11, pp. 431 ~ 441, 1963.

[21] 조용주, 이종웅, “광학설계의 최적화에서 Lagrange 부정승수법을 이용한 능동적 제어”, 한국광학회지, 제12권 2호, pp. 109 ~ 114, 2001.

[22] 김기태, 이종웅, "직교화와 SVD에 의한 광학설계의 최적화기법에 대한 연구," 한국광학회지, 제4권 4호, pp. 363 ~ 372, 1993.

[23] 김태희, 김경찬, 박진원, 최옥식, 이윤우, 조현모, 이인원, "미분증가치의 최적성 평가법을 도입한 감쇠최소자승법에 의한 광학설계", 한국광학회지, 제8권 2호, pp. 88 ~ 94, 1996.

[24] M. Isshiki, "Global optimization with escape function", Proc. of SPIE Vol. 3482, pp. 104 ~ 109 (1998).

[25] OSLO Optics Reference (Release 6.1, Lambda Research Co.,Littleton, 2001), Chap. 8.

[26] T. G. Kuper and T. I. Harris, "A practical strategy for global optimization of zoom lenses," Proc. of SPIE Vol. 3482, pp. 135 ~ 137.

[27] *CodeV Reference Manual Vol. II* (version 9.10, Optical Research Associates, Pasadena, 2001).

[28] F. L. Petrotti and L.S. Pedrotti, *Introduction to Optics* (Pentice Hall, Ind., New Jersey, 2nd ed., 1993), Chap. 2.

[29] R. Kingslake, "Illumination in Optical Images", *Applied Optics and Optical Engineering, Vol. 2*, edited by Robert R. Shannon and James C. Wyant(Academic Press Ind., London, 1965).

[30] V. N. Mahajan, *Optical Imaging and Aberration Part I* (SPIE Optical Engineering Press, Washington, 1998), Chap. 2.

[31] Matthew P. Rimmer, "Calculate relative illumination - easily", Proc. of SPIE Vol. 655, pp. 99 ~ 104 (1986).

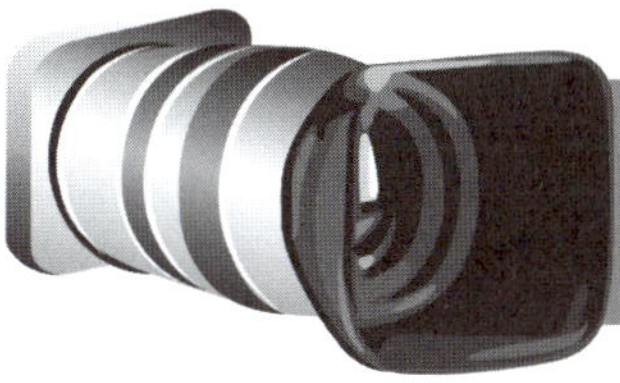

# Part 2

## 렌즈설계 실습

# 1 단렌즈설계

1980대 또는 그 이전에는 전문가가 아닌 광학설계자 자신이 PC 언어인 BASIC 또는 FORTRAN 등으로 직접 작성한 광학설계 S/W(약칭하여 S/W)로 설계를 하였으며, 일본의 경우에는 개별 기업마다 컴퓨터 언어로 독자적인 설계 프로그램을 작성하여 사용하였다. 그러나 1990년대에 들어와서는 상용 S/W를 사용하여 설계하는 것이 기업체부터 대학교까지 일반화되었다. 이때에도 일부 자체 S/W를 만들려는 시도가 있기는 있었지만, 이러한 S/W는 전문 프로그래머가 아닌 광학설계자가 작성한 것이므로, 지금의 상용 S/W와 같은 사용자환경(Graphic User Interface)을 구현하지 못해 사용편리성과 기능 확장성에서 매우 불편하였다. 그러므로 자체 S/W를 사용하는 것보다 상용 S/W를 사용하는 것이 대세가 되었다. 그러나 아무리 S/W가 발전해도 광학계는 설계자의 능력에 전적으로 의존하게 되며, 좋은 광학계를 설계해 내기 위해서는 S/W의 계산원리에 대해서는 잘 알고 있어야 한다. 따라서 1부에서 언급한 기본 계산이론에 대해서는 보다 정확하고 심도 있게 이해하고 이를 숙지하고 있어야 한다. 본 절에서는 최근에 많이 사용하는 S/W를 소개하고, 이를 이용하여 구체적인 광학계를 설계하면서 S/W의 적절한 사용방법을 설명해 나가고자 한다. 또한 광학계의 특수한 목적에 따라, 별도의 공식을 이용해 계산을 해야 하는 경우도 있다. 이러한 경우에는 S/W에서 계산을 지원하지 않으므로, 설계 S/W에서 지원하는 내부 프로그래밍 언어, 또는 C 및 BASIC과 같은 범용 컴퓨터 언어를 사용해서 전용 프로그램을 만들어야 한다. 본 교재에서 사용되는 광학설계 S/W에서는 모두 내부 프로그래밍 언어를 지원하므로, Part 5에서 상세히 설명할 것이다.

광학설계 S/W는 매우 다양하다. 이중에서 상용화되어 널리 회사와 대학교에서 사용하는 것은 미국에서 개발된 시놉시스사(Synopsys사, 과거 Optical Research Associates)의 CodeV, 래디언트지맥스사(Radiant ZEMAX)의 Zemax, 람다리서치(Lambda Research)사의 OSLO 등이 있고, 그 외 일본에서 개발된 것들이 일부 있다. 그러나 전 세계적으로는 미국에서 개발된 S/W들이 널리 보급되었으며, 국내에서도 CodeV, Zemax, OSLO가 대표적으로 사용되고 있다. 이 결과 일본에서도 카메라 회사의 상위 10위 중 7개 회사가 CodeV를 사용하는 것으로 알려져 있다. 따라서 본 교재에서는 이중에서도 국내 및 전 세계적으로 많이 사용되는 CodeV를 주로 설명하고자 한다. 그러나 CodeV의 경우, 타 설계 S/W에 비해 가격이 높아 국내 중소기업에서는 Zemax 또는 OSLO를 사용하는 경우도 있다. 따라서 CodeV를 사용하지 않는 사용자를 위해서 OLSO를 선택하고자 한다. 그러므로 본 교재에서는 CodeV와 OSLO를 기준으로 설명한다. 하지만 설계 S/W 사이의 UI(User Interface)가 차이가 있기는 하나, S/W의 목표가 같기 때문에 하나의 S/W에 익숙해진다면, 다른 S/W도 금방 익숙해지는 것이 가능하다. 또한 상용 S/W이므로 UI가 잘 되어 있어서 한 달 정도면 익숙해지는 것이 가능할 것이다.

그림 2-1-1은 광학설계 S/W의 구동화면으로, 그림 위쪽은 CodeV이고 아래쪽은 OSLO이다. 두 S/W 모두 기본적으로 광학계의 RDN(Radius, Distance, Index)을 입력하는 창을 가지고 있으며,

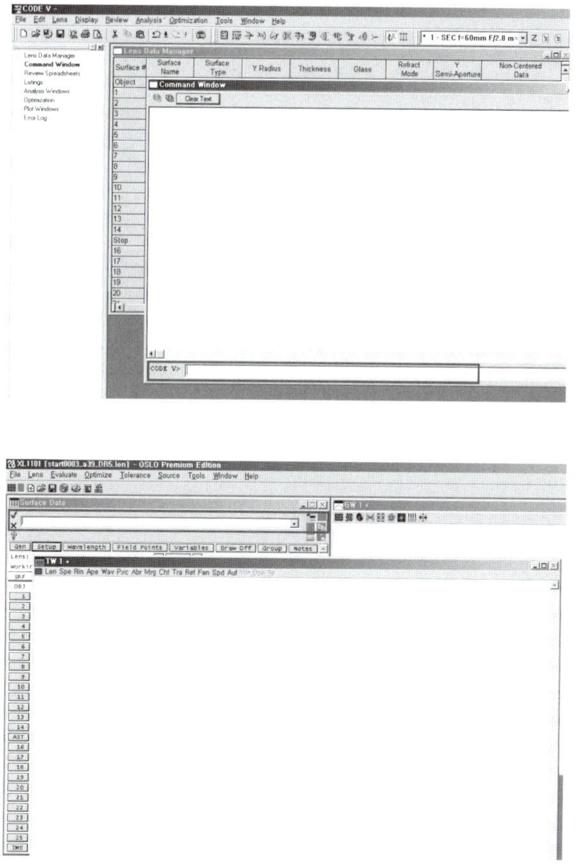

그림 2-1-1 광학설계 S/W의 구동화면(왼쪽은 CodeV, 오른쪽은 OSLO)

CodeV에서는 이를 Lens Data Manager(LDM)라고 한다. OSLO에도 이와 같은 기능을 하는 창이 있는데, 본 교재에서는 이를 모두 Lens Data Window(LDW)로 부르기로 하겠다. 그림 2-1-1에서 굵은 적색실선 네모상자 안처럼 각 S/W의 명령어를 입력할 수 있는 텍스트 상자(textbox)가 있으며, 이를 명령창으로 부른다. 그리고 각종 계산결과가 문자로 출력되는 텍스트 윈도우(text window)가 있다. 또한 계산결과는 문자로도 출력되지만, 광학계의 광로도수차도, *MTF* 그래프 등은 그래픽으로 출력되는데, OSLO는 S/W 구동 초기에 그래픽 윈도우(graphic window)가 생성되지만, CodeV의 경우에는 해당 명령어를 실행하면 생성된다.

이제 단렌즈설계에 대해 언급하고, 이어서 RDN 입력 및 S/W의 기본 사용방법에 대해 더 알아보기로 한다.

그림 2-1-2는 광학설계의 흐름도(flow chart)이다. 단렌즈의 경우에는 광학계가 매우 간단하여, 그림 2-1-2와 같은 수순을 모두 언급하지 않는다. 다만, 실무 광학계에서는 위 사항에 대해 모두 언급할 예정이나, 본 절에서는 사양결정, 근축설계 정도만 언급한다.

과거 1회용 카메라 또는 초기 QVGA급 모바일용 광학계에서는 1매만으로도 제품화가 된 경우도

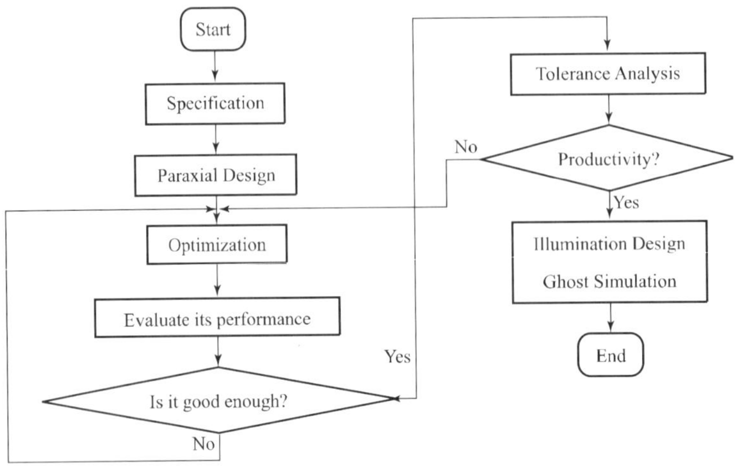


그림 2-1-2 광학설계의 흐름도

있다. 다만, 1매로는 줌광학계 구성이 불가능하고, 성능도 매우 낮기 때문에 실무 광학계에서는 이보다 더 많은 렌즈를 사용한다. 그러나 초기 광학설계의 개념을 이해하기 위해서는 1매로 된 이러한 광학계도 꼭 필요하다.

먼저 초점거리가 100 mm이고 F/#가 8.0인 광학계를 설계해 보기로 한다. 이를 위해 1장의 렌즈에 대한 자이델 수차를 다시 한 번 볼 필요가 있다. 그림 2-1-3은 단렌즈에서의 광로도이다. 그림 2-1-3에서 보는 것처럼, 첫 번째 면에서의 상고($h_1$)와 두 번째 면($h_2$)에서의 상고의 차인 $\Delta h$는 작으며, 특히 렌즈가 얇을수록 $\Delta h$는 더 작아진다. 따라서 $h_1$과 $h_2$는 모두 $h$로 근사할 수 있다. 따라서 얇은 단렌즈에서의 자이델 수차는 식 (2.1.1)과 같이 쓸 수 있다[1].

$$
\begin{aligned}
S_I &= \frac{1}{4}h^4K^3\left\{\frac{n+2}{n(n-1)^2}\left(X+\frac{2(n^2-1)}{n+2}Y\right)^2+\left(\frac{n}{n-1}\right)^2-\frac{n}{n+2}Y\right\} \\
S_{II} &= -\frac{1}{2}Hh^2K^2\left(\frac{n+1}{n(n-1)}X+\frac{2n+1}{n}Y\right) \\
S_{III} &= H^2K\left(1-\frac{2}{n^2}\right) \\
S_{IV} &= \frac{H^2K}{n} \\
S_V &= 0 \\
C_L &= h^2\frac{K}{V} \\
C_T &= 0 \\
X &\equiv \frac{c_1+c_2}{c_1-c_2},\quad Y\equiv\frac{u_1+u_2}{u_1-u_2}=\frac{1+m}{1-m},\quad V\equiv\frac{n-1}{\delta n}
\end{aligned}
\tag{2.1.1}
$$

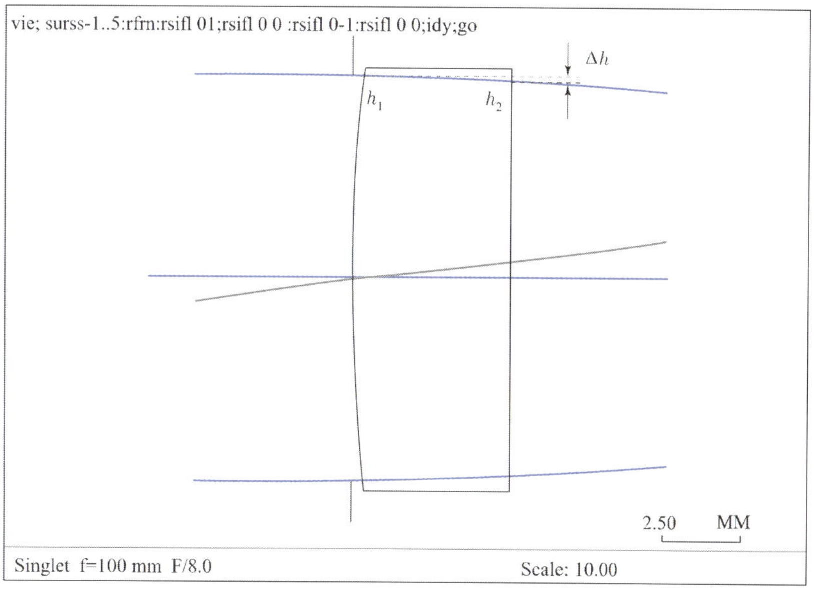


그림 2-1-3 단렌즈에서의 광로도(CodeV 사용)

식 (2.1.1)에서 $X$는 렌즈의 형상에 의존하는 값으로서 **형상계수**(shape factor 또는 bending factor)라고 하며, $Y$는 광학계의 특성 중 배율에 의존하는 값으로 **배율계수**(magnification parameter 또는 conjugate parameter)라고 한다. $X$의 경우, 평볼록렌즈에서는 +1 또는 −1이 되며, $X$가 −1에서 +1 사이의 값이 되면 양볼록렌즈이다. 특히 0인 경우에는 앞뒷면 곡률이 같아진다. 그리고 $X$의 절댓값이 1보다 크면 렌즈는 메니스커스(meniscus) 형태가 되며, $X$의 부호가 '+'값이면, 물체쪽이 볼록면인 렌즈가 된다. 한편 $Y$가 0이 되면 배율이 −1인 등배 광학계가 되고, 그림 2-1-3과 같이 무한물체는 −1이 된다. 또한 식 (2.1.1)에서 비점수차, 상면만곡 등은 단렌즈 광학계에서 광학계의 특성과 렌즈의 형상에 따라 바뀌지 않는 것을 알 수 있다. 왜곡에 대해서는 접합렌즈설계에서 다시 한 번 더 살펴보겠지만, 물체공간에서의 재질과 상공간에서의 재질이 같으면 왜곡은 0이 된다. 또한 $Y$는 광학계의 특성에 관한 계수로서 결상배율이 결정되면 고정되는 값이다. 따라서 식 (2.1.1)에서 미지수는 형상 계수인 $X$뿐이다. 그러므로 단렌즈에서 보정 가능한 수차는 한 가지 밖에 없다. 또한 구면으로만 이루어진 단렌즈에 있어서 일반 유리소재의 굴절률이 1.45~2.0임을 생각한다면, 구면수차는 0이 될 수가 없다. 그리고 화각과 광학계의 초점거리가 동일하다면, 소재의 굴절률이 높아질수록 비점수차와 상면만곡이 작아짐을 알 수 있다. 또한 렌즈 1매로는 종색수차가 보정될 수 없음을 알 수 있다.

식 (2.1.1)로부터 구면수차가 최소화되는 조건은 식 (2.1.2)이고, 코마가 0이 되는 조건은 식 (2.1.3)과 같다는 것을 알 수 있다.

$$X = -\frac{2(n^2-1)}{n+2}Y \tag{2.1.2}$$

$$X = -\frac{(2n+1)(n-1)}{n+1}Y \tag{2.1.3}$$

한편 식 (2.1.1)에서 보는 것처럼 구면수차는 형태계수에 대한 2차식이고, 코마는 형태계수에 대한 1차식이다. 식 (2.1.2)와 식 (2.1.3)을 굴절률에 대해서 그래프로 그려 보면 그림 2-1-4와 같다.

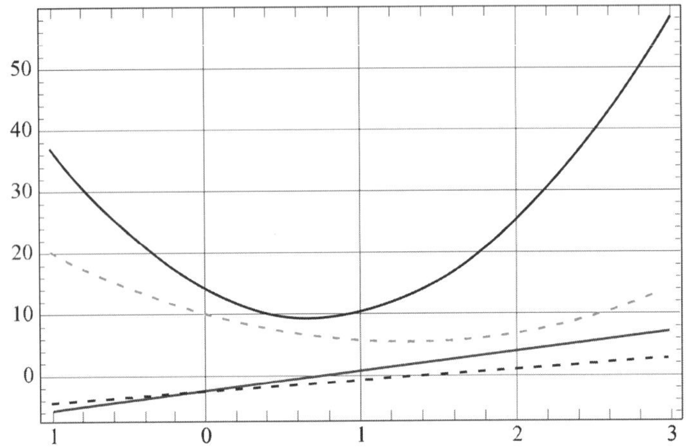

그림 2-1-4 얇은 단렌즈의 구면수차와 코마의 변화(이차함수 형태의 곡선들)와 코마(일차함수 형태의 직선들)의 변화(실선: 굴절률이 1,5인 경우, 점선: 굴절률이 1.85인 경우. Mathematica 사용)

그림 2-1-4에서 실선은 굴절률이 1.5인 경우, 점선은 굴절률이 1.85인 경우일 때 단렌즈의 구면수차와 코마의 변화를 그린 것이다. 또한 $x$축은 형태계수 $X$의 변화이고, $y$축은 수차량이다. 그림 2-1-4에서 보는 것처럼, 구면수차가 최소화되는 점과 코마가 0이 되는 점은 소재의 굴절률에 관계없이 거의 같음을 알 수 있다.

이제 소재가 BSC7일 경우, 코마가 0이 되는 얇은 렌즈를 구해 보면 표 2-1-1과 같다.

표 2-1-1 광학계의 실습 예제(초점거리 100 mm, 반화각 8도, 설계파장 587 mm, 중심두께 0인 경우)

| Surface # | Radius | Thickness | Glass | 렌즈 반지름 |
|---|---|---|---|---|
| Object | infinity | infinity | | |
| 1 | 56.535 | 0.00 | BSC7 | 6.25 |
| 2 | −601.828 | 100.0 | | |
| Image | Infinity | 0.00 | | |

표 2-1-1에 있는 *BFL*은 설계자가 계산하여 입력하지 않고 설계 S/W가 자동적으로 계산하여 입력하도록 할 수 있다. 물론 표 2-1-1과 같은 예제는 기초설계를 위해 두께를 부여하지 않았기 때문에 *BFL*

과 *EFL*이 일치한다. 그림 2-1-5는 OSLO에서 자동으로 *BFL*을 입력하는 방법을 나타낸 것이다. OSLO는 CodeV와 달리 각 면의 광학변수 옆에 있다. 두 번째 면의 두께 입력 셀(cell)의 버튼을 누르면 그림 2-1-5와 같이 팝업(pop-up)창이 생기며, 여기에서 'Solves(S)'를 선택하면 다시 축상광선상고(axial ray height), 주광선상고(chief ray height), 주변두께(edge thickness) 등을 선택할 수 있다. 여기에서 *BFL*은 마지막 면 이후, 축상광선상고(높이)가 0이 될 때까지의 거리이므로 첫 번째인 'Axial ray height'를 선택하고, 이후 그림 2-1-6과 같이 생성되는 창에 '0'을 입력한다. 또는 RDN을 입력하는 'Surface Data' window의 명령행에 'py 0.0'을 입력해도 된다.

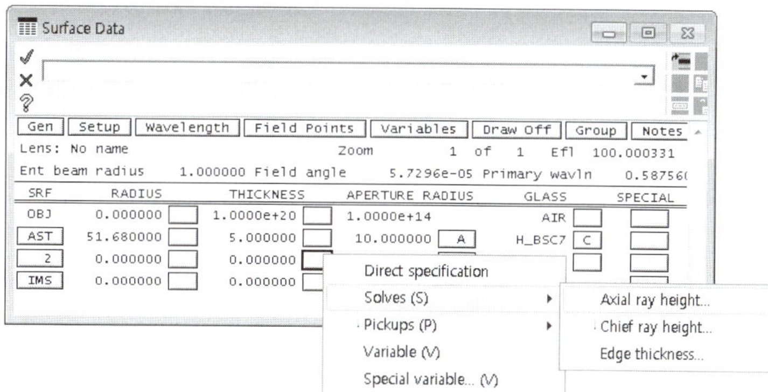


그림 2-1-5 OSLO에서 *BFL* 입력방법

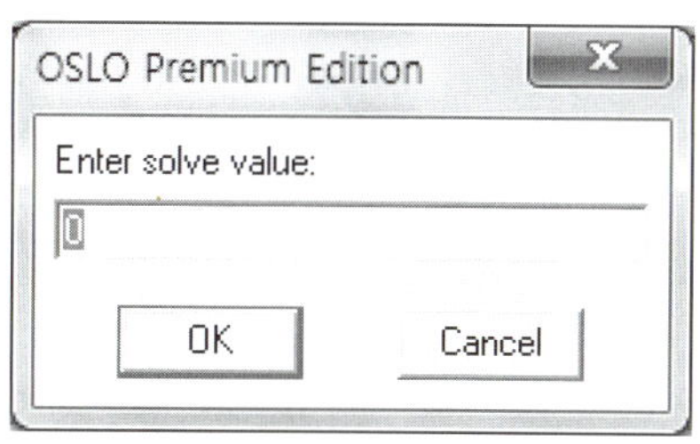


그림 2-1-6 'Axial ray height' 선택 후 광선의 상고지정

CodeV에서도 입력이 가능하며, 이 경우에 *BFL*에 해당하는 두 번째 면의 두께 입력 셀에서 마우스 왼쪽 버튼을 누르면, 그림 2.1.7과 같이 팝업창이 생긴다. 이때 'Solve'를 선택하면 그림 2-1-8과 같이 대화 창이 생기고, 여기에서 type에서 'Paraxial Image …'를 선택하고, 'OK' 버튼을 누른다. 그러나 CodeV의 경우, 명령어를 더 많이 사용하며, 이러한 경우에는 'pim y'를 입력한다.

이렇게 해서 OLSO와 CodeV에서 *BFL*을 자동적으로 구할 수 있는데, 두 설계 S/W 사이에 *BFL*이 약간 차이가 나는 것을 확인할 수 있다. 이는 두 S/W 사이의 기본 입력파장의 차이에 의해 소재 굴절률값이 차이 나기 때문이다. 파장을 따로 입력하지 않으면, OLSO의 경우에는 그림 2-1-9와 같이 d-line, F-line, C-line으로 3개의 파장이 생성되고, CodeV의 경우에는 d-line만 생성된다. 이때

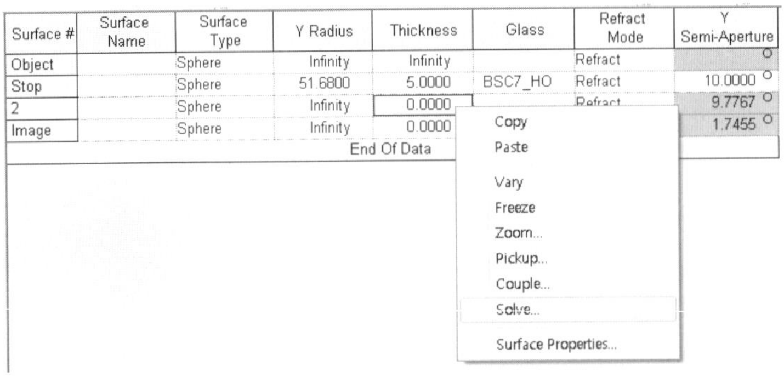


그림 2-1-7 CodeV에서 *BFL* 입력방법

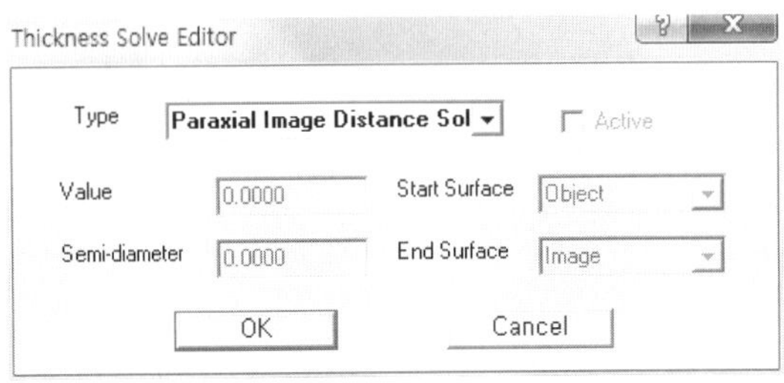


그림 2-1-8 CodeV에서 'Solve' 항목의 옵션

d-line의 파장이 두 S/W 간에 약간 차이가 난다. 이러한 차이에 의한 굴절률 차이는 불과 $10^{-6}$ 이하이며, 이는 소재회사에서 생산하는 굴절률분포가 통상 $5\times10^{-4}$이고, 일부 회사에서는 $3\times10^{-4}$ 정도까지 보증한다는 것을 감안하면 이러한 굴절률 차이는 무시할 수 있는 수준이다.

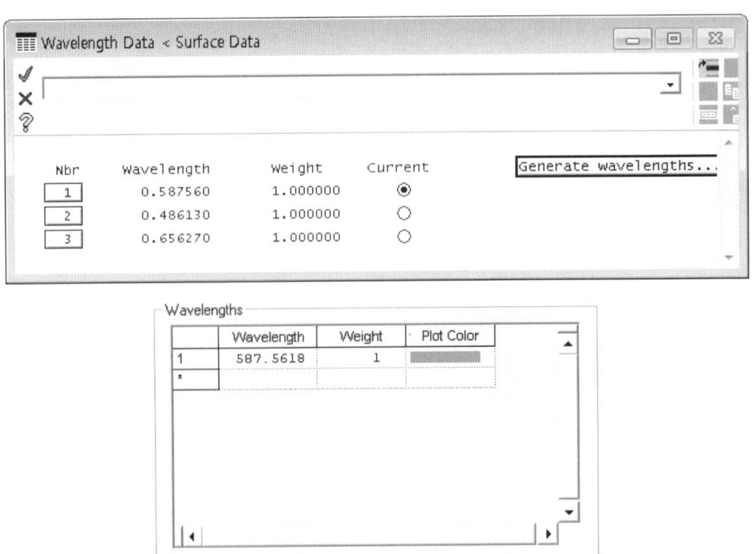


그림 2-1-9 OSLO(위)와 CodeV(아래)에서 기본으로 생성되는 파장

각 설계 S/W에서 LDW에 표 2-1-1의 RDN 데이터를 입력하는 것은 엑셀과 방법이 같기 때문에 이에 대한 설명은 생략한다. 하지만 과거 CodeV 8.××에서는 RDN을 모두 명령어로 입력하는 경우가 일반적이었으며, 지금도 일부 사용자는 아직도 명령어를 쓰는 경우가 있다. OSLO에서도 명령어로 RDN을 입력할 수 있으며, 각 S/W에 따른 비교표는 표 2-1-2와 같다. 표 2-1-2에서 [n]은 면번호를 의미한다.

표 2-1-2 면 정보 입력관련 명령어

| Command | CodeV | OSLO | Note |
|---|---|---|---|
| Radius | rdy s[n] [value] | rd [n] [value] | |
| Thickness | thi s[n] [value] | th [n] [value] | |
| Glass | gla s[n] [string] | gla [n] [string] | |
| Aperture | cir s[n] [value] | ap [n] [value] | |
| 면 삽입 | ins s[n..m] | ins [n] | |

한편 설계 S/W에 입력되지 않은 소재를 사용하는 경우에는 별도로 입력해야 한다. 사용자 소재는 크게 2가지가 있는데, 굴절률 계산공식의 계수를 입력하는 방법과 파장에 따른 굴절률을 직접 입력하는 방법 등이 있다. 보통 실무에서는 파장에 따른 굴절률을 직접 입력해서 사용한다. 따라서 본 교재에서도 이 방법을 기준으로 설명하고자 한다.

자주 사용하는 플라스틱 재질 중 제온(Zeon)사의 'Zeonix E48R'이라는 소재를 입력해 보기로 하자. 이 소재는 성형소재로서 성형조건에 따라 굴절률이 약간씩 달라지므로 표 2-1-3의 값은 참고값으로 생각하는 것이 좋다.

표 2-1-3 제온(Zeon)사의 'Zeonix E48R'에 대한 파장별 굴절률

| Wavelength | 656.28 nm | 587.56 nm | 546.07 nm | 486.13 nm | 435.83 nm |
|---|---|---|---|---|---|
| Index | 1.528400 | 1.531200 | 1.533400 | 1.537800 | 1.543200 |

CodeV에서는 이를 보통 시퀀스 파일(sequence file)로 만들어서 사용하는 것이 편리하다. 그림 2-1-10과 같이 별도 시퀀스 파일로 만들어 실행시키는 방법도 있고, CodeV의 명령창에 그림 2-1-10의 내용을 차례로 모두 입력해도 된다.

```
PRV
  PWL 656.27 587.56 546.07 486.13 435.83
  'Ze-E48R' 1.528400 1.531200 1.533400 1.537800 1.543200
END
```

그림 2-1-10 CodeV에서 사용자 소재를 입력하기 위한 명령어들
(표 2-1-3과 같은 Zeonix E48R 소재에 대한 입력 예)

OSLO에서는 명령어 입력보다는 그림 2-1-11과 같이 GUI에서 입력하는 것이 편리하다. 그림 2-1-11과 같은 순서로 차례로 버튼을 클릭하고, 소재명과 파장에 따른 굴절률을 입력한다.

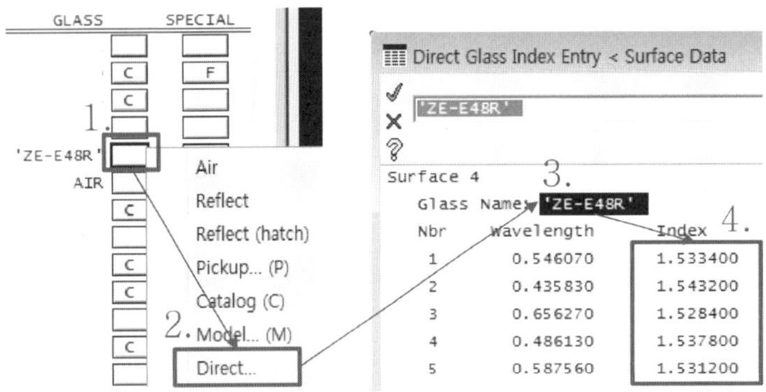


그림 2-1-11 OSLO에서 사용자 소재를 입력하기 위한 방법
(표 2-1-3과 같은 Zeonix E48R 소재에 대한 입력 예)

RDN 데이터가 입력되었다면, 광학계의 화각과 파장을 입력해 보기로 한다. Part 1에서 언급한 바와 같이 화각을 입력하는 방식은 CodeV에서 4가지가 있고 OSLO에서는 3가지가 있으나, 여기에서는 상면에서의 근축상고를 입력하기로 한다. 상면에서의 상고 기준으로 화각과 관련된 필드(field)를 정의하면 유한광학계 또는 무한광학계에 관계없이 편리하게 사용할 수 있다. 특히 무한광학계에서도 줌렌즈와 같이 화각이 변하는 광학계에서 화각으로 필드를 입력하면, 화각정보도 줌 단에 맞추어 여러 개의 광학계 배치(configuration)로 나누어야 하는 불편함도 있다. 이러한 이유로 실무 광학계를 설계할 때는 주로 상면에서의 상고 기준으로 필드를 정의한다. 초점거리 100 mm인 광학계에서 반화각 8도에 해당하는 상면에서의 근축상고는 약 14.1 mm이다. CodeV에서는 명령행에 'YIM 0 14.1·0.7 14.1'로 입력하면 된다. 반면 OSLO에서는 LDW의 setup에서 그림 2-1-12와 같은 순서로 입력한다. 그림 2-1-12에서는 LDW와 setup창이 동시에 떠 있는 것으로 되어 있으나, 실제로는 LDW에서 setup을 누르면 LDW가 setup창으로 바뀐다. 여기에서 상고를 입력하면, "Field angle" 부분이 자동으로 바뀐다. 반대로 화각을 입력하기 위해 "Field angle"를 바꾸면 "Gaus image ht" 부분이 자동으로 바뀐다.

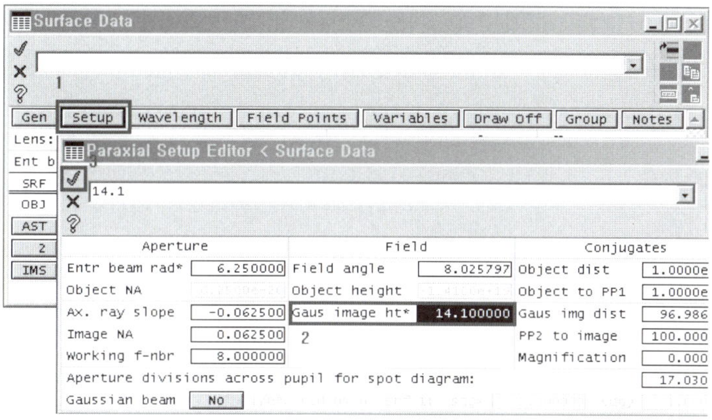


그림 2-1-12 OSLO에서의 화각 및 구경정보 입력방법

한편 F/#도 입력해야 하는데, 렌즈의 구경을 따로 지정하지 않을 경우 CodeV에서는 'FNO' 명령어를 이용해서 F/#를 지정하면 자동으로 렌즈의 구경이 바뀌게 된다. 반면 스톱(stop)의 반지름을 'CIR' 명령어로 지정한 후에 "SET FNO"를 명령행에 입력하면, 알아서 F/#를 계산하여 입력한다. 그러나 OSLO에서는 이러한 작업이 불가능하므로 F/#를 지정하고, 그에 맞는 stop의 지름을 지정하는 방법을 사용한다. 이때 stop의 지름은 중심광선을 추적하여 값을 지정하면 된다.

방금 언급한 바와 같이 때때로 광선추적을 해야 하는 경우가 있다. 각 S/W별로 근축일 경우와 유한광선일 때의 명령어가 별도로 있다. 근축광선의 경우 CodeV에서는 'FIO', OSLO에서는 'PXT' 명령어를 사용한다.

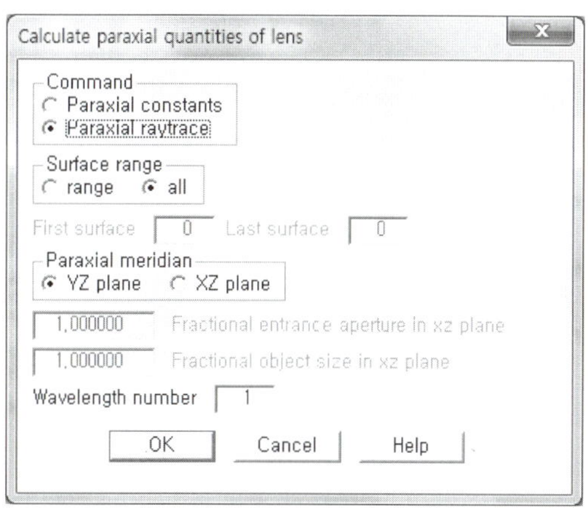


그림 2-1-13 OSLO에서 근축광선추적을 하기 위한 대화창(Evaluate→Paraxial Ray Analysis)

그림 2-1-13은 OSLO에서 근축광선추적을 하기 위한 대화창이다. 이때 Command에서 Paraxial constant는 CodeV의 'FIR' 명령어에 해당하는 것이며, 다음과 같이 설명할 수 있다. 근축광선추적은

아래 Paraxial raytrace를 선택해야 한다. 대화창의 내용을 보면 Surface range에서 근축광선추적 범위를 설정할 수 있고, 별도 지정을 하지 않으면 상면에서의 값만을 출력한다. 반면 CodeV에서는 'fio' 명령어를 사용하여 계산한다. 그림 2-1-14는 표 2-1-1과 같은 광학계에 대해 각각 OSLO와 CodeV로 계산한 근축광선추적 결과이다.

```
TW 1 *
Len Spe Rin Ape Wav Pxc Abr Mrg Chf Tra Ref Fan Spd Auf Var Ope Ite
*PARAXIAL TRACE
SRF        PY          PU          PI         PYC         PUC         PIC
 1    6.250000   -0.037667    0.110552        --     0.092656    0.140541
 2    6.061666   -0.062500   -0.048052    0.463281    0.140131    0.091863

 3       --      -0.062500   -0.062500   14.054084    0.140131    0.140131
```

(a) OSLO에서 근축광선추적의 예(Menu→Evaluate→Paraxial Ray Analysis에서 실행)

```
=fio
    New lens from CVMACRO:cvnewlens.seq
             Position  1, Wavelength =    587.6 NM

          HMY        UMY       N * IMY      HCY        UCY      N * ICY
  EP   6.250000   0.000000               0.000000   0.140541
 STO   6.250000  -0.037667   0.110552    0.000000   0.092656   0.140541
   2   6.061666  -0.062500  -0.072885    0.463281   0.140131   0.139337
 IMG   0.000000  -0.062500              14.054086   0.140131
```

(b) CodeV에서 근축광선추적의 예(Command창에서 'FIO' 명령어를 입력함)

그림 2-1-14 광학설계 S/W에서의 근축광선추적

유한광선추적은 CodeV에서는 'RSI' 명령어를 사용하고, OSLO에서는 'TRA' 명령어를 사용한다. 그림 2-1-15는 OSLO에서 GUI로 0.7 필드의 주광선에 대한 유한광선추적을 하는 방법을 나타낸 것이다.

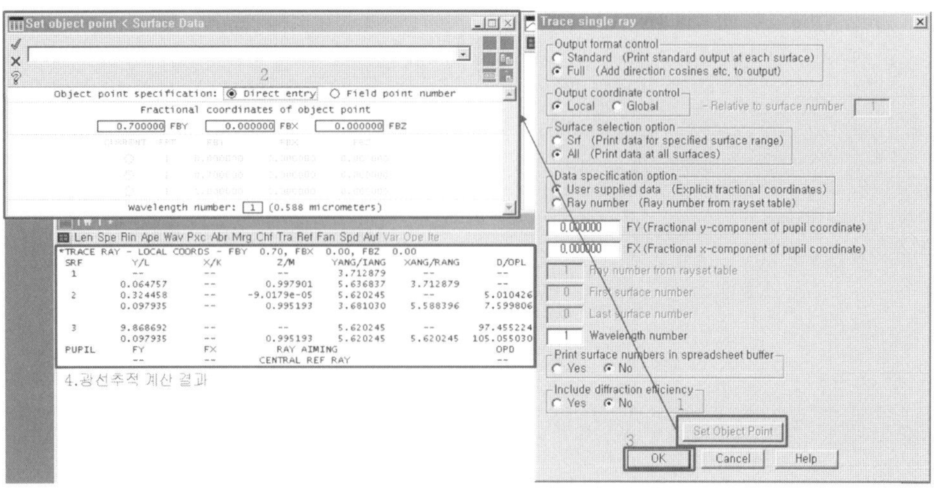


그림 2-1-15 OSLO에서의 유한광선추적 방법

그러나 OSLO에서 명령행으로 같은 명령을 수행할 수 없다는 의미는 아니다. OSLO의 명령창에 "tra ful loc all usr 0.0 0.0 n 1"로 입력하면 그림 2-1-15와 같은 결과를 얻을 수 있다. 같은 명령을 CodeV에서 실행하면 그림 2-1-16과 같다.

```
-rsi f2  0 0
     New lens from CVMACRO:cvnewlens.seq
     Position  1, Wavelength =   587.6 NM
                X            Y            Z            L            M            N         ANG INC      LENGTH
 OBJ    0.0000000  -0.9870E+12    0.0000000    0.0000000    0.0982227    0.9951645
 STO    0.0000000    0.0000000    0.0000000    0.0000000    0.0982227    1.5136146    5.6368357    0.0000000
   2    0.0000000    0.3244582   -0.0000902    0.0000000    0.0979345    0.9951929    3.6810296    5.0104263
 IMG    0.0000000    9.8686922    0.0000000    0.0000000    0.0979345    0.9951929    5.6202445   97.4552384
                         OPD =      0.000 Waves
```

그림 2-1-16 CodeV에서의 유한광선추적 방법

한편 CodeV 실행 직후 'RSI' 명령을 사용하면, 그림 2-1-16과 같이 출력되지 않고 방향 코사인값이 나오지 않는데, 그림 2-1-16과 같이 출력하기 위해서는 CodeV를 최초로 실행할 때, "ROF 'F12.7' X Y Z L M N AOI LEN"을 입력해 주어야 한다. 그림 2-1-16과 같이 CodeV에서 출력된 방향 코사인값인 L, M, N은 매질의 굴절률이 곱해진 광학적 방향 코사인이다. 이를 확인하기 위해 CodeV에서 계산된 L, M, N을 소재굴절률로 나누어서 그림 2-1-17과 같이 계산하여, 그림 2-1-15와 비교하면 방향 코사인값이 일치하는 것을 확인할 수 있다.

```
-eva (m s1 f2 r1) / (ind s1) ; eva (n s1 f2 r1) / (ind s1)
    (m s1 F2 r1) / (IND s1) = 0.0647566136466
    (m s1 F2 r1) / (IND s1) = 0.997901087778
```

그림 2-1-17 CodeV에서의 방향 코사인 결과 확인

RDN 데이터와 광학계의 1차 데이터(first-order data)를 입력하였다면, 이 값들을 제대로 입력하였는지 확인해 보거나 계산해야 한다. 표 2-1-4는 기본 데이터를 출력하기 위한 CodeV와 OSLO의 명령어 비교표이다.

표 2-1-4 First-order data 출력명령어 비교

| Command | CodeV | OSLO | Note |
|---|---|---|---|
| RDN | sur sa | prt_len;spe | |
| 구경정보 | ape sa | ape | |
| 사용소재 | ind sa | rin | |
| Pick-up data | pkl sa | 해당 기능 없음. | |
| Zoom data | zli | 해당 기능 없음. | << Zoom >>에서 확인 가능 |
| 사용파장 | spc | wav | |
| First-order data | fir | pxs | |

Pick-up 데이터는 임의의 면에 대한 RDN 및 편심값 등을 다른 특정 면의 값과 비교하여 참조하는 것을 의미한다. 예를 들면 앞면과 뒷면 같은 곡률을 갖는 렌즈에서 뒷면 곡률을 앞면 곡률값과 같도록 하는 것이 대표적이다. 이 외에도 반사광학계에서 반사 후에 동일한 광로를 가게 하거나, 특정 면에서 반사와 굴절이 동시에 발생하는 경우 등에도 사용한다. 또한 CodeV에서는 편심 데이터도 참조하기도 하며, 프리즘의 반사 및 굴절에도 사용한다. 그러나 이러한 pick-up 데이터는 각 S/W의 LDW에 표시되므로 출력기능이 없더라도 큰 불편은 없다.

1차 데이터란 광학계의 기본적인 특성들을 나타내는 물리량들을 말한다. 예를 들면 초점거리, 화각, 배율, 입사동 및 출사동의 위치와 크기 등의 값이다. OSLO의 경우에는 현재 선택된 줌 위치에 대한 값만을 출력한다. 또한 입사동과 출사동의 위치는 각각 광학계의 첫 면과 마지막 면의 정점 기준으로 계산한 값으로, OSLO에서는 출력 데이터에 이를 구체적으로 명시하나 CodeV에서는 생략되기 때문에 주의할 필요가 있다.

표 2-1-1의 내용을 입력하였다면, 자이델 수차를 계산해 볼 필요가 있다. CodeV에서는 'THO'를 입력하면 되고, OSLO에서는 'SEI' 및 'CHR'을 같이 써서 'SEI;CHR'로 입력하면 된다. OSLO에서 'SEI' 명령어는 5개의 단색 자이델 수차를, 'CHR'은 색수차를 출력한다. 한편 이러한 명령어로 계산된 수차값은 식 (1.8.31)이 아닌 횡수차값으로, 식 (1.8.36) ~ 식 (1.8.44)이다. 그림 2-1-16은 CodeV와 OSLO로 계산한 3차 수차량이다. 단, CodeV의 경우에는 코마와 비점수차는 자오면과 구결면에 대해서 각각 구별해서 계산하나, OSLO의 경우에는 별도 구분 없이 계산한다.

```
tho
    New lens from CVMACRO:cvnewlens.seq
              Position  1, Wavelength =    587.6 NM
         SA         TCO        TAS        SAS        PTB        DST        AX         LAT        PTZ
 STO  -0.015175  -0.057875  -0.110774  -0.061724  -0.037199  -0.078468  -0.058673  -0.074589  -0.006027
   2  -0.010005   0.057875  -0.115092  -0.040694  -0.003494   0.078468  -0.038682   0.074589  -0.000566

 SUM  -0.025180   0.000000  -0.225866  -0.102418  -0.040694   0.000000  -0.097355   0.000000  -0.006593
```

```
TW 1 *
Len Spe Rin Ape Wav Pxc Abr Mrg Chf Tra Ref Fan Spd Auf Var Ope Ite
*CHROMATIC ABERRATIONS
 SRF       PAC          SAC          PLC          SLC
 SUM   -0.097356    -0.067370        --        6.9389e-18

*SEIDEL ABERRATIONS
 SRF       SA3          CMA3         AST3         PTZ3         DIS3
 SUM   -0.025180 -6.4780e-10    -0.061724    -0.040694 -4.1633e-17
```

그림 2-1-18 표 2-1-1과 같은 광학계의 3차 수차(위는 CodeV, 아래는 OSLO에서의 결과)

그림 2-1-18에서 각 S/W로 계산한 결과를 비교한 비교표는 표 2-1-5와 같다. OSLO에서의 'CMA3'는 식 (1.8.38)로 계산된 구결면 코마인 'SCO'이고, 'AST3'는 비점수차로 CodeV의 'TAS'와 'SAS'의 평균값이다.

표 2-1-5 각 S/W별 3차 수차 명령어 및 의미

| 수차의 종류 | CodeV | | OSLO | |
|---|---|---|---|---|
| 구면수차 | THO | SA | SEI | SA3 |
| 코마 | | TCO | | CMA3 |
| 비점수차 | | TAS, SAS | | AST3 |
| 상면만곡 | | PTB | | PTZ3 |
| 왜곡 | | DST | | DIS3 |
| 종색수차 | | AX | CHR | PAC |
| 횡색수차 | | LAX | | PLC |
| Petzval Sum | | PZT | 출력 안 함. | |

한편 표 2-1-1에서는 두께가 0인 경우를 살펴보았으나, 실제 광학계에서 두께가 0인 렌즈는 없다. 따라서 여기에 두께를 부여해야 하는데, 두께를 부여하게 되면 전체 광학계의 초점거리가 달라진다. 따라서 적당한 두께를 부여하고, 앞면 또는 뒷면 곡률을 약간씩 조정해서 전체 초점거리를 주어진 값이 되도록 해야 한다. 이렇게 해서 두께가 부여된 단렌즈의 설계결과는 표 2-1-6과 같다.

표 2-1-6 광학계의 실습 예제(중심 두께가 부여된 경우: 초점거리 100 mm, 반화각 8도, 설계파장 587 mm)

| Surface # | Radius | Thickness | Glass | 렌즈 반지름 |
|---|---|---|---|---|
| Object | infinity | infinity | | |
| 1 | 56.535 | 5.00 | BSC7 | 6.25 |
| 2 | −583.692 | 96.98667 | | |
| Image | Infinity | 0.00 | | |

표 2-1-6과 같이 두께가 부여된 단렌즈의 3차 수차값은 그림 2-1-19와 같다. 그림 2-1-19에서는 CodeV의 계산값만을 보였으나, OSLO로 계산하더라도 결과는 동일하다.

```
tho
    New lens from CVMACRO:cvnewlens.seq
             Position  1, Wavelength =    587.6 NM
          SA         TCO        TAS        SAS        PTB        DST        AX         LAT        PTZ
STO  -0.015175  -0.057875  -0.110774  -0.061724  -0.037199  -0.078468  -0.058673  -0.074589  -0.006027
  2  -0.009703   0.055650  -0.109992  -0.039066  -0.003603   0.074684  -0.037516   0.071721  -0.000584

SUM  -0.024878  -0.002225  -0.220766  -0.100790  -0.040802  -0.003784  -0.096189  -0.002867  -0.006610
```

그림 2-1-19 표 2-1-5와 같은 광학계의 3차 수차

두께를 무시한 단렌즈에 대한 그림 2-1-18과 두께가 부여된 단렌즈에 대한 그림 2-1-19를 비교해 보면 수차량이 달라지는 것을 알 수가 있는데, 이는 두꺼운 렌즈가 되면서 주변광선과 주광선의 상고에 대한 근사조건이 달라지기 때문이다. 단렌즈에서는 최적화에 사용할 수 있는 변수가 제한되어 여기에서 최적화를 진행하더라도 더 이상의 성능변화는 기대할 수 없다. 이러한 최적화에 대한 설명은 다음 절에서 설명하기로 하고, 유한광선 수차계산방법에 대해서 먼저 설명한다. CodeV와 OSLO에서 유한광선 수차계산방법이 약간 다른데, 이번 절에서는 먼저 OSLO에 대하여 설명하고, CodeV는 제2절에서 설명한다.

OSLO의 그래픽 윈도우에는 여러 가지 아이콘들이 있는데, 각 아이콘의 기능은 그림 2-1-20과 같다.

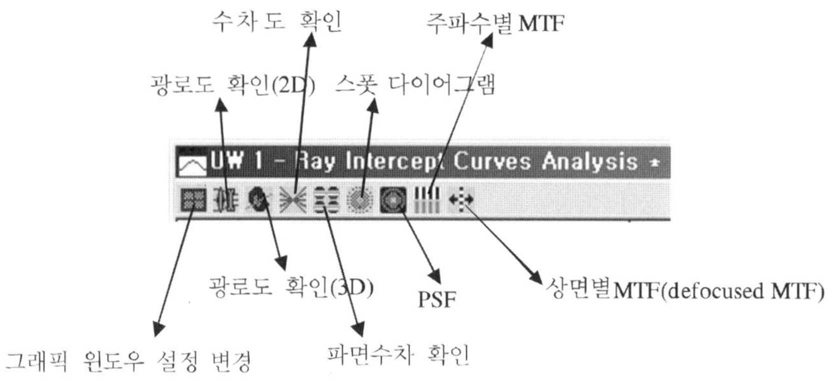


그림 2-1-20 OSLO의 그래픽 윈도우 아이콘의 기능들

그림 2-1-20과 같이 네 번째 아이콘을 누르면, 그림 2-1-21과 같이 수차도가 출력된다. 여기에서 출력된 수차도는 표 2-1-6과 같이 입력한 단렌즈의 것이다. 그림 2-1-21의 구면수차에서 왼쪽부터 차례로 F-line(△ 표시), d-line(+ 표시), C-line(□ 표시)을 의미하는데, 각 그래프의 시작점이 다른 것을 알 수 있다. 이 시작점은 파장별 근축초점의 광축에서의 위치를 말한다. 이러한 파장별 근축초점의 광축방향 차이가 종색수차임을 이미 Part 1에서 설명하였다. 이러한 종색수차를 파장별로 그린 것이 그림 2-1-21과 같은 종색수차이다.

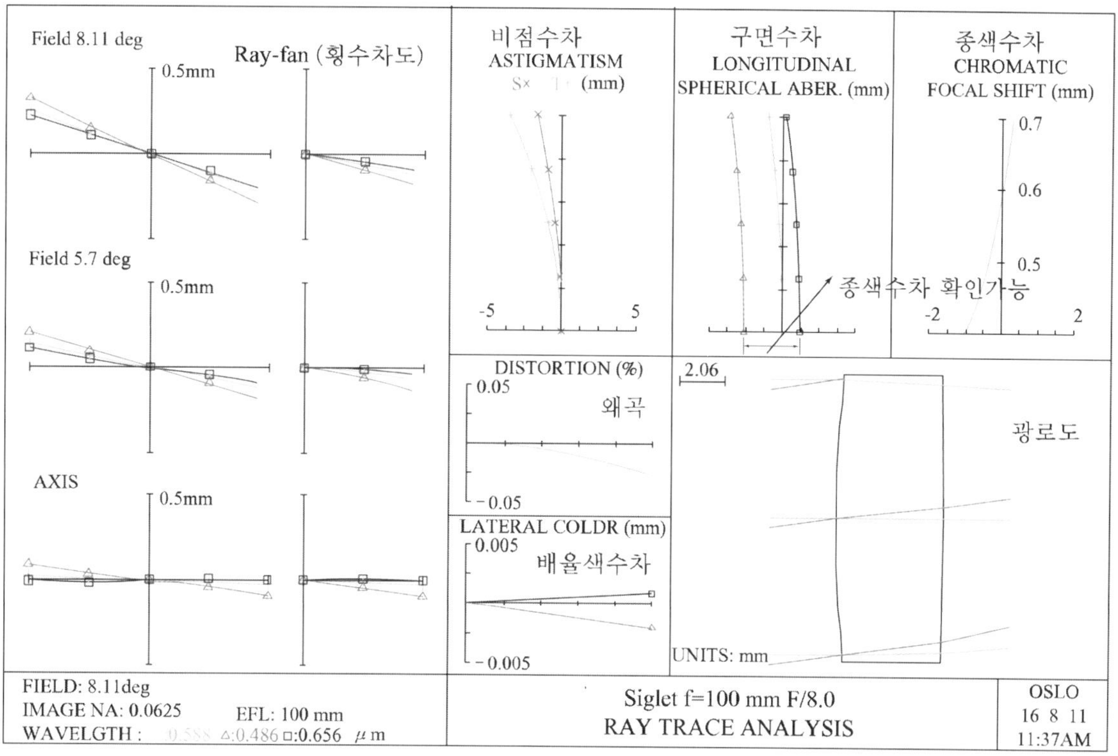


그림 2-1-21 표 2-1-6과 같은 단렌즈의 수차도(OSLO에서의 결과)

## 2 2매 접합렌즈설계

앞서 살펴본 단렌즈로는 구면수차를 완벽하게 보정할 수 없고, 종색수차도 아직 남아 있다. 이번에는 1매의 렌즈를 추가하여 설계변수가 증가되었을 때 수차변화량을 살펴보기로 하자. 2매의 렌즈가 접합이 되고, 각 렌즈가 얇다고 가정하여 자이델계수를 구하면 식 (2.2.1) ~ 식 (2.2.7)과 같다[2].

$$\begin{aligned}\frac{S_I}{h} =& \left\{\frac{n_0^2 n_1}{(n_0-n_1)^2} - \frac{n_1 n_2^2}{(n_1-n_2)^2}\right\}u_1^3 + \left\{\frac{n_1 n_2(n_1+2n_2)}{(n_1-n_2)^2}u_2 - \frac{n_0 n_1(2n_0+n_1)}{(n_1-n_2)^2}u_0\right\}u_1^2 \\ &+ \left\{\frac{n_0 n_1(n_0+2n_1)}{(n_1-n_2)^2}u_0^2 - \frac{n_1 n_2(2n_1+n_2)}{(n_1-n_2)^2}u_2^2\right\}u_1 + \left\{\frac{n_1^2 n_2}{(n_1-n_2)^2} - \frac{n_2 n_3^2}{(n_2-n_3)^2}\right\}u_2^3 \\ &+ \frac{n_2 n_3(n_2+2n_3)}{(n_2-n_3)^2}u_2^2 u_3 - \frac{n_2 n_3(2n_2+n_3)}{(n_2-n_3)^2}u_2 u_3^2 + \frac{n_2^2 n_3}{(n_2-n_3)^2}u_3^3 - \frac{n_0 n_1^2}{(n_0-n_1)^2}u_0^3\end{aligned} \tag{2.2.1}$$

$$\begin{aligned}\frac{S_{II}}{H} =& \frac{n_1(n_2-n_0)}{(n_0-n_1)(n_1-n_2)}u_1^2 - \left(\frac{n_2+n_1}{n_2-n_1}u_2 + \frac{n_1+n_0}{n_1-n_0}u_0\right)u_1 \\ &+ \frac{n_2(n_3-n_1)}{(n_1-n_2)(n_2-n_3)}u_2^2 - \frac{n_3+n_2}{n_3-n_2}u_2 u_3 + \frac{n_2}{n_3-n_2}u_3^2 + \frac{n_1}{n_1-n_0}u_0^2\end{aligned} \tag{2.2.2}$$

$$S_{III} = \frac{H^2}{h}\left(\frac{u_3}{n_3} - \frac{u_0}{n_0}\right) \tag{2.2.3}$$

$$S_{IV} = \frac{H^2}{h}\left\{\left(\frac{1}{n_0} - \frac{1}{n_2}\right)u_1 + \left(\frac{1}{n_1} - \frac{1}{n_3}\right)u_2 + \frac{u_3}{n_3} - \frac{u_0}{n_0}\right\} \tag{2.2.4}$$

$$S_V = \frac{H^3}{h}\left(\frac{1}{n_0^2} - \frac{1}{n_3^2}\right) \tag{2.2.5}$$

$$\begin{aligned}\frac{C_L}{h} =& \left\{\frac{n_0 n_1(\gamma_1-\gamma_0)}{n_1-n_0} - \frac{n_1 n_2(\gamma_2-\gamma_1)}{n_2-n_1}\right\}u_1 + \left\{\frac{n_1 n_2(\gamma_2-\gamma_1)}{n_2-n_1} - \frac{n_2 n_3(\gamma_3-\gamma_2)}{n_3-n_2}\right\}u_2 \\ &+ \frac{n_2 n_3(\gamma_3-\gamma_2)}{n_3-n_2}u_3 - \frac{n_0 n_1(\gamma_1-\gamma_0)}{n_1-n_0}u_0\end{aligned} \tag{2.2.6}$$

$$C_T = H(\gamma_3 - \gamma_0) \tag{2.2.7}$$

여기에서 $h$는 광선의 최대상고이고, $H$는 라그랑즈 불변량이며, $n_i(i=0,\ 1,\ 2,\ 3,\ \cdots)$은 굴절률이고, $u_i(i=0,\ 1,\ 2,\ 3,\ \cdots)$는 입사각이다. 그리고 $\gamma_i(i=0,\ 1,\ 2,\ 3,\ \cdots)$은 $\delta n_i/n_i$이며, $\delta n_i$는 최소파장에서의 굴절률과 최대파장에서의 굴절률의 차이이다. 이 자이델 계수식에서 광학계의 사양인 *F/#*과 *EFL*

및 물체거리가 결정되면 $u_0$ 및 $u_3$가 결정된다. 따라서 설계변수는 $u_1$과 $u_2$가 된다. 따라서 구면수차는 $u_1$ 및 $u_2$에 대한 3차식으로, 코마는 2차식으로, 상면만곡과 종색수차는 1차식으로 표현된다. 이 경우 설계변수가 2개이므로, 보정 가능한 수차는 2종류가 된다. 또한 단렌즈와 달리 구면수차는 조건에 따라 0으로 보정이 가능하다. 그러나 보정하려는 두 가지의 수차를 모두 0으로 만족하는 $u_1$과 $u_2$를 구하기 위해서는 고차원 연립방정식을 풀어야 한다. 이러한 고차원 연립방정식은 해석적으로 풀기 매우 어렵기 때문에, 수치해석적으로 푸는 것이 일반적이다. 이를 위해서 수학전문 S/W인 Mathemtica[3] 또는 Maple[4] 등을 이용하면 상당히 간단하게 풀 수 있다. 본 교재에서는 Mathemtica로 식 (2.2.1) ~ 식 (2.2.7)을 풀고자 한다.

식 (2.2.3)에서 보는 것처럼 비점수차를 보정하는 것은 불가능하다. 또한 식 (2.2.5) ~ (2.2.7)에 따르면 왜곡과 횡색수차는 물체측과 상측 매질이 같으면 0이 되기 때문에 이 두 수차는 역시 보정이 되지 않는다. 그리고 상면만곡을 의미하는 $S_{IV}$를 보정할 수는 있으나, 이것은 페츠발 합(Petzval sum)만을 보정하는 것이고, 비점수차는 보정되지 않으므로 $S_{IV}$가 보정되어도 상면만곡은 여전히 남아 있다. 따라서 2매 접합렌즈에서 실질적으로 보정이 가능한 조합은 구면수차－종색수차, 구면수차－코마, 종색수차－코마 정도로 3가지이다.

이제 실습으로서 구면수차와 종색수차가 보정되고, 초점거리가 100 mm이고 F/#가 8인 망원경 대물렌즈용 2매 접합렌즈의 해를 구해 본다. 이를 위해서 식 (2.2.1)과 식 (2.2.6)을 풀면 된다. 망원경용이므로 축상광선의 수평입사각 $u_0$는 0이고, 축상광선의 첫 면에서의 상고 $h_1$은 입사동의 크기에 의해 결정되므로 6.25(=100/(8 × 0.5)) mm가 된다. 또한 $u_3$는 상측 NA로 결정되며, 식 (1.3.6)으로부터 0.0625가 된다. 또한 소재는 색수차 소거를 위해 크라운(crown) 유리 계열과 프린트(flint) 유리 계열을 각 1매씩으로 사용하는데, 여기에서는 호야(HOYA)사의 BSC7과 E-FD1을 사용한다.

먼저 Mathematica에 구면수차인 식 (2.2.1)과 종색수차인 식 (2.2.6)을 입력한 결과가 그림 2-2-1과 같다.

In[1] = 

$$\mathrm{SI}[n0\_, n1\_, n2\_, n3\_, u0\_, u1\_, u2\_, u3\_] := \left(\frac{n0^2\,n1}{(n0-n1)^2} - \frac{n2^2\,n1}{(n1-n2)^2}\right) * u1^3 + \left(\frac{n1\,n2\,(n1+2\,n2)}{(n1-n2)^2}\,u2 - \frac{n0\,n1\,(2\,n0+n1)}{(n1-n2)^2}\,u0\right) u1^2 + \left(\frac{n0\,n1\,(n0+2\,n1)}{(n1-n2)^2}\,u0^2 - \frac{n1\,n2\,(2\,n1+n2)}{(n1-n2)^2}\,u2^2\right) u1 + \left(\frac{n1^2\,n2}{(n1-n2)^2} - \frac{n2\,n3^2}{(n2-n3)^3}\right) u2^3 + \frac{n2\,n3\,(n2+3\,n3)}{(n2-n3)^2}\,u2^2\,u3 - \frac{n2\,n3\,(2\,n2+n3)}{(n2-n3)^3}\,u2\,u3^2 + \frac{n2^2\,n3}{(n2-n3)^2}\,u3^3 - \frac{n0\,n1^2}{(n0-n1)^2}\,u0^3$$

$$\mathrm{CL}[n0\_, n1\_, n2\_, n3\_, u0\_, u1\_, u2\_, u3\_, gm0\_, gm1\_, gm2\_, gm3\_] := \left(\frac{n0\,n1\,(gm1-gm0)}{n1-n0} - \frac{n1\,n2\,(gm2-gm1)}{n2-n1}\right) u1 + \left(\frac{n1\,n2\,(gm2-gm1)}{n2-n1} - \frac{n2\,n3\,(gm3-gm2)}{n3-n2}\right) u2 + \frac{n2\,n3\,(gm3-gm2)}{n3-n2}\,u3 - \frac{n0\,n1\,(gm1-gm0)}{n1-n0}\,u0$$

그림 2-2-1 Mathematica에 입력한 구면수차(SI)와 종색수차(CL)

이제 광학계의 사양과 소재를 입력해서 해를 구하면 그림 2-2-2와 같다. 여기에서 미지수는 축상광선의 두 번째 면에서의 수평입사각 $u_1$과 세 번째 면에서의 수평입사각 $u_2$이다. 그림 2-2-2에서 "In[19]" 부분은 광학계의 사양과 소재를 입력하는 부분이고, "In[30]"과 "In[33]"은 해를 구하는 과정이다. "Out[30]"에서 보는 것처럼 $u_1$과 $u_2$의 해는 각각 3가지가 있다. 이때 $u_1$과 $u_2$는 가능한 한 변화가 작은 것을 선택해야 한다. 이들 수평입사각의 변화가 크다는 것은 곡률의 변화가 작아진다는 것을 의미이며, 이는 3차 수차가 보정되더라도 고차 수차가 크게 발생하여 결과적으로는 성능이 나뻔 광학계가 된다는 것이다. 그러므로 “Out[30]”과 같이 구한 해에서 두 번째 해를 선택하여 구한 $R_1$=74.6877, $R_2$=−44.6184, $R_3$=−94.6936이 가장 좋은 해가 된다.

```
In[19]:= Clear[n0, n1, n2, n3, v1, v2, h1, efl, u0, u1, u2, u3, R1, R2, R3]
         n0 = 1
         n1 = 1.5167982912724
         v1 = 64.1973343656868
         n2 = 1.7173600131118
         v2 = 29.5000011876624
         n3 = 1
         h1 = 6.25
         efl = 100
         u0 = 0
         u3 = -h1 / efl

In[30]:= solN = NSolve[{SI[n0, n1, n2, n3, u0, u1, u2, u3] == 0, CL[n0, n1, n2, n3, u0, u1, u2, u3, 0, (n1 - 1)/(n1 v1), (n2 - 1)/(n2 v2), 0] == 0}, {u1, u2}]
         Print["u1=", u1 = solN[[2, 1, 2]], ", u2=", u2 = solN[[2, 2, 2]]]
         Print["R1=", (-h1 (n1 - n0))/(n1 u1 - n0 u0), ",    R2=", (-h1 (n2 - n1))/(n2 u2 - n1 u1), ",    R3=", (-h1 (n3 - n2))/(n3 u3 - n2 u2)]

Out[30]= {{u1 → -0.65359, u2 → -0.775155}, {u1 → -0.0285118, u2 → -0.00882317}, {u1 → -0.0555323, u2 → -0.0419498}}

         u1=-0.0285118, u2=-0.00882317
         R1=74.6877,    R2=-44.6184,    R3=-94.6936

In[33]:= Print["u1=", u1 = solN[[3, 1, 2]], ", u2=", u2 = solN[[3, 2, 2]]]
         Print["R1=", (-h1 (n1 - n0))/(n1 u1 - n0 u0), ",    R2=", (-h1 (n2 - n1))/(n2 u2 - n1 u1), ",    R3=", (-h1 (n3 - n2))/(n3 u3 - n2 u2)]

         u1=-0.0555323, u2=-0.0419498
         R1=38.3466,    R2=-102.844,    R3=469.827
```

그림 2-2-2 Mathematica에서 구한 구면수차와 종색수차가 보정되고, 초점거리가 100 mm이고, F/#가 8인 망원경 대물렌즈용 2매 접합렌즈의 해

그림 2-2-2와 같이 구한 2매 접합렌즈의 결과를 정리하면 표 2-2-1과 같다. 표 2-2-1과 같이 입력된 3차 수차는 그림 2-2-3과 같다.

표 2-2-1 광학계의 실습 예제(얇은 렌즈의 경우: 초점거리 100 mm, 반화각 8도, 설계파장 587 mm)

| Surface # | Radius | Thickness | Glass | 렌즈 반지름 |
|---|---|---|---|---|
| Object | infinity | infinity | | |
| 1 | 74.6877 | 0 | BSC7 | 6.25 |
| 2 | −44.6184 | 0 | E-FD1 | |
| 3 | −94.6936 | 100.0 | | |
| Image | Infinity | 0.00 | | |

```
▪tho
    doublet f=100mm F/8.0
              Position  1, Wavelength =   587.6 NM
          SA          TCO         TAS         SAS         PTB         DST         AX          LAT         PTZ
STO  -0.006582   -0.033623   -0.086204   -0.048034   -0.028948   -0.081795   -0.044412   -0.075628   -0.004562
  2   0.044660   -0.074663    0.052557    0.024819    0.010950   -0.013831    0.226364   -0.126144    0.001726
  3  -0.047361    0.157559   -0.202714   -0.086233   -0.027992    0.095626   -0.181952    0.201772   -0.004411

SUM  -0.009282    0.049274   -0.236361   -0.109447   -0.045990    0.000000   -0.000001    0.000000   -0.007247
```

그림 2-2-3 표 2-2-1과 같이 입력한 2매 접합렌즈의 3차 수차(CodeV 결과)

그림 2-2-3과 단렌즈의 3차 수차 결과인 그림 2-1-15를 비교해 보면 구면수차, 종색수차가 상당히 많이 줄어들었음을 알 수 있다. 3차 수차 외에 유한광선수차를 CodeV에서 확인하기 위해서 GUI를 사용하거나, 명령창에 직접 입력하는 방법이 있다. 보통 CodeV에서는 GUI보다는 명령창에 직접 입력하는 방법을 많이 사용한다. 종수차는 “fie;lsa;go”를 입력하면 그림 2-2-4와 같이 나타나며, 횡수차는 “rim;go”를 입력하면 그림 2-2-5와 같이 된다.

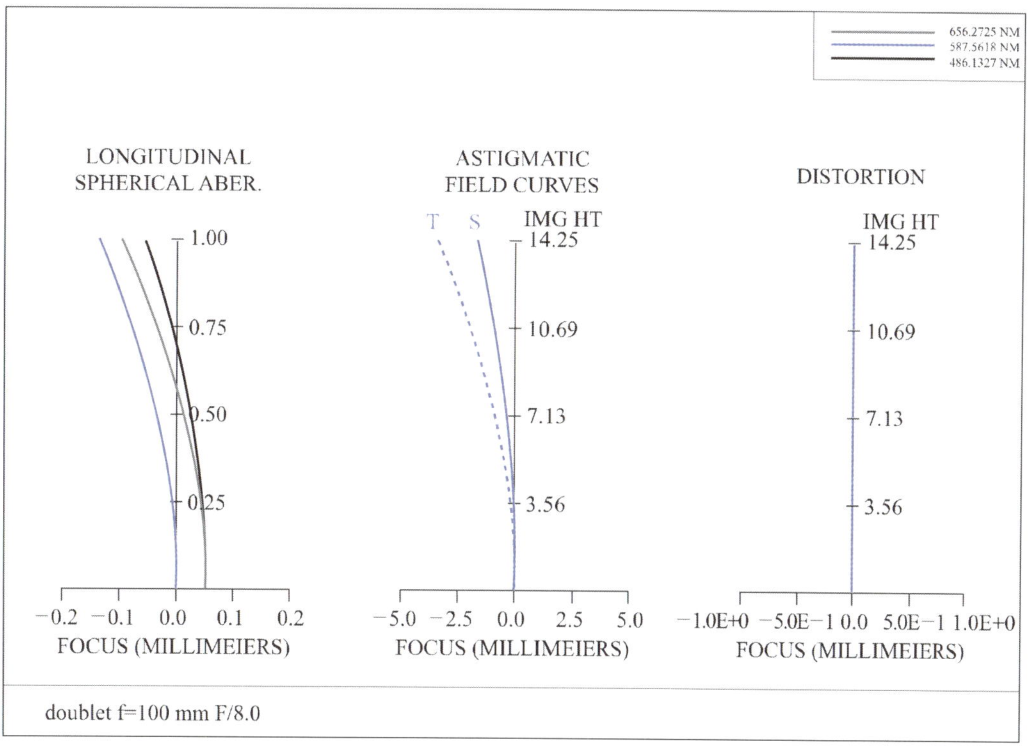


그림 2-2-4 표 2-2 1과 같이 입력된 2매 접합렌즈의 종수차도(왼쪽부터 차례대로 구면수차, 비점수차, 왜곡수차임. CodeV 사용)

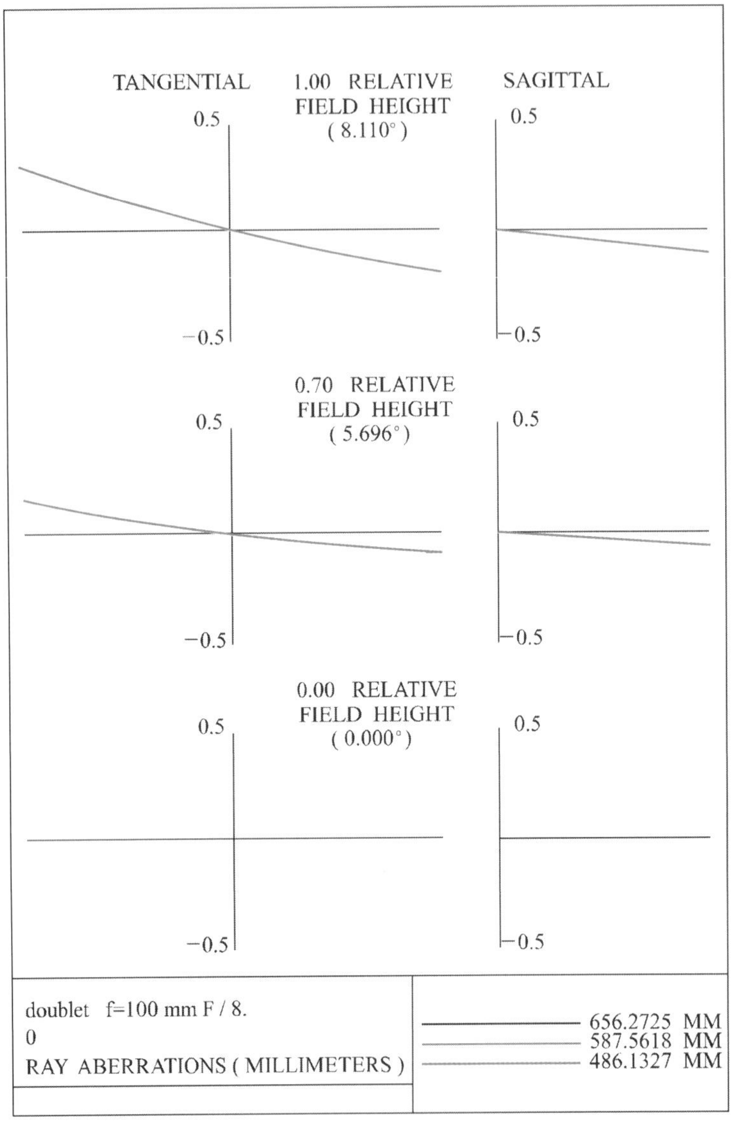


그림 2-2-5 표 2-2-1과 같이 입력된 2매 접합렌즈의 횡수차도(CodeV 사용)

CodeV에서 횡수차도를 확인할 때 그래프의 스케일을 조정할 수 있는데, 그림 2-2-5와 같이 수차량을 0.5로 하려면 실제로는 "rim;ssi 0.5;go"로 입력해야 한다. 마찬가지로 종수차도 스케일을 줄 수 있는데, "fie;lsa 0.2;ast 5;dst 1;go"와 같이 입력한다.

그림 2-2-4의 구면수차를 보면 C-line과 F-line은 일치하나, d-line과는 일치하지 않는 것을 알 수 있다. C-line과 F-line만 일치하는 것은 식 (2.2.6)과 같이 보정된 종색수차 조건은 C-line과 F-line만을 일치시키는 조건이기 때문이고, d-line과는 일치하지 않는 것이며, 이를 의미하는 잔류종색수차를 2차 스펙트럼(secondary spectrum)이라고 한다. 이를 추가로 보정하여, 3개 이상의 파장에 대해 몰색

화한 조건을 **아포크로멧**(Apochromat)이라고 한다. 한편 그림 2-2-3에서와 같이 구한 3차 종색수차는 0이었는데, 이 역시 C-line과 F-line의 2가지 파장에 대한 몰색화 조건임을 알 수 있다.

표 2-2-1의 접합렌즈계는 두께가 0이므로 실질적으로 만들 수 없기 때문에 렌즈계에 적절한 두께가 부여되어야 한다. 이렇게 되면 식 (2.2.1) ~ 식 (2.2.7)을 유도할 때 사용했던 각 면의 상고가 같다는 가정을 사용할 수 없다. 따라서 각 수차가 약간씩 달라진다. 이때 두께가 부여된 상태에서 축상광선의 각 면에서의 수평입사각인 $u_0$, $u_1$, $u_2$, $u_3$가 얇은 렌즈계와 똑같아지도록 세 면의 곡률을 적절히 조절할 수 있다. 이렇게 해서 얇은 렌즈계를 두꺼운 렌즈계로 변환하는 방법을 **등가렌즈설계법**[5]이라고 한다. 물론 두꺼운 렌즈계로 변환한 뒤에도 유한광선을 기준으로 다시 한 번 최적화를 해야 한다. 본 절에서의 예제는 비교적 간단한 예제이므로, 각 렌즈별로 적절히 두께를 부여하고 바로 최적화를 진행해도 큰 문제는 없다.

CodeV에서의 최적화는 GUI에서도 가능하나, 대부분의 경우에는 명령창에 직접 입력하거나, 별도의 시퀀스 파일을 만들어서 진행을 한다. 본 절의 2매 접합렌즈는 별도 시퀀스 파일을 만들어야 할 만큼 복잡한 것은 없고, 초점거리 정도만 원하는 값이 되도록 하면 되므로, 명령창에 직접 입력하는 것이 빠르고 간편하다. 결상광학계의 최적화는 주로 필드별 스폿의 기하평균값이 최소화되도록 한다. 이 외에도 파면수차의 기하평균이 최소화되도록 하는 방법이 있으나, 이것은 제5절 널렌즈설계법에서 설명하기로 한다.

최적화를 하기 전에 최적화에 사용할 변수를 지정해야 한다. 이는 LDW에서 그림 2-2-6의 오른쪽과 같이 간단히 지정할 수 있다. 원하는 최적화 변수 옆에 마우스 왼쪽 버튼을 눌러 "Vary"를 선택하면 되고, 반대로 고정시키고자 하면 "Freeze"를 선택한다. 기본설정은 "Freeze"이므로 최적화를 진행하기 위해서는 반드시 변수지정을 해야 한다. 최적화 변수를 지정하면 변수 옆에 붉은색 "V" 표시가 생성된다.

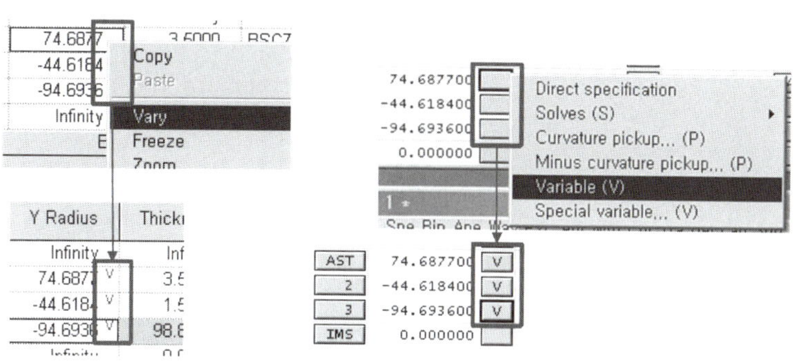


(a) (b)

그림 2-2-6 최적화 변수지정 방법 (a) CodeV의 경우 (b) OSLO의 경우

CodeV에서 최적화 명령어는 "auto;go"이며, 구속조건은 "auto"와 "go" 사이에 넣으면 되고, 구속조건의 구분은 세미콜론(";")으로 한다. 초점거리를 100으로 하고 싶다면 "auto;efl=100;go"를 명령

창에 입력하면 된다. 이렇게 입력하면 초점거리를 100으로 유지하고 입력된 필드의 스폿 크기가 최소화되도록 S/W에서 최적화 변수를 자동으로 바꾸어준다. 그러나 초점거리만으로 위와 같이 최적화를 진행하면, 중심 및 주변 필드에 대한 스폿 크기가 모두 최소화된다. 이렇게 되면 중심성능이 상당히 많이 떨어지게 된다. 따라서 종색수차 계수도 같이 보정해야 중심성능을 확보할 수 있다. 그러므로 종색수차 보정을 위해서 "ax=0"을 더 추가하여 "auto;efl=100; ax=0;go"로 최적화를 진행하는 것이 좋다.

한편 OSLO에서도 같은 방법으로 최초에 최적화 변수를 그림 2-2-6 (b)과 같이 변수 왼쪽의 버튼을 클릭하면 하위 메뉴가 뜨며, "Variable(V)"을 선택하면 된다. 최적화 변수로 지정되면 CodeV와 비슷하게 변수 옆 버튼에 "V" 표시가 나타난다.

CodeV에서는 평가함수를 지정하지 않고 자동으로 생성하여 최적화가 진행되나, OSLO에서는 그림 2-2-7과 같이 메뉴의 "Optimize→Generate Error Function→OSLO Spot Size/Wavefront"를 선택하여 평가함수를 만들어야 한다. 이때 적절한 추가 옵션을 선택하고, "OK"를 누르면 된다. 그림 2-2-7에서는 색수차 보정을 추가로 선택하였다.

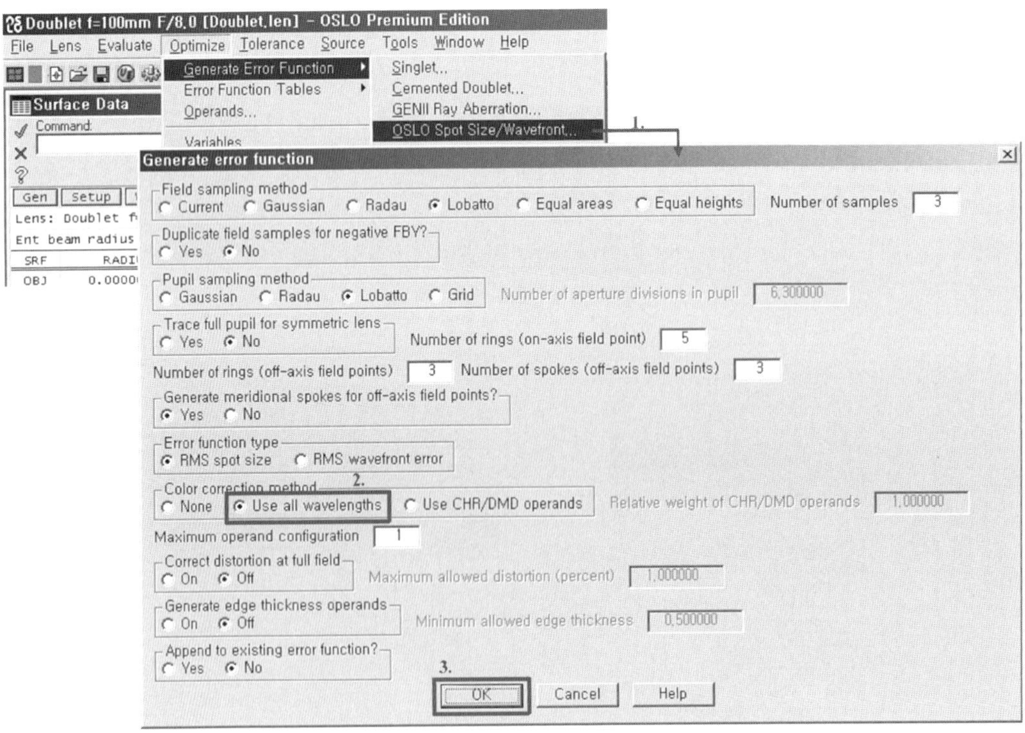

그림 2-2-7 OSLO에서의 평가함수 생성방법

그림 2-2-7과 같이 OSLO에서 평가함수를 만들었다면, 이제 그림 2-2-8과 같은 방법으로 구속조건을 입력해야 한다. 먼저 그림 2-2-8과 같이 메뉴의 "Optimize→Operand"를 선택하면 그림 2-2-7과

같이 만들었던 평가함수 내역이 보인다. 이때 맨 윗줄을 선택하고, 그림 2-2-8의 그림 순서대로 명령어를 입력하고 버튼을 누른다. 두 번째 줄이 초점거리를 100으로 하라는 뜻이고, 첫 번째 줄(PAC-0.0)은 식 (1.8.43)과 같이 정의된 종색수차계수를 0으로 하라는 뜻이다.

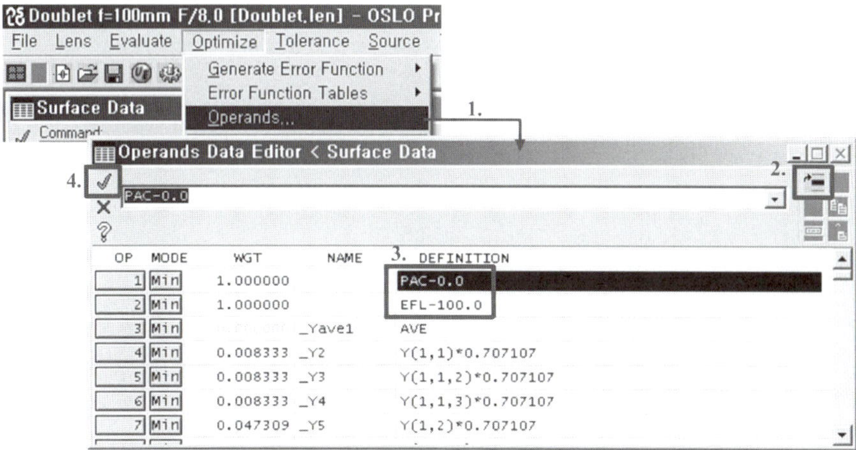

그림 2-2-8 OSLO에서의 구속조건 입력방법

그림 2-2-7 및 그림 2-2-8과 같이 평가함수를 만들고 구속조건을 입력하였다면, 현재 평가함수와 구속조건의 값을 그림 2-2-9와 같이 확인할 수 있다. 그러나 OSLO에서 그림 2-2-8과 같이 입력하여 최적화를 진행하면, 종색수차가 충분히 보정되지 않기 때문에 가중치를 더 높여야 한다. 그림 2-2-8과 같은 쉬트창의 세 번째 열인 “WGT”는 구속조건 또는 평가함수의 가중치인데, 종색수차의 가중치는 500으로 입력한다.

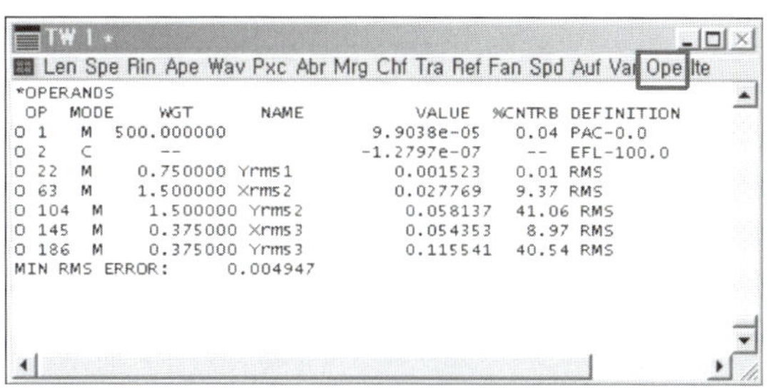

그림 2-2-9 OSLO에서 평가함수와 구속조건의 확인

최적화를 위해 구속조건과 평가함수를 모두 입력하였다면, 현재값을 확인할 필요가 있다. 이를 위해 그림 2-2-9와 같이 텍스트 윈도우의 “Ope”를 누른다. 최적화 진행은 바로 오른쪽의 “Ite”를 누르면 된다. 이렇게 해서 2매 접합렌즈의 최적화를 진행하면 표 2-2-2와 같은 결과를 얻을 수 있다. 이 경우 두 설계 S/W 간의 성능차이는 없다.

표 2-2-2 광학계의 실습 예제(두꺼운 렌즈계: 초점거리 100 mm, 반화각 8도, 설계파장 587 mm)

| Surface # | Radius | Thickness | Glass | 렌즈 반지름 |
|---|---|---|---|---|
| Object | Infinity | infinity | | |
| 1 | 62.289 | 3.50 | BSC7 | 6.25 |
| 2 | −49.489 | 1.50 | E-FD1 | |
| 3 | −123.437 | 97.708 | | |
| Image | Infinity | 0.00 | | |

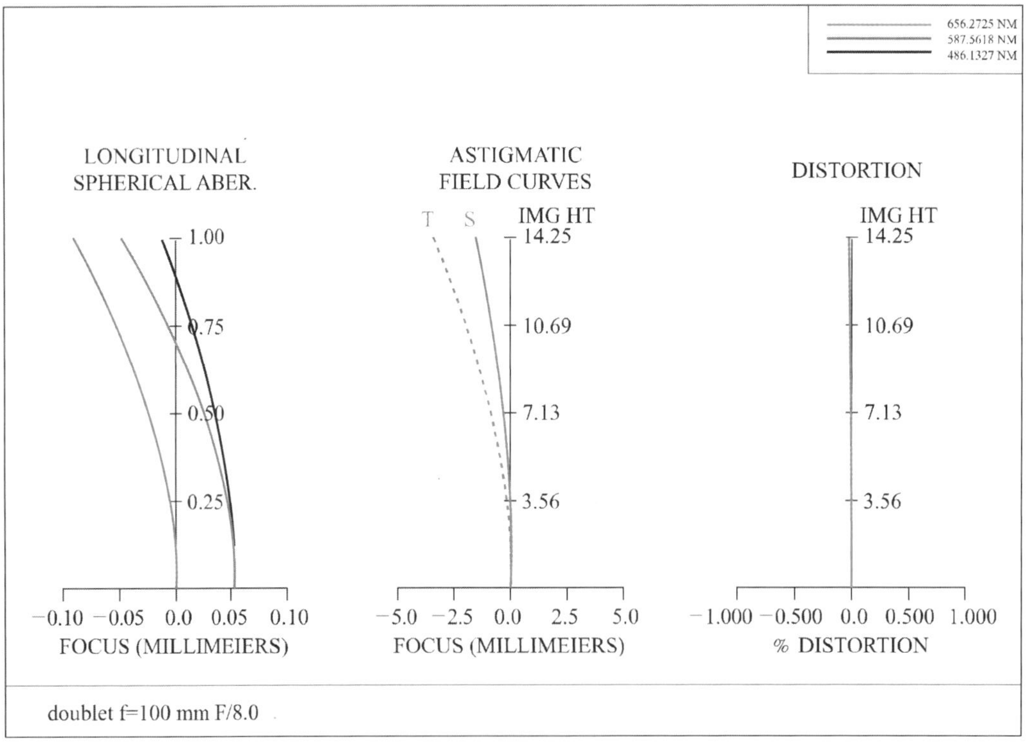


그림 2-2-10 표 2-2-2와 같이 입력된 2매 접합렌즈의 종수차도(CodeV 사용)

표 2-2-2와 같이 최적화가 완료된 두꺼운 렌즈계의 종수차를 구해 보면 그림 2-2-10과 같다. 기초 설계된 얇은 렌즈계의 종수차인 그림 2-2-4와 비교해 보면, 중심의 구면수차가 약간 더 보정된 수준이고 비점수차는 아직도 상당히 많이 남아 있는 것을 알 수 있다. 또한 그림 2-2-4 가운데의 비점수차가 물체쪽으로 휘어져 있는 것을 알 수 있는데, 이는 주변으로 갈수록 상점이 물체쪽으로 향하는 것이다. 이를 그림 2-2-11과 같은 횡수차도에서도 확인할 수 있는데, 왼쪽은 상면이동량이 0일 때, 오른쪽은 상면이동량이 −1.8 mm일 때의 횡수차도이다. 그림 2-2-11의 왼쪽을 보면 0.7−필드에서의 횡수차 기울기가 '−' 방향임을 알 수 있다. 이때 상면 이동을 −1.8 mm로 주게 되면, 0.7−필드

의 성능이 매우 좋아지는 것을 알 수 있다. 이렇게 종수차와 횡수차 모두를 통하여 렌즈계의 성능을 예측하면서 설계를 해야 한다. 표 2-2-3은 이러한 결과들을 광로도, 종수차, 횡수차로 출력하기 위한 CodeV와 OSLO의 명령어를 비교해 놓은 결과이다.

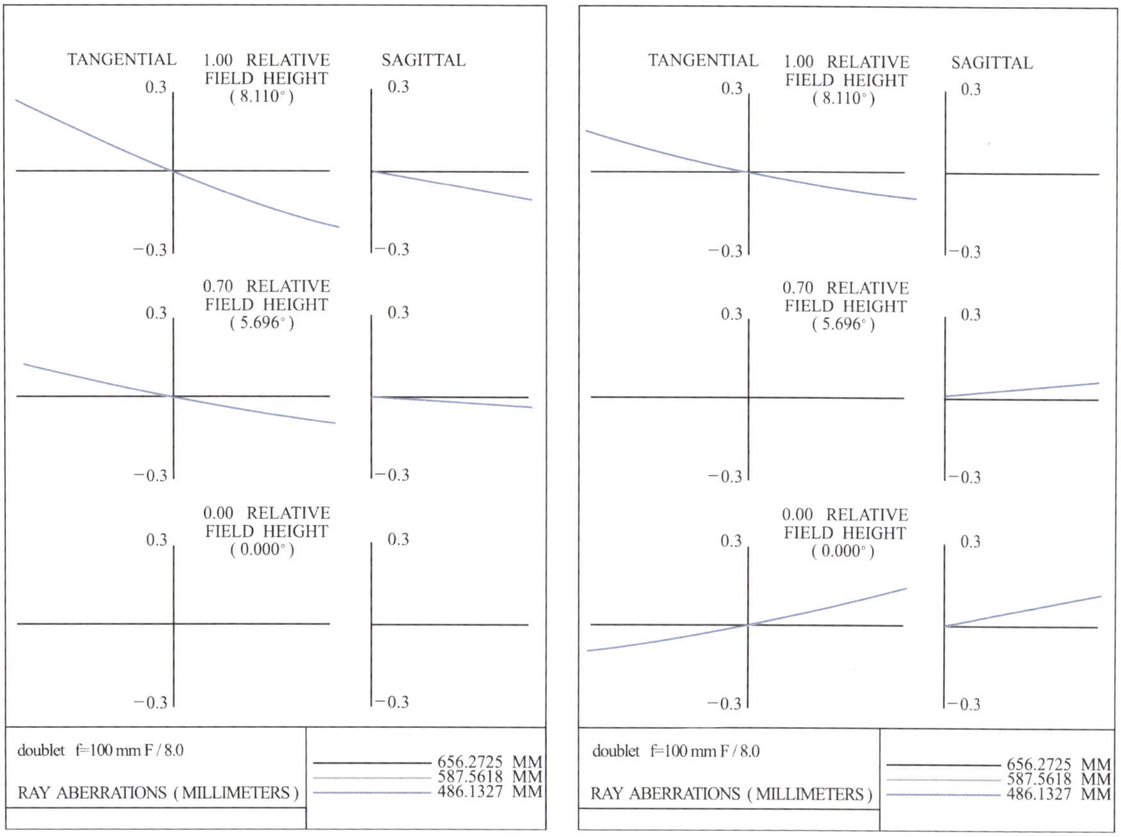


그림 2-2-11 표 2-2-2와 같이 입력된 2매 접합렌즈의 횡수차도(왼쪽은 상면이동량 0일 때, 오른쪽은 상면이동량이 −1.8 mm일 때. CodeV 사용)

표 2-2-3 제1절에 언급된 CodeV와 OSLO의 명령어 비교

| Command | CodeV | OSLO | Note |
|---|---|---|---|
| 광로도 출력 | vie;go | drl2D pla | |
| 종수차 출력 | fie;go | rpt_ric ray 0 0 0 0 0 0 0 0 | CodeV에서 구면수차는 “lsa” 옵션 추가. |
| 횡수차 출력 | rim;go | | |

# 3 다중배치 광학계의 설계

지금까지 살펴본 광학계는 광학적 특성이 바뀌지 않는 단초점 광학계였다. 하지만 광학계 중에서는 렌즈 간격이 변해서 광학계의 특성이 바뀌는 광학계가 있다. 또한 렌즈 간격 외에도 특정 광학소자의 회전에 따라서도 광학계의 특성이 바뀌는 광학계도 있다. 이러한 광학계를 **다중배치(multi-configuration) 광학계**라고 하며, 다중배치 광학계 중에서 특별히 렌즈 간격이 변함에 따라 초점거리가 바뀌고, 상면이 고정되는 광학계를 **줌렌즈**라고 한다[6]. 하지만 이러한 광학적인 정의에 관계없이 다중배치 광학계 중에서 렌즈 간의 간격이 바뀌어 광학적 특성이 달라지는 다중배치 광학계의 설계 방법은 일반 줌렌즈와 다르지 않다. 본 절에서는 렌즈 간의 간격이 바뀌어 광학적 특성이 달라지는 다중배치 광학계의 설계방법에 대하여 살펴보기로 한다. 또한 이에 대한 상세한 설명은 Part 3에서 자세히 언급하도록 할 예정이다. 경우에 따라서는 본 절은 Part 3을 공부한 뒤에 보는 것도 좋은 방법이다.

이 절에서는 다중배치 광학계 중에서 물체거리의 변화에 관계없이 배율이 일정한 광학계[7]를 설계한다. 이 광학계는 반도체 리드프레임의 단선 여부를 검사하는 장비에 사용된다. 이 광학계의 자세한 특징은 참고문헌을 보기 바라며, 표 2-3-1에 이 광학계의 설계사양을 정리하여 나타내었다. 여기에서는 이 광학계의 사양을 간략히 소개하고 줌렌즈설계에 필요한 굴절능 배치 방법과 이에 따라 얻어진 각 군의 굴절능을 만족하는 두꺼운 렌즈계를 각 군별로 설계하여 전체 광학계를 구성하는 방법에 대해서만 설명하고자 한다.

표 2-3-1 다중배치 광학계의 설계사양-물체거리에 관계없이 배율이 고정되는 광학계임

| 항 목 | 사 양 | 비 고 |
|---|---|---|
| 물체거리 | 45 mm 이상 | |
| 물체단차 | ±3 mm | |
| 촬상소자 사양 | 크기: 6.4 mm × 4.8 mm, 화소크기: 9 $\mu$m | 관찰배율 2배 |
| 관측영역 | 3.15 mm × 2.25 mm | |
| 대물렌즈부 편측 두께 | 7 mm 이하 | |

이 광학계는 단선을 검사하는 S/W가 리드프레임의 높낮이에 관계없이 빠른 검사를 하기 위함이 목적이므로 검사 S/W에서 별도 보정이 필요 없도록 광학계의 배율을 −2배로 유지해야 한다. 이를 위해서는 물체거리 변화에 따른 배율을 역보상하는 변배군(variator)과 고정된 촬상소자에 일정하게 결상시키는 보상군(compensator)으로 구성되어야 하며, 제품의 리드프레임의 단차 외에도 높낮이가 다양한 제품의 장착면에 초점을 맞출 수 있는 대물렌즈군도 필요하다. 따라서 총 3개의 군이 필요할 것으로 추측할 수 있다.

한편 촬상소자의 화소 크기에 따라 분해할 수 있는 공간주파수의 한계가 있다. 즉 분해하려는 선폭이 최소한 화소 크기의 두 배가 되어야 한다. 이렇게 촬상소자 화소 크기에 따른 최대 공간주파수를 **나이퀴스트(Nyquest) 주파수**라고 하며, 이는 상면에서의 공간주파수가 된다. 예를 들어 화소 크기가 9 $\mu$m이면 나이퀴스트 주파수는 약 55 lp/mm(=1,000/(2 × 9))이다. 또한 물체측을 텔레센트릭(telecentric)으로 구성하면, 물체거리 변화에 따른 왜곡의 변화가 작아져서 광학계의 사용목적에도 부합하게 된다.

한편 상측을 텔레센트릭으로 하면 출사각이 0도가 되므로, 코사인 4승 법칙에 의해 광선의 수평출사각, 즉 텔레센트릭 각도에 의한 주변광량비의 저하가 없어지기 때문에 중심과 주변의 밝기가 고르게 되는 특징이 있다. 특히 렌즈에 의한 광선 차폐가 없어지므로, 비네팅계수가 1인 경우 주변광량비를 100%로 하는 것이 가능하다. 이러한 광학계의 대표적인 예로는 프로젝션(projection) 광학계가 있고, 또 다른 예인 물체측과 상측을 모두 텔레센트릭으로 하는 이중 텔레센트릭(double-telecentric)은 노광기와 같은 복사광학계에 사용하며, 최근에는 마스크가 없는 디지털 노광계에도 많이 적용하고 있다.

이때 광학계의 배율을 −2배로 결정한다면, 물체면에서의 최대 공간주파수는 약 110 lp/mm가 된다. 아무튼 광학계의 결상성능은 촬상면 기준이므로 설계평가 주파수는 55 lp/mm으로 잡으면 된다. 이때 요구되는 *MTF*값은 검사 S/W의 성능에 따라 결정되나, 평가 공간주파수에서 *MTF* 성능을 약 35% 이상으로 확보하면 큰 문제는 없다.

방금 설명한 대로 이 광학계는 물체거리가 유한한 광학계이므로 3군 유한물점용 줌광학계로 취급하여 설계할 수 있다. 그림 2-3-1은 3군 유한광학계의 개략적인 광로도이다.

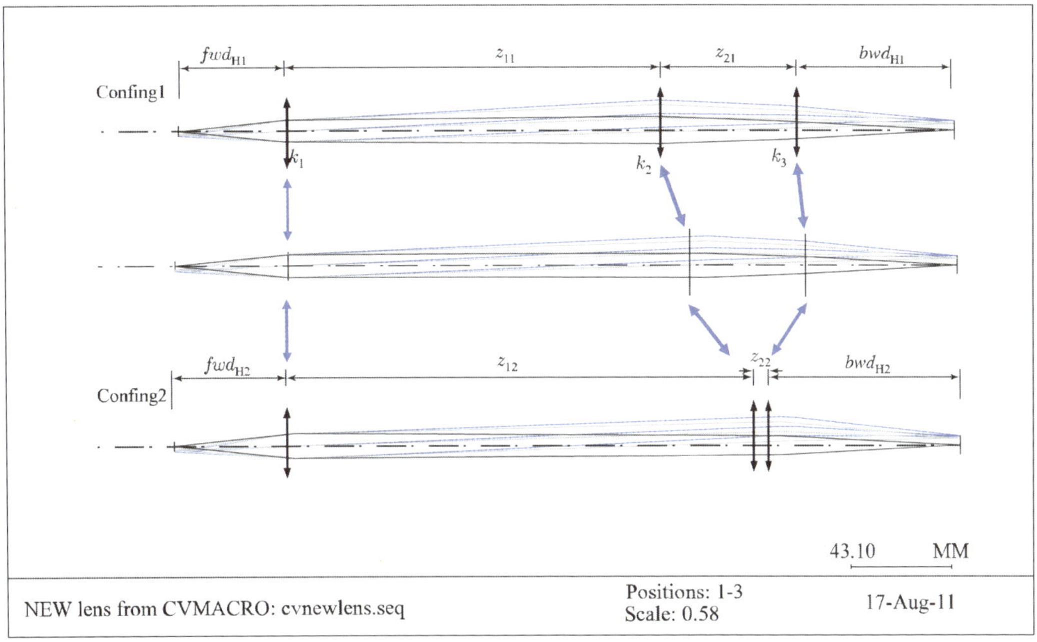


그림 2-3-1 3군 유한광학계의 개략적인 광로도(CodeV 사용)

그림 2-4-1에서 config 1은 물체거리 45 mm일 때이고, config 2는 물체거리 51 mm에서의 광로도이다. 1군의 굴절능은 $k_1$이며, 2군의 굴절능은 $k_2$이고, 3군의 굴절능은 $k_3$이다. 그리고 config 1에서 물체에서 1군까지의 거리는 $fwd_{H1}$, 1군에서 2군까지의 거리는 $z_{11}$, 2군에서 3군까지의 거리는 $z_{21}$, 3군에서 상면까지의 거리는 $bwd_{H1}$이다. config 2에서는 1군까지의 거리는 $fwd_{H2}$, 1군에서 2군까지의 거리는 $z_{12}$, 2군에서 3군까지의 거리는 $z_{22}$, 3군에서 상면까지의 거리는 $bwd_{H2}$이다. 광학계 전체의 배율은 $m$이다. 그러면 그림 2-4-1과 같은 광학계의 광선추적과 배율을 가우스 괄호법[8]으로 나타내면 식 (2.3.1)과 같다[7].

$$
\begin{aligned}
&[-fwd_H, k_1, -z_1, k_2, -z_2, k_3, -bwd_H] = 0 \\
&[-fwd_H, k_1, -z_1, k_2, -z_2, k_3] = \frac{1}{m} \\
&T = z_1 + z_2 + bwd_H
\end{aligned} \tag{2.3.1}
$$

여기에서 $T$는 전체 길이이며, 줌 단에 관계없이 일정한 값이 되도록 설계할 것이다. 식 (2.3.1)에서 사용된 변수는 모두 임의의 줌 위치에서의 값이다. 식 (2.3.1)에서 일반적으로 $fwd_H$는 물체에서 1군까지의 거리, $z_1$은 1군과 2군 사이의 거리, $z_2$는 2군과 3군 사이의 거리, $bwd_H$는 3군에서 상면까지의 거리이다.

식 (2.3.1)에서 $z_1$을 소거하여 정리하면 식 (2.3.2)와 같다.

$$
\begin{aligned}
&-fwd_H k_1 + \frac{z_2 + bwd_H}{m} k_2 + \frac{bwd_H}{m} k_3 + \frac{z_2 bwd_H}{m} k_2 k_3 = \frac{1}{m} - 1 \\
&-fwd_H (z_2 + bwd_H) k_1 - T + fwd_H T k_1 + \frac{z_2 bwd}{m} k_3 \\
&1 = \left(\frac{1}{m} - 1\right)(z_2 + bwd_H) + fwd_H
\end{aligned} \tag{2.3.2}
$$

식 (2.3.2)는 임의의 줌 위치에서의 식이므로, 줌 끝단에서도 만족한다. 그러므로 식 (2.3.2)는 $fwd_H$ 대신 $fwd_{H1}$ 또는 $fwd_{H2}$를, $z_1$ 대신 $z_{11}$ 또는 $z_{12}$를, $z_2$ 대신 $z_{21}$ 또는 $z_{22}$를, $bwd_H$ 대신 $bwd_{H1}$ 또는 $bwd_{H2}$를 대입해도 여전히 성립한다. 따라서 줌 끝단을 고려하면 식 (2.3.2)는 사실상 총 4개의 식이 된다. 이 식은 미지수가 많기 때문에 결정된 변수 또는 기구적인 조건을 고려해서 몇 가지 변수들은 결정해야 한다. 광학계의 배율 $m$은 이미 $-2$배로 주어져 있다. $fwd_{H1}$을 45 mm와 $fwd_{H2}$는 51 mm로 결정하고, 이들의 중간인 48 mm에서 평행광이 나오도록 한다면 $k_1$은 1/48 $mm^{-1}$로 결정할 수 있다. 광학계의 BFL이 적절히 확보되어야 촬상소자 등을 장착할 수 있으므로 $bwd_H$를 줌 양끝에서 모두 72 mm로 한다면, $bwd_{H1}$과 $bwd_{H2}$는 모두 72 mm로 할 수 있다. 광학계의 전체 길이 $T=z_1+z_2+bwd_H$이며 대략적으로 285 mm로 결정하기로 하자. 그러면 미지수는 2군의 굴절능 $k_2$, 3군의 굴절능 $k_3$, 2군과 3군 사이의 간격인 $z_{12}$, $z_{22}$로 총 4개가 된다. 여기에서의 수식은 해석적으로 풀 수도 있지만, Mathematica를 이용하면 훨씬 간단하게 해를 구할 수 있다. 이에 대한 결과는 그림 2-3-2와 같다.

```
Clear[k1, k2, k3, fwdH1, fwdH2, bwdH1, bwdH2, T, z21, z22, eq1, eq2, eq3, eq4, solN]
eq1 = -fwdH1 k1 + (z21 + bwdH1)/m k2 + bwdH1/m k3 - (z21 bwdH1)/m k2 k3 - 1/m + 1;
eq2 = -fwdH1 (z21 + bwdH1) k1 - T + fwdH1 T k1 + (z21 bwdH1)/m k3 - (1/m - 1) (z21 + bwdH1) - fwdH1;
eq3 = -fwdH2 k1 + (z22 + bwdH2)/m k2 + bwdH2/m k3 - (z22 bwdH2)/m k2 k3 - 1/m + 1;
eq4 = -fwdH2 (z22 + bwdH2) k1 - T + fwdH2 T k1 + (z22 bwdH2)/m k3 - (1/m - 1) (z22 + bwdH2) - fwdH2;

k1 = 1 / 48;
T = 285;
bwdH1 = 72;
bwdH2 = 72;
m = -2;
fwdH1 = 45;
fwdH2 = 51;
solN = NSolve[{eq1 == 0, eq2 == 0, eq3 == 0, eq4 == 0}, {z21, z22, k2, k3}]

{{z21 → 1052.79, z22 → -16.2562, k2 → -0.00283071, k3 → 0.0150363},
 {z21 → 182.475, z22 → -619.714, k2 → 0.00260675, k3 → 0.0122284}, {z21 → 54.7323, z22 → 5.96995, k2 → 0.00742672, k3 → 0.00430095}}

Print["f2=", 1 / solN[[3, 3, 2]], ",   f3=", 1 / solN[[3, 4, 2]]]
Print["z2+=", z21 = solN[[3, 1, 2]], ",   z2-=", z22 = solN[[3, 2, 2]]]
Print["z1+=", T - z21 - bwdH1, ",   z1-=", T - z22 - bwdH2]

f2=134.649,   f3=232.507

z2-=54.7323,   z2-=5.96995

z1-=158.268,   z1-=207.03
```

그림 2-3-2 Mathematica로 계산한 굴절능 배치

그림 2-3-2로부터 2군의 초점거리는 134.649 mm이고, 3군의 초점거리는 232.507 mm이며, config 1에서 1군과 2군의 거리는 158.268 mm이고, 2군과 3군의 거리는 54.732 mm이며, config 2에서 1군과 2군의 거리는 207.030 mm이고, 2군과 3군의 거리는 5.970 mm임을 알 수 있다. 1군을 제외한 각 군을 2매 접합렌즈로만 구성한다고 하면, 각 군을 제2절에서 설명한 방법으로 실제 렌즈계로 설계해 낼 수 있으며, 각 렌즈들의 두께, 곡률반지름, 소재, 거리에 대한 결과가 표 2-3-2이다. 여기에서 CFG1, CFG2, CFG3는 각각 물체거리가 51.865 mm, 48.865 mm, 54.865 mm인 배치상태를 나타내며, G1, G2, G3은 각각 다중배치 줌렌즈의 그룹을 나타낸다. 1군의 경우에는 리드프레임의 단차가 아닌, 반도체 미세회로에 초점을 맞추기 위해 1매의 초점 조절렌즈가 추가로 포함되어 있다. 그림 2-3-3은 표 2-3-2와 같이 설계된 광학계의 각 광학계 배치별로 광선경로와 각군의 움직임에 대한 개략도를 보여 주는 것으로 zoom 1, zoom 2, zoom 3가 CFG1, CFG2, CFG3에 대응하는 배치도이다.

표 2-3-2 그림 2-3-2와 같이 계산된 초기 굴절능 배치를 등가렌즈 변환을 이용하여 두꺼운 렌즈계로 변환한 기초설계의 결과

| Surface No. | Radius (mm) | Thickness (mm) | | | Glass | Note |
|---|---|---|---|---|---|---|
| | | CFG2 | CFG1 | CFG3 | | |
| Object | ∞ | 51.865 | 48.865 | 54.865 | | |
| 1 | 35.831 | 2 | | | TAF1 | G1(Group 1) |
| 2 | 1038.0 | 2 ~ 4 | | | | |
| STOP | 25.759 | 3 | | | EF2 | |
| 4 | 9.681 | 2 | | | BSC7 | |
| 5 | 31.161 | 162.662 | 143.711 | 192.473 | | |
| 6 | 202.878 | 5 | | | FC5 | G2(Group 2) |
| 7 | -36.346 | 2 | | | NBFD10 | |
| 8 | -57.572 | 45.875 | 59.564 | 10.801 | | |
| 9 | 60.654 | 5 | | | FC5 | G3(Group 3) |
| 10 | 384.047 | 3 | | | FDS90 | |
| 11 | 174.654 | 57.077 | 62.339 | 62.339 | | |

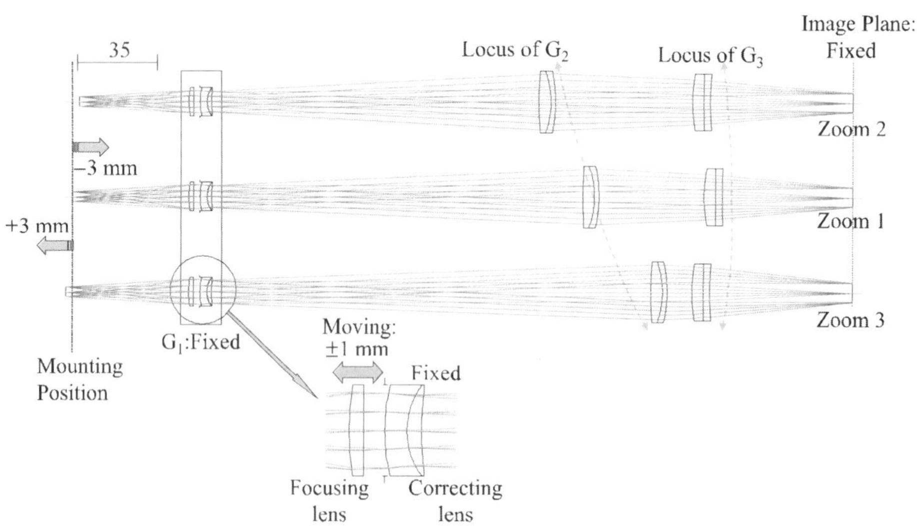


그림 2-3-3 표 2-3-2와 같이 설계된 광학계의 개략도(OSLO 사용)

이렇게 해서 기초설계된 광학계는 아직 충분한 성능을 갖지 못하므로, 최적설계를 진행해야 하며, 지금까지 살펴본 것과 같은 방법으로 설계를 진행하면 된다. 따라서 최적화는 각 설계자가 할 일이므

로 여기에서는 최적화된 광학계의 결과만 보기로 한다. 단, 물체측을 텔레센트릭으로 구성하였으며, 이에 대한 설계 S/W의 입력은 그림 2-3-4와 같다.

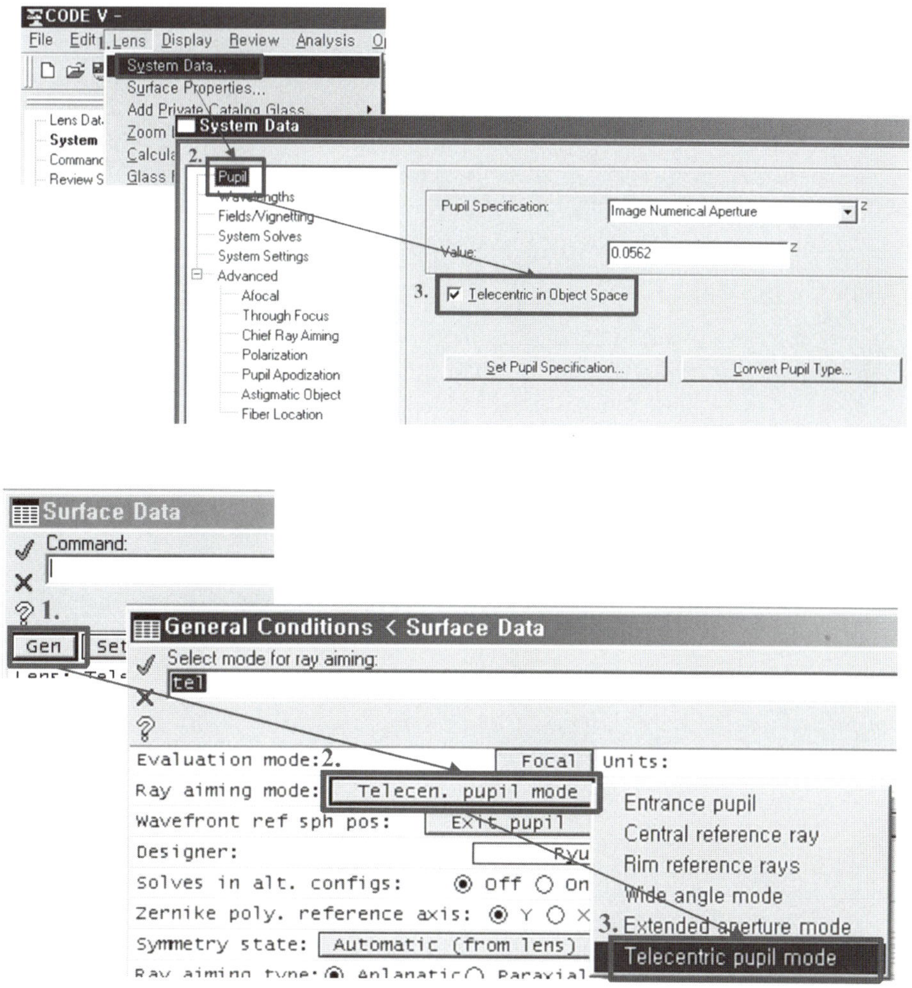


그림 2-3-4　설계 S/W에서의 물체측 텔레센트릭 입력방법
(왼쪽은 CodeV의 경우, 오른쪽은 OLSO의 경우임)

표 2-3-3은 최적화된 광학계의 RDN 데이터이고, 그림 2-3-5는 해당 광로도로 왼쪽에서 오른쪽으로 각각 CFG2, CFG1, CFG3에 해당한다. 또한 그림 2-3-6은 필드별 *MTF* 성능이며, 60 lp/mm에서도 *MTF* 가 약 40%를 만족하므로 설계성능은 문제 없는 것을 알 수 있다. 그림 2-3-6은 왼쪽에서 오른쪽으로 각각 CFG2, CFG1, CFG3에 대한 것이고, 위에서 아래로 1군의 초점조절렌즈와 그 다음에 위치한 접합렌즈 사이의 간격이 각각 2 mm, 3 mm, 4 mm에 대한 것이다.

표 2-3-3 표 2-3-2와 같은 기초설계를 최적화한 광학계의 RDN 데이터

| Surface No. | Radius (mm) | Thickness (mm) | | | Glass | Note |
|---|---|---|---|---|---|---|
| | | CFG2 | CFG1 | CFG3 | | |
| Object | ∞ | 43.477 | 46.477 | 49.477 | | |
| 1 | 75.558 | 3.5 | | | TAF1 | G1(Group 1) |
| 2 | −68.405 | 3 (2 ~ 4 사이에서 변화 가능함) | | | | |
| STOP | −394.191 | 3 | | | EF2 | |
| 4 | 18.444 | 4 | | | BSC7 | |
| 5 | −73.481 | 30 | | | | |
| | | 30 | | | BSC7 | Penta Prism 1 |
| | | 10 | | | BSC7 | |
| | | 13.63 | | | | |
| 6 | ∞ | 30 | | | BSC7 | Penta Prism 2 |
| 7 | ∞ | −25 | | | Reflect | |
| 8 | ∞ | 30 | | | Reflect | |
| 9 | ∞ | 19.192 | 38.243 | 67.954 | | |
| 10 | 125.878 | 6 | | | FC5 | G2(Group 2) |
| 11 | −44.22 | 4 | | | NBFD10 | |
| 12 | −73.481 | 61.704 | 48.015 | 12.941 | | |
| 13 | 51.899 | 5 | | | FC5 | G3(Group 3) |
| 14 | 185.645 | 4 | | | FDS90 | |
| 15 | 114.742 | 56.667 | 51.404 | 56.668 | | |
| 16 | ∞ | 2 | | | BSC7 | Filter |
| 17 | ∞ | 1.0 | 1.0 | 1.0 | | |

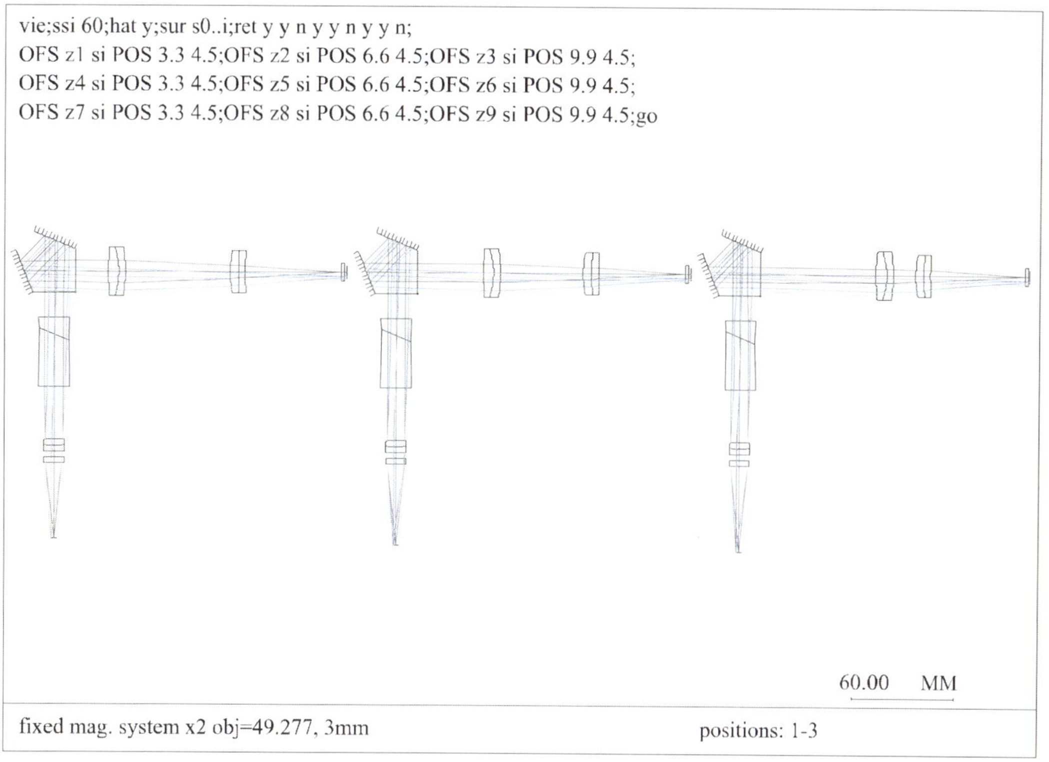


그림 2-3-5 표 2-3-3과 같이 최적화 설계된 광학계의 광로도(CodeV 사용)

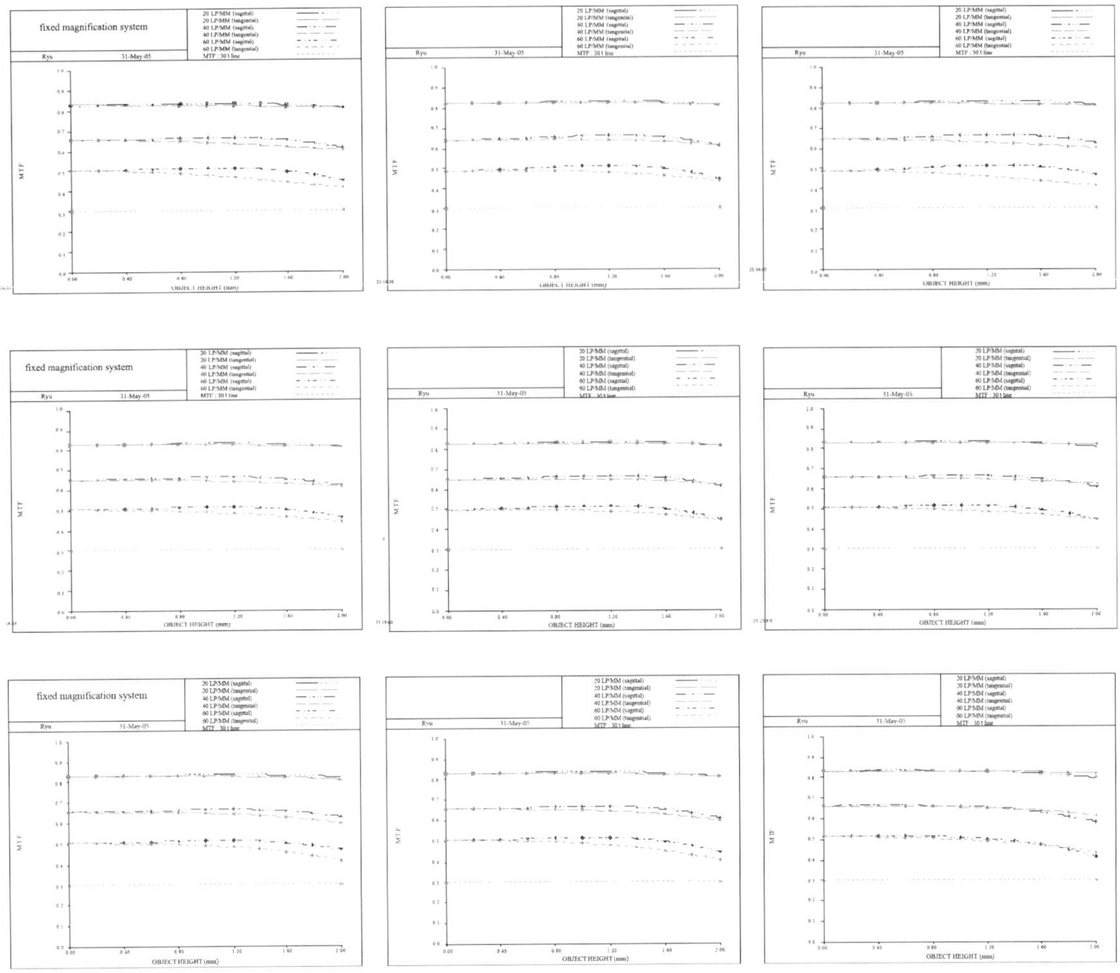


그림 2-3-6　표 2-3-3과 같이 최적화 설계된 광학계의 필드별 MTF(CodeV 사용)

각 렌즈별, 각 군별에 대한 기초설계 및 최적화 설계가 완료되면, 각 군의 궤적을 계산해야 한다. 식 (2.3.2)에서 $bwd_H$를 소거하면, 남는 간격변수는 $fwd_H$ 및 $z_2$뿐이며, 이 두 변수에 대한 결과는 식 (2.3.3)과 같다.

$$
\begin{aligned}
bwd_H &= \frac{\dfrac{1}{\beta} - 1 + fwd_H k_1 - \dfrac{z_2}{\beta} k_2}{\dfrac{k_2 + k_3}{\beta} - \dfrac{z_2}{\beta} k_2 k_3} \\
&= \frac{fwd_H + T' - fwd_H T' k_1 + fwd_H z_2 k_1 + \left(\dfrac{1}{\beta} - 1\right) z_2}{-fwd_H k_1 + \dfrac{z_2}{\beta} k_3 - \left(\dfrac{1}{\beta} - 1\right)}
\end{aligned}
\qquad (2.3.3)
$$

이에 따라서 식 (2.3.3)으로부터 $fwd_H$의 변화에 따라 $z_2$를 구하고, 다시 $bwd_H$를 구한다. 그리고 광학계의 전장이 일정하므로 다시 $z_1$을 얻을 수 있다. 이렇게 해서 구한 각 군의 궤적을 그린 것이 그림 2-3-7이다. 그림 2-3-7에서 맨 위의 점선은 상면의 위치, 아래로부터 위로 3개의 실선은 각각 1군, 2군, 3군에 대한 궤적을 보여 주는 것이며, 마지막 맨 아래의 점선은 물체면의 위치이다.

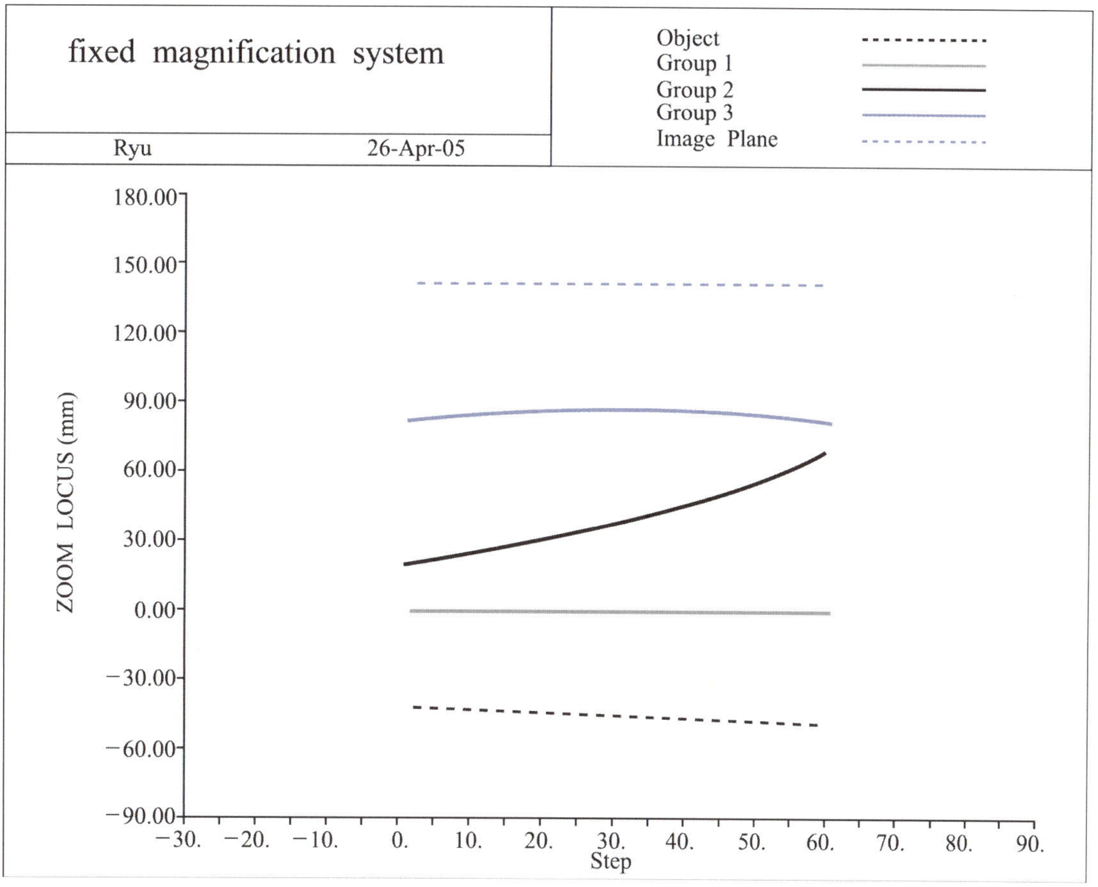


그림 2-3-7 표 2-3-3과 같이 최적화 설계된 광학계의 궤적(CodeV 사용)

마지막으로 광학계의 결상성능 외에 다른 광학계에서 많이 평가하는 주변광량비에 대한 확인방법을 설명한다. CodeV의 경우에는 *MTF* 계산과정에서 주변광량비가 자동적으로 계산된다. 그림 2-3-8은 임의의 광학계의 *MTF* 계산 시에 같이 출력되는 주변광량비 계산결과이다.

```
FIELD   (X, Y) = (  0.00,   1.00) MAX, (  0.00,  13.54) DEG
RELATIVE  ILLUMINATION = 35.7 PER CENT
ILLUMINATION   (UNIT BRIGHTNESS) = U.033843
```

그림 2-3-8 임의의 광학계에 대한 CodeV에서의 MTF 계산 시 출력된 주변광량비 출력결과

앞에서 언급한 대로 CodeV에서는 *MTF* 계산과정에서 자동적으로 계산되므로, 여기에서는 OSLO에 대해서만 살펴보기로 한다. menu에서 "Optimize→Support Routines→Vignetting→Image Illumination"을 선택하면 그림 2-3-8과 같은 대화상자가 화면에 나타난다. 여기에서 각 option을 그림 2-3-9와 같이 선택하고, 화면 하단부에 Set Object Point를 누르면, field를 입력하는 대화상자가 나타난다. Field를 입력하고, OK 단추를 누르면 계산결과가 그림 2-3-10과 같이 출력된다.

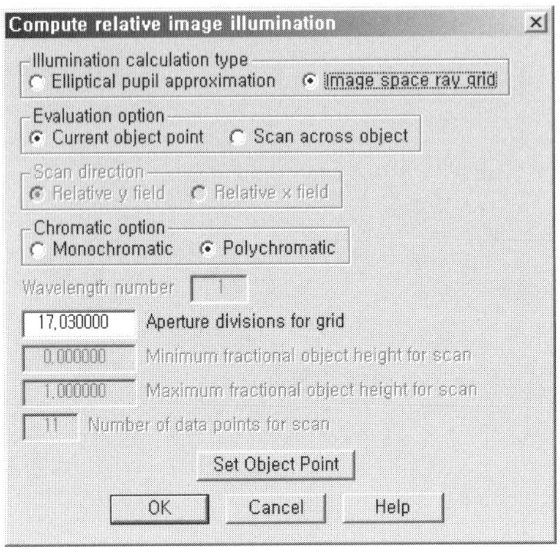


그림 2-3-9 OSLO에서 주변광량비 계산을 위한 대화상자

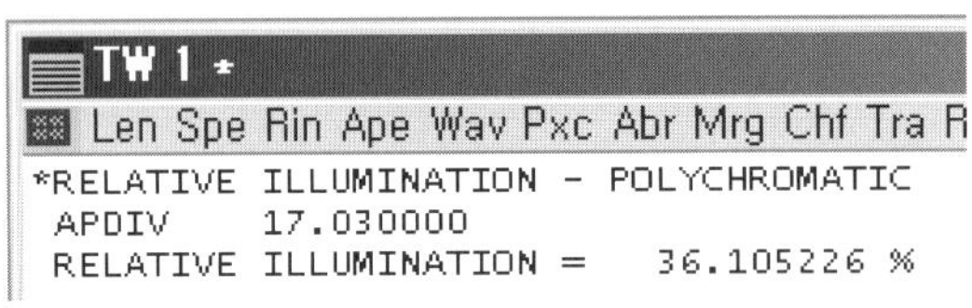


그림 2-3-10 임의의 광학계에 대한 OSLO에서의 주변광량비 출력결과

그림 2-3-10의 결과와 그림 2-3-8의 결과는 모두 같은 광학계에 대한 계산값이다. 두 S/W 사이에 약간의 값 차이가 있지만, 이는 동의 분할 개수에 따른 차이이다. 보통 주변광량 측정장비의 측정 재현성이 2% 정도 차이가 있으므로, 이 차이는 무시할 수 있는 수준이다.

이러한 주변광량비는 각 필드별로 확인을 해야 하므로, 위의 과정을 여러 필드에 대해 반복적으로 실행해야 한다. 이는 상당히 불편한 작업이므로 이를 프로그래밍화하여 여러 필드에 대한 주변광량비를 계산하도록 하면 편리하다. 이를 위해 각 설계 S/W 내의 자체 프로그래밍 언어를 사용할 수 있으며, 이에 대한 설명은 Part 5에서 자세히 언급할 예정이다. 표 2-4-2와 같은 광학계의 주변광량비는 그림 2-3-11과 같다. 이것은 CodeV에서 자체 프로그래밍 언어로 작성한 주변광량비에 대한 계산 프로그램이다. 그림 2-3-11에서 보는 것처럼 주변광량비가 전 필드에서 거의 100%로 매우 높은 것을 알 수 있는데, 이는 상측이 텔레센트릭이 아니라, 광선의 수평출사각이 작기 때문에 코사인

4승 법칙에 따라 화각에 따른 주변광량비의 변화가 작고, 렌즈에 의해 광선차폐가 발생하지 않기 때문이다.

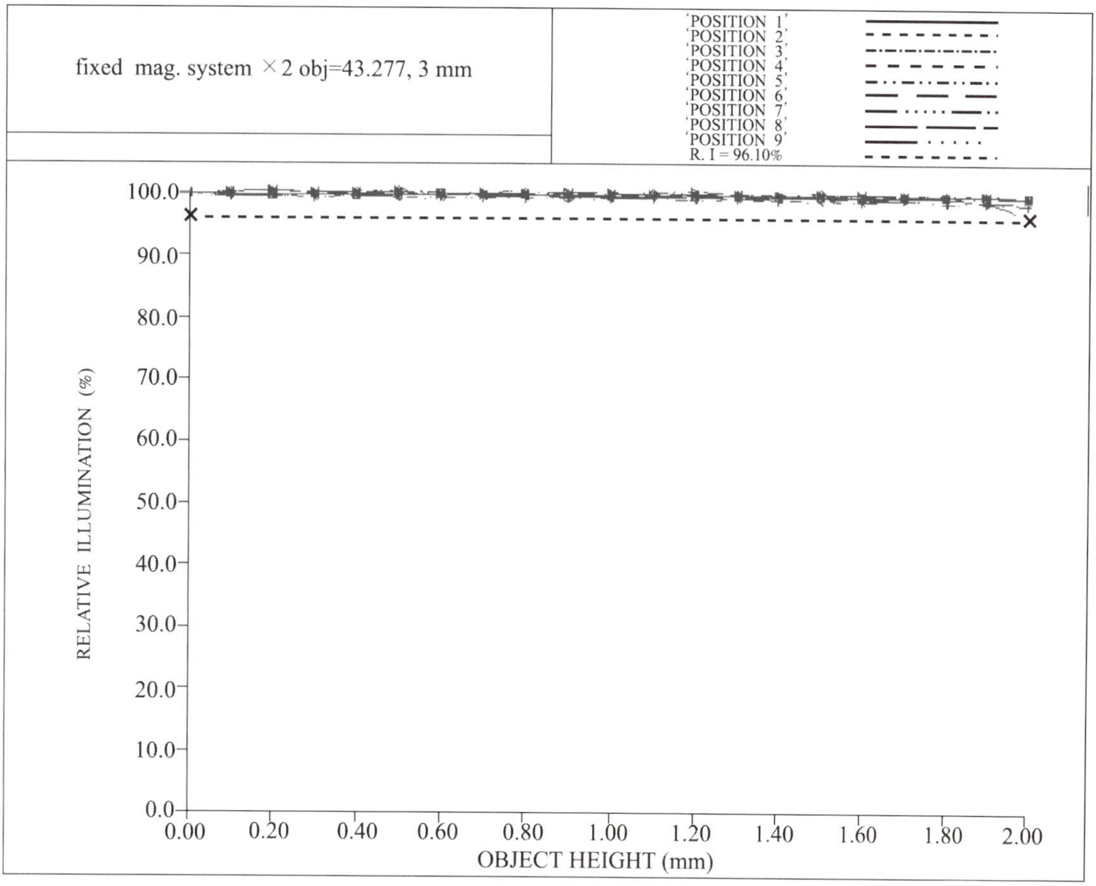


그림 2-3-11 표 2-3-3과 같이 최적화 설계된 광학계의 주변광량비(CodeV 사용)

# 4 널렌즈설계

제1절에서 살펴본 것처럼 단렌즈에서는 구면수차를 완벽하게 보정할 수 없음을 확인하였다. 이는 단렌즈를 통과한 파면은 구면이 아님을 의미한다. 한편 일반적인 간섭계를 통과한 파면은 구면이 되므로, 스티칭(stitching) 기술[9]을 이용하지 않는 전통적인 간섭계에서는 구면만 측정이 가능하다. 그러나 단렌즈의 구면수차를 적절히 조정하여 우리가 측정하고자 하는 비구면과 일치하는 비구면파를 나오게 한다면 비구면 측정이 가능하다.

널렌즈(null lens)의 형식은 광로의 형태에 따라 여러 가지가 있지만[10], 그림 2-4-1과 같이 널렌즈를 통과한 광선이 피검면에서 반사되어 다시 널렌즈로 입사하는 형태가 가장 일반적이다.

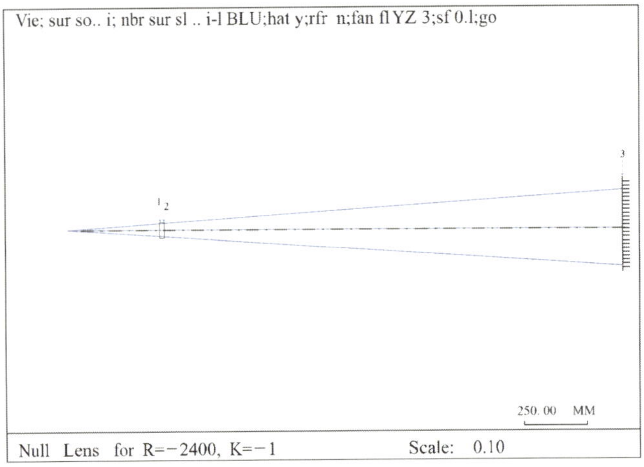


그림 2-4-1 널렌즈의 광로도(CodeV 사용)

그림 2-4-1에서 보는 것처럼 널렌즈의 경우, 전체 광로에 비해 그 두께가 매우 얇으므로 널렌즈의 3차 수차계수는 식 (2.1.1)과 같다. 이때 널광학계에서는 중심광속만 존재하므로 식 (2.1.1)에서 구면수차만 사용하게 된다. 또한 피검면에서의 3차 수차는 피검면의 구면성분과 비구면성분으로 구성되며, 그림 2-4-1과 같이 피검면의 배율이 $-1$이 되면 피검면의 구면성분은 0이 되고, 비구면성분만 남는다. 따라서 식 (1.8.46)만 사용하면 되고, 피검면이 반사면임을 감안하여 이를 다시 한 번 정리하면 식 (2.4.1) 및 식 (2.4.2)가 된다.

$$\begin{aligned} S_I &= \sum_i A_i^2 h_i \Delta\left(\frac{u}{n}\right)_i \\ &= \frac{1}{4}h^4k^3\left\{\frac{n+2}{n(n-1)^2}\left(X+\frac{2(n^2-1)}{n+2}Y\right)^2+\left(\frac{n}{n-1}\right)^2-\frac{n}{n+2}Y\right\} \end{aligned} \tag{2.4.1}$$

$$X \equiv \frac{c_1+c_2}{c_1-c_2}, \quad Y \equiv \frac{u_0+u_2}{u_0-u_2} = \frac{1+m}{1-m}$$

$$S_I^* = (Kc^3 + 8A_4)(n_{i-1} - n_i)h^4 = -2h^4(Kc^3 + 8A_4) \tag{2.4.2}$$

이때 널렌즈에서 광선이 2번 통과하므로, 전체 수차식은 식 (2.4.3)을 만족해야 한다.

$$2S_I + S_I^* = 0 \tag{2.4.3}$$

식 (2.4.3)은 식 (2.4.1) 및 식 (2.4.2)로 구성되며, 여기에서 미지수가 많으므로 줄일 필요가 있다. 소재를 결정한다면 $n$의 값이 정해지고, 널렌즈의 형상을 평볼록으로 한다면, 형태계수 $X$는 1로 결정된다. 또한 식 (2.4.1)에서의 $h$는 널렌즈의 반지름이고, 식 (2.4.2)에서의 $h$는 피검면의 반지름이다. 여기에서 보통 피검면의 반지름이 주어지므로, 널렌즈 반지름과 배율계수 $Y$를 대략적으로 결정하면 미지수는 널렌즈의 초점거리 $f$만 남는다.

실습 예제로서 곡률이 2,400 mm, 원추계수가 −1, 지름 300 mm인 오목 포물경에 대한 널렌즈를 설계해 보기로 한다[11]. 소재는 호야사의 BSC7로, 널렌즈의 배율을 +1.4로, 널렌즈의 반지름을 35 mm로 했을 때, 식 (2.4.3)을 Mathematica를 이용해 풀면 그림 2-4-2와 같다.

```
In[132]:= SIsinglet[h_, f_, n_, x_, y_] := h^4/(4 f^3) ((n+2)/(n (n-1)^2) (x + (2*(n^2-1))/(n+2) y)^2 + (n/(n-1))^2 - n/(n+2) y)

          SIasp[h_, R_, K_, A4_] := -2 h^4 (K/R^3 + 8 A4)

In[200]:= NSolve[2*SIsinglet[35, f, 1.5150864, 1, (1.4+1)/(1.4-1)] == SIasp[150, 2400, -1, 0]]

Out[200]= {{f → -695.917 + 1205.36 i}, {f → -695.917 - 1205.36 i}, {f → 1391.83}}
```

그림 2-4-2 Mathematica를 이용한 식 (2.4.3)의 풀이

여기에서 우리는 실수해를 사용해야 하므로, 널렌즈의 초점거리는 1391.83 mm임을 알 수 있다. 널렌즈의 물체측 및 상측 매질이 공기라면, 널렌즈의 입사 전후에 대한 광선의 각도는 식 (1.2.2) 및 주어진 배율에 따라 식 (2.4.4)와 같이 주어진다.

$$\begin{aligned} u_2 &= u_0 - \frac{h}{f} \\ u_0 &= mu_2 \\ \therefore\ u_0 &= \frac{hm}{f(m-1)}, \quad u_2 = \frac{h}{f}(m-1) \end{aligned} \tag{2.5.4}$$

여기에서 $u_0$ 및 널렌즈의 반지름 $h$로부터 널렌즈의 물체거리 $l_0$와 널렌즈에서 피검면까지의 거리 $d$는 식 (2.4.5)와 같이 계산된다.

$$l_0 = \frac{h}{u_0} = f\left(1 - \frac{1}{m}\right)$$
$$d = R - f(m-1) \tag{2.5.5}$$

널렌즈의 초점거리 $f$를 구하였고, 널렌즈의 배율은 초기에 약 1.4로 결정하였으므로, $l_0$ 및 $d$를 모두 구할 수 있다. 표 2-4-1은 곡률 및 각 거리를 모두 구한 결과이다.

표 2-4-1 광학계의 실습 예제(곡률 −2,400 mm, 원추계수 −1인 포물경에 대한 널렌즈 기초설계)

| Surface # | Radius | Thickness | Glass | 렌즈 반지름 |
|---|---|---|---|---|
| Object | infinity | 397.667 | | |
| 1 | 716.914 | 0 | BSC7 | 35 |
| 2 | Infinity | 1,843.27 | Reflect | |
| 3 | −2,400.0 | −1,843.27 | | 150 |
| 4 | Infinity | 0 | BSC7 | |
| 5 | 716.914 | | | |
| Image | Infinity | 0.00 | | |

표 2-4-1과 같이 OLSO에 입력하고, 중심광속에서 광경로의 RMS(root mean square)값이 최소화되는 지점의 상면이동량을 구해 본다. 같은 기능을 하는 직접적인 명령어가 CodeV에는 없고, 파면수차 확인 명령어의 하위 옵션에 비슷한 것이 있다. 실행방법은 그림 2-4-3을 참고하면 된다.

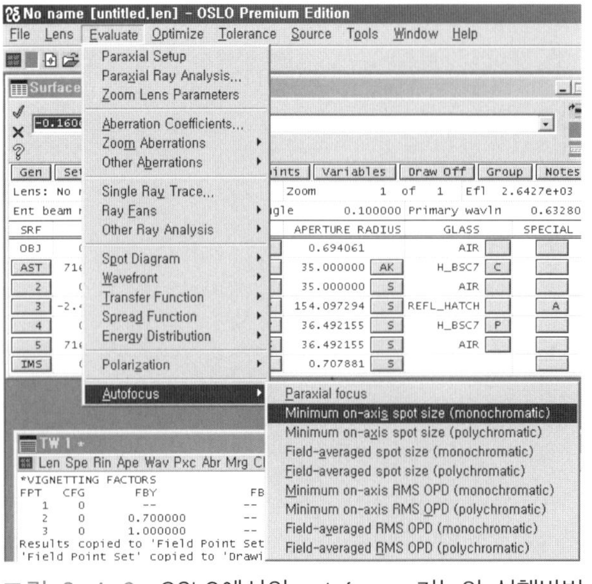


그림 2-4-3 OSLO에서의 autofocus 기능의 실행방법

널렌즈의 상면이동량 계산은 단일파장만 사용하는 간섭계에서 측정하므로 그림 2-4-3과 같이 메뉴의 “Autofocus”의 “Minimum on-axis spot size (monochromatic)”을 선택하면 된다. 최소 상점을 찾았다면 그림 2-4-4와 같은 방법으로 스폿 다이어그램으로부터 이를 확인할 수 있다. 이때 에어리(Airy) 원판을 표시한다면 광학계의 성능을 직접적으로 알 수 있다. 그림 2-4-4는 설계 S/W에서 스폿 다이어그램 실행방법이고, 그림 2-4-5는 표 2-4-1과 같은 광학계의 스폿 다이어그램이다. 참고로 그림 2-4-4와 같이 CodeV에서 제공하는 시퀀스 파일을 실행시킬 때는 1개의 defocus값만 있어야 정상적으로 실행된다. 이를 위해서 명령창에 “ffo 0;nfo 1”과 같이 입력한 후에 그림 2-4-4와 같이 실행해야 한다.

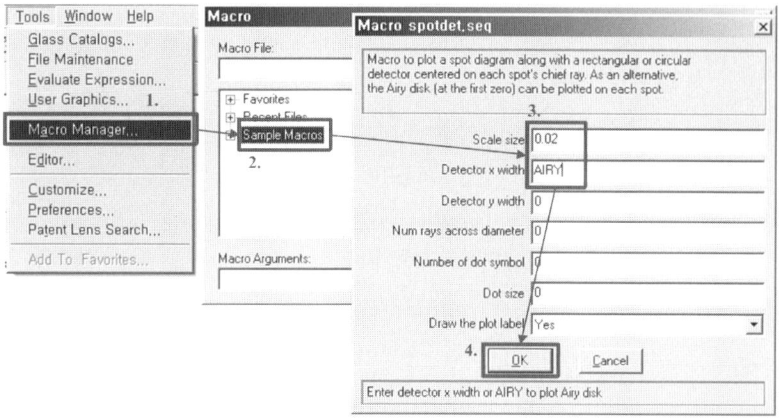

(a)

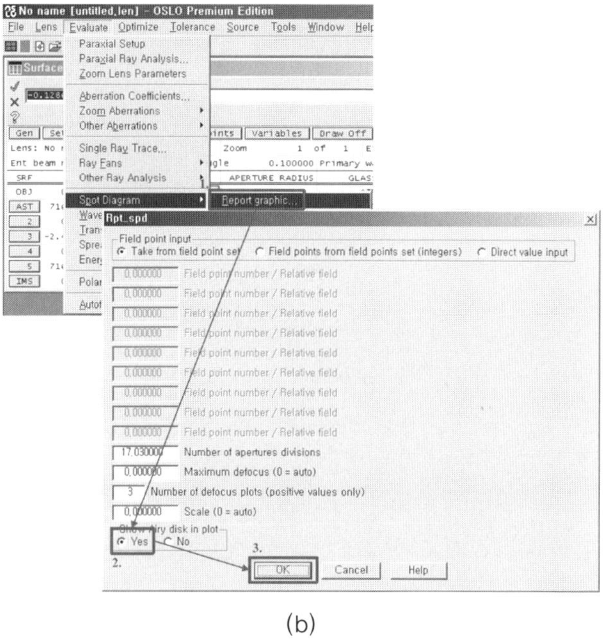

(b)

그림 2-4-4 스폿 다이어그램 실행방법((a)는 CodeV, (b)는 OSLO임)

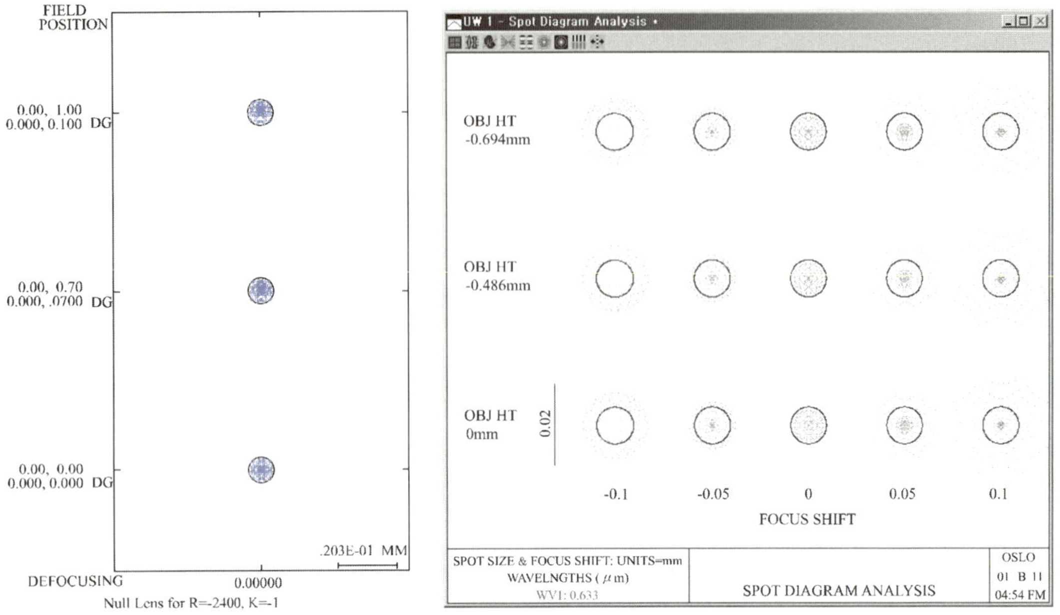


그림 2-4-5 표 2-4-1과 같은 광학계의 스폿 다이어그램으로 진한 원은 에어리 원판의 크기를 나타냄(왼쪽은 CodeV, 오른쪽은 OSLO의 결과)

그림 2-4-5에서 보는 것처럼 최적상점에서 광선이 거의 모두 에어리 원판 안에 모여 있는 것을 알 수 있다. 이런 경우는 무수차 광학계에 가까우므로, 수차도와 *MTF* 대신 파면함수의 PV값 또는 RMS값으로 광학설계 결과를 평가한다. 한편 광학계의 차단주파수는 식 (1.9.10)과 같이 주어지는데, 설계 S/W에서 파장은 설계 중심파장이 아닌, 가장 짧은 파장을 기준으로 계산한다[12]. 따라서 에어리 원판의 지름도 가장 짧은 파장으로 표시한다.

이렇게 스폿 크기(spot size)가 아닌 파면함수로 최적화를 하는 경우, CodeV에서는 그림 2-4-6과 같이 'wfr' 명령어를 사용해야 한다. 본 절에서 설명한 널렌즈계는 물체점과 상점이 일치하므로, 배율이 -1이 된다. CodeV에서는 식 (1.3.9)와 같이 정의한 배율의 반대 부호를 택한 값(reduction ratio)을 사용하며, "red" 명령어를 통해 값을 계산하거나, 최적화 시 이를 제어한다. 즉 이는 그림 2-4-6에서 보는 것처럼 "red=1"은 배율을 −1로 구속조건을 잡겠다는 의미이다.

```
auto;wfr y;red =1;go
                                                                                AUT
 ------------------------------------------------------------------------------

      POTENTIALLY ACTIVE SPECIFIC CONSTRAINTS
        RED                    =        1.000000

      GENERAL CONSTRAINTS
        MXT      150.000000
        MNT        7.000000
        MNE        7.000000
        MNA        0.100000
        MAE        0.002500

      ERROR FUNCTION CONSTRUCTION
        WFR          Y
        WTW        1
        WTA        0.000000
        DEL        0.220000
        WTX F1     1.000000
        WTX F2     1.000000
```

그림 2-4-6 CodeV에서 “wfr” 옵션을 사용한 파면함수 최적화의 예

한편 OSLO에서는 그림 2-4-7과 같이 평가함수를 만들 때, ‘RMS wavefront error’를 선택해야 한다. 또한 CodeV와 마찬가지로, 배율을 −1로 해야 하므로 그림 2-4-8과 같이 구속조건으로 “TMAG+1.0”을 추가한다.

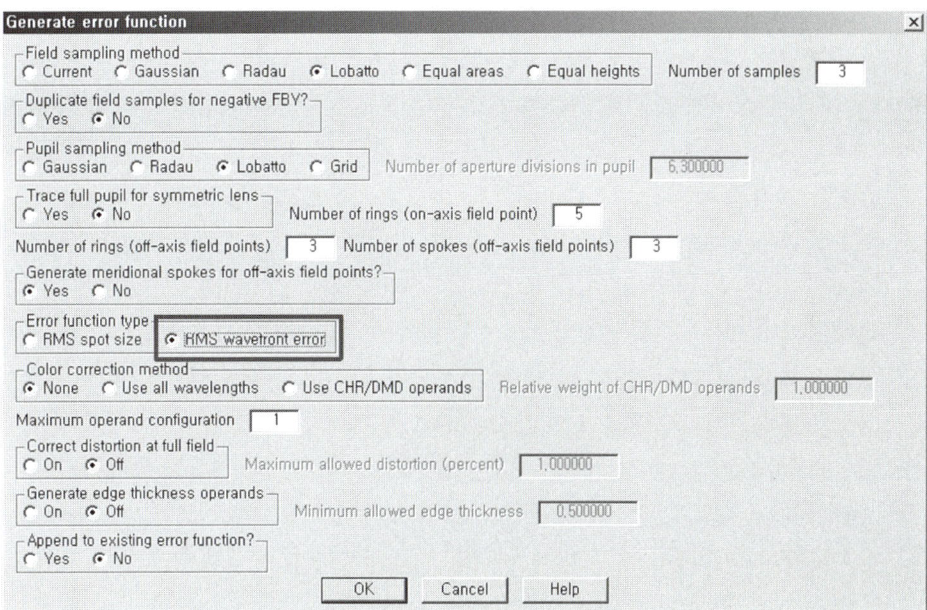


그림 2-4-7 OSLO에서 파면함수 최적화를 위한 옵션창

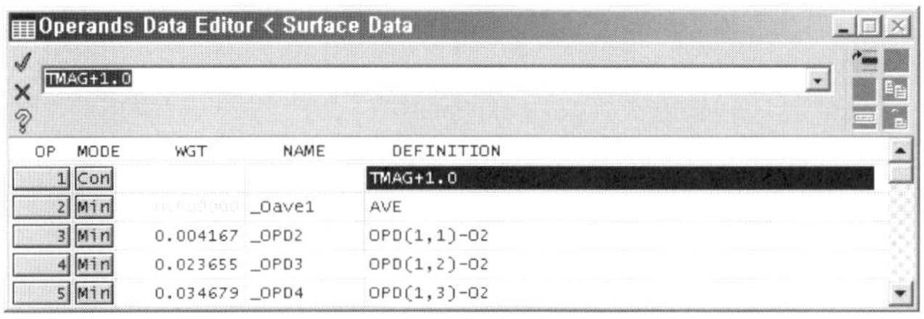


그림 2-4-8 표 2-4-1과 같은 널광학계의 배율 구속조건을 입력한 예

표 2-4-2 광학계의 실습 예제(곡률 −2,400 mm, 원추계수 −1인 포물경에 대한 널렌즈의 최종설계)

| Surface # | Radius | Thickness | Glass | 렌즈 반지름 |
|---|---|---|---|---|
| Object | infinity | 387.162 | | |
| 1 | 677.522 | 10.0 | BSC7 | 35 |
| 2 | Infinity | 1,844.747 | Reflect | |
| 3 | −2,400.0 | −1,844.747 | | 150 |
| 4 | Infinity | 10.0 | BSC7 | |
| 5 | 677.522 | | | |
| Image | Infinity | 0.00 | | |

이렇게 해서 최적화를 완료한 예가 표 2-4-2이다. 이러한 널렌즈의 최적화 방법은 간섭계 렌즈 등과 같이 수차가 매우 작은 광학계를 설계하는 경우에도 적용할 수 있다. 앞서 언급한 대로 이와 같이 수차가 매우 작은 광학계에서는 수차도와 *MTF*를 보는 것은 의미가 없고, 성능은 파면수차의 RMS값 또는 PV값으로 평가한다.

CodeV에서 파면수차를 확인하는 명령어는 “WAV”와 “PMA”가 있는데, “WAV” 명령어는 파면수차의 RMS값만 표시한다. 하위 옵션 중에 “rfo y”를 추가하여 “wav;rfo y;go”와 같이 실행하면, 파면수차의 RMS값과 RMS값이 최소화되는 최적상점의 위치를 마지막 면에 반영한다. 한편 파면수차 그래프와 PV값까지 모두 확인하려면 “PMA” 명령어를 사용하면 된다. 본 절의 광학계에 대한 파면수차는 CodeV 명령창에 “PMA;LIS N;PLO N;DIS Y;GO”와 같이 입력한다. “LIS N”은 파면수차의 값 출력을 생략하라는 의미이고, “PLO N”은 파면수차의 3차원 그래프 출력 생략을 의미하며, “DIS Y”는 그림 2-4-9의 윗줄과 같이 intensity map으로 파면수차를 출력하라는 의미이다. OSLO에서는 그림 2-4-9와 같이 왼쪽에서 다섯 번째 아이콘을 클릭하면 파면수차를 간단히 확인할 수 있다. CodeV와 OSLO의 결과가 같기 때문에 여기에서는 CodeV의 결과는 생략한다.

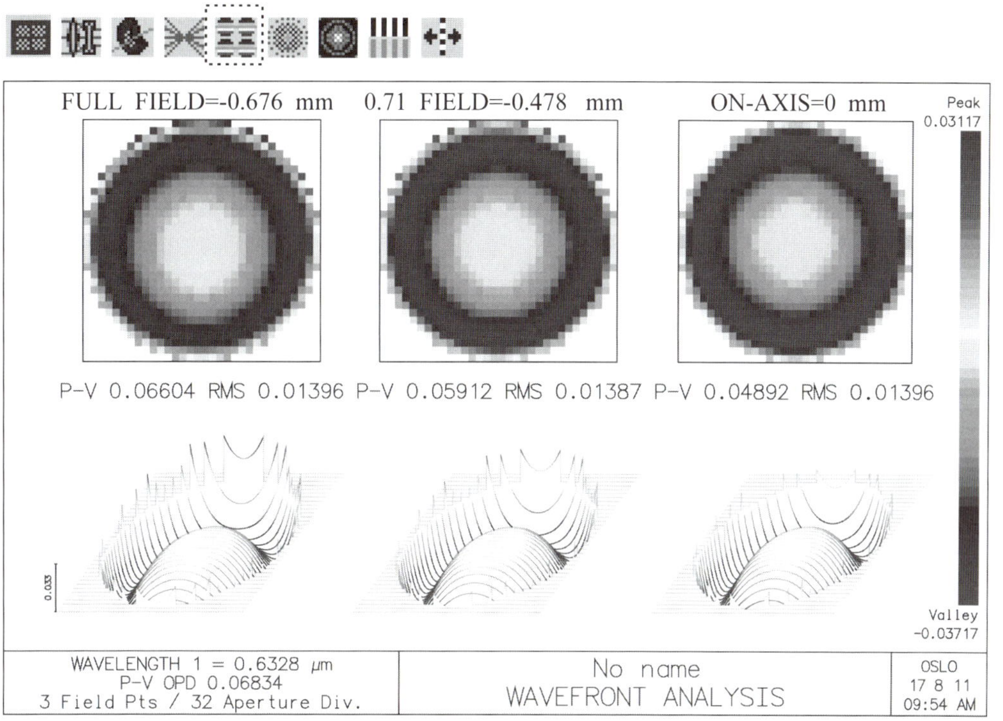


그림 2-4-9 표 2-4-2와 같인 널광학계의 파면수차(OLSO에서의 실행결과)

# 5 구면수차의 측정

광학계의 구면수차를 측정하는 방법은 몇 가지가 있으나[13], 여기에서는 간섭계를 이용하여 측정할 수 있는 파면수차로부터 계산하는 방법을 설명하고자 한다.

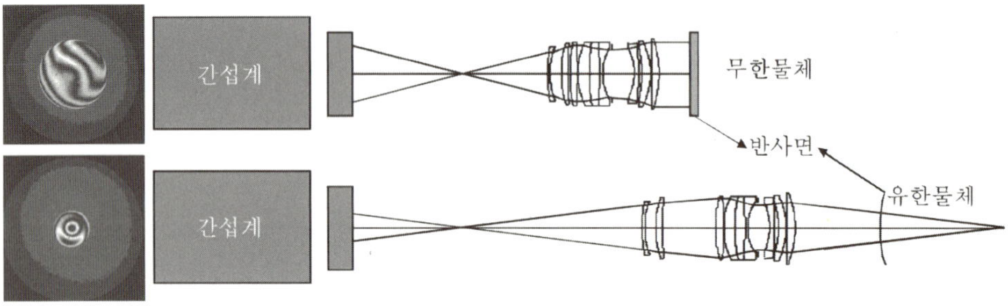


그림 2-5-1 파면수차의 측정방법(위: 무한광학계, 아래: 유한광학계)

그림 2-5-1은 파면수차의 측정방법에 대한 광로도로, 위쪽은 무한광학계에 대한 측정이고 아래쪽은 유한광학계일 때의 측정 예를 나타낸 것이다. 무한광학계이든 유한광학계이든 관계없이 간섭계에서 나온 파면을 측정하고자 하는 광학계로 통과시켜서 매우 정밀하게 가공된 반사면에 반사시킨 후 다시 피검 광학계를 통과하여 간섭계에 입사시키면 된다. 이때 피검 광학계를 통과한 파면이 간섭계 자체 파면과 간섭을 일으켜 그림 2-5-1의 맨 왼쪽 그림과 같은 간섭무늬가 생긴다. 이 간섭무늬가 피검 광학계의 파면수차이다. 여기에서 얻게 되는 간섭무늬는 위상이동법(phase shifting method)[14]을 통해서 해석하여 식 (2.5.1)과 같은 저니크 다항식(Zernike polynimials)으로 곡선 맞춤을 한다. 식 (2.5.1)의 다항식 $Z_{nm}(\rho,\ \phi)$는 표 2-5-1과 같으며, $\rho$, $\phi$는 동좌표계(pupil coordinate)이다.

$$W(\rho,\phi)=\sum_{n,m}A_{nm}Z_{nm}(\rho,\phi) \tag{2.5.1}$$

표 2-5-1 저니크 다항식

| Term | FRINGE Zernike polynomials [15] | Aberration name |
|---|---|---|
| 1 | 1 | Piston |
| 2 | $\rho\cos\phi$ | $x$ tilt |
| 3 | $\rho\sin\phi$ | $y$ tilt |
| 4 | $2\rho^2-1$ | Defocus |
| 5 | $\rho^2\cos2\phi$ | Primary astigmatism at 45° |
| 6 | $\rho^2\sin2\phi$ | Primary astigmatism at 0° |

| Term | FRINGE Zernike polynomials [15] | Aberration name |
|---|---|---|
| 7 | $(3\rho^3-2\rho)\cos2\phi$ | Primary $y$ coma |
| 8 | $(3\rho^3-2\rho)\sin2\phi$ | Primary $x$ coma |
| 9 | $6\rho^4-6\rho^2+1$ | Primary spherical |
| 10 | $\rho^3\cos3\phi$ | |
| 11 | $\rho^3\sin3\phi$ | |
| 12 | $(4\rho^4-3\rho^2)\cos2\phi$ | Secondary astigmatism at 0° |
| 13 | $(4\rho^4-3\rho^2)\sin2\phi$ | Secondary astigmatism at 45° |
| 14 | $(10\rho^5-12\rho^3+3\rho)\cos\phi$ | Secondary $x$ coma |
| 15 | $(10\rho^5-12\rho^3+3\rho)\sin\phi$ | Secondary $y$ coma |
| 16 | $20\rho^6-30\rho^4+12\rho^2-1$ | Secondary spherical |
| 17 | $\rho^4\cos4\phi$ | |
| 18 | $\rho^4\sin4\phi$ | |
| 19 | $(5\rho^5-4\rho^3)\cos3\phi$ | |
| 20 | $(5\rho^5-4\rho^3)\sin3\phi$ | |
| 21 | $(15\rho^6-20\rho^4+6\rho^2)\cos2\phi$ | Tertiary astigmatism at 45° |
| 22 | $(15\rho^6-20\rho^4+6\rho^2)\sin2\phi$ | Tertiary astigmatism at 0° |
| 23 | $(35\rho^7-60\rho^5+30\rho^3-4\rho)\cos\phi$ | Tertiary $y$ coma |
| 24 | $(35\rho^7-60\rho^5+30\rho^3-4\rho)\sin\phi$ | Tertiary $x$ coma |
| 25 | $70\rho^8-140\rho^6+90\rho^4-20\rho^2+1$ | Tertiary spherical |
| 26 | $\rho^5\cos5\phi$ | |
| 27 | $\rho^5\sin5\phi$ | |
| 28 | $(6\rho^6-5\rho^4)\cos4\phi$ | |
| 29 | $(6\rho^6-5\rho^4)\sin4\phi$ | |
| 30 | $(21\rho^7-30\rho^5+10\rho^3)\cos3\phi$ | |
| 31 | $(21\rho^7-30\rho^5+10\rho^3)\sin3\phi$ | |
| 32 | $(56\rho^8-105\rho^6+60\rho^4-10\rho^2)\cos2\phi$ | |
| 33 | $(56\rho^8-105\rho^6+60\rho^4-10\rho^2)\sin2\phi$ | |
| 34 | $(126\rho^9-280\rho^7+210\rho^5-60\rho^3+5\rho)\cos\phi$ | |
| 35 | $(126\rho^9-280\rho^7+210\rho^5-60\rho^3+5\rho)\sin\phi$ | |
| 36 | $252\rho^{10}-630\rho^8+560\rho^6-210\rho^4+30\rho^2-1$ | |
| 37 | $924\rho^{12}-2772\rho^{10}+3150\rho^8-1680\rho^6+420\rho^4-42\rho^2+1$ | |

그림 2-5-1과 같은 광선경로 개략도로 광학계의 파면수차를 측정하고 나면, 간섭계 구동 S/W에서 식 (2.5.1)과 같은 저니크 다항식으로 곡선맞춤하여 각 항의 계수 $A_{nm}$를 출력해 준다. 따라서 파면수차식이 주어지게 된다. 한편 니베어 관계식(식 (1.7.17))에 따라 측정된 파면수차는 광선수차로 변환이 가능하다. Part 1 기초이론편에서 주어진 니베어 관계식은 직교좌표계로 표현하였으나 이를 표 2-5-1과 같은 다항식에 대한 원통좌표계로 식 (2.5.2)와 같이 다시 표현해야 한다.

$$
\begin{aligned}
\delta x &= -\frac{R}{nh_e}\frac{\partial W(\rho,\phi)}{\partial x} = -\frac{2F}{nD}\left(\frac{\partial W(\rho,\phi)}{\partial \rho}\sin\phi + \frac{\partial W(\rho,\phi)}{\partial \phi}\frac{\cos\phi}{\rho}\right) \\
\delta y &= -\frac{R}{nh_e}\frac{\partial W(\rho,\phi)}{\partial y} = -\frac{2F}{nD}\left(\frac{\partial W(\rho,\phi)}{\partial \rho}\cos\phi - \frac{\partial W(\rho,\phi)}{\partial \phi}\frac{\sin\phi}{\rho}\right)
\end{aligned}
\tag{2.5.2}
$$

$\delta x, \delta y$ : 횡수차

그러나 표 2-5-1의 다항식을 직교좌표계로 환산해서 식 (1.7.17)을 사용해도 같은 결과를 얻을 수 있다. 참고로 이와 같은 저니크 다항식의 각 항을 Mathematica를 이용해서 구해 보면[16], 그림 2-5-2와 같다. 결과는 표 2-5-1과 동일하므로, 여기에서는 일부 항까지만 출력하였다. 그리고 직교좌표로도 표현이 가능한데, 결과는 그림 2-5-3과 같다.

```
In[1]:= r[n_, m_, ρ_] := Sum[(-1)^s (2n - m - s)! / (s! (n - s)! (n - m - s)!) ρ^(2 (n-s)-m), {s, 0, n-m}]
        rcos[n_, m_, ρ_] := r[n, m, ρ] Cos[m θ]
        rsin[n_, m_, ρ_] := r[n, m, ρ] Sin[m θ]

        nDegre = 5;
        i = 0;
        Do[If[m == 0, {i = i + 1, temp[i] = {i - 1, n, m, r[n, m, ρ]}},
          {i = i + 1, temp[i] = {i - 1, n, m, Factor[rcos[n, m, ρ]]}, i = i + 1, temp[i] = {i - 1, n, m, Factor[rsin[n, m, ρ]]}}], {n, 0, nDegre}, {m, n, 0, -1}];
        zernikePolarList = Array[temp, i];
        Clear[temp];
        Do[zernikePolar[i - 1] = zernikePolarList[[i, 4]], {i, 1, Length[zernikePolarList]}];
        zernikeXyList = Map[TrigExpand, zernikePolarList] /. {ρ -> Sqrt[x^2 + y^2], Cos[θ] -> x/Sqrt[x^2 + y^2], Sin[θ] -> y/Sqrt[x^2 + y^2]};

        Do[zernikeXy[i - 1] = zernikeXyList[[i, 4]], {i, 1, Length[zernikeXyList]}]

In[12]:= TableForm[zernikePolarList, TableHeadings -> {{}, {"#", "n", "m", "Polaynomial"}}]
Out[12]//TableForm=
```

| # | n | m | Polaynomial |
|---|---|---|---|
| 0 | 0 | 0 | 1 |
| 1 | 1 | 1 | ρ Cos[θ] |
| 2 | 1 | 1 | ρ Sin[θ] |
| 3 | 1 | 0 | -1 + 2 ρ^2 |
| 4 | 2 | 2 | ρ^2 Cos[2 θ] |
| 5 | 2 | 2 | ρ^2 Sin[2 θ] |
| 6 | 2 | 1 | ρ (-2 + 3 ρ^2) Cos[θ] |
| 7 | 2 | 1 | ρ (-2 + 3 ρ^2) Sin[θ] |
| 8 | 2 | 0 | 1 - 6 ρ^2 + 6 ρ^4 |
| 9 | 3 | 3 | ρ^3 Cos[3 θ] |
| 10 | 3 | 3 | ρ^3 Sin[3 θ] |
| 11 | 3 | 2 | ρ^2 (-3 + 4 ρ^2) Cos[2 θ] |
| 12 | 3 | 2 | ρ^2 (-3 + 4 ρ^2) Sin[2 θ] |
| 13 | 3 | 1 | ρ (3 - 12 ρ^2 + 10 ρ^4) Cos[θ] |
| 14 | 3 | 1 | ρ (3 - 12 ρ^2 + 10 ρ^4) Sin[θ] |
| 15 | 3 | 0 | -1 + 12 ρ^2 - 30 ρ^4 + 20 ρ^6 |

그림 2-5-2 Mathematica를 이용해서 구한 저니크 다항식

```
In[12]:= TableForm[zernikeXyList, TableHeadings → {{}, {"#", "n", "m", "Polaynomial"}}]
Out[12]//TableForm=
```

| # | n | m | Polaynomial |
|---|---|---|---|
| 0 | 0 | 0 | $1$ |
| 1 | 1 | 1 | $x$ |
| 2 | 1 | 1 | $y$ |
| 3 | 1 | 0 | $-1+2\,(x^2+y^2)$ |
| 4 | 2 | 2 | $x^2-y^2$ |
| 5 | 2 | 2 | $2\,x\,y$ |
| 6 | 2 | 1 | $-2\,x+3\,x\,(x^2+y^2)$ |
| 7 | 2 | 1 | $-2\,y+3\,y\,(x^2+y^2)$ |
| 8 | 2 | 0 | $1-6\,(x^2+y^2)+6\,(x^2+y^2)^2$ |
| 9 | 3 | 3 | $x^3-3\,x\,y^2$ |
| 10 | 3 | 3 | $3\,x^2\,y-y^3$ |
| 11 | 3 | 2 | $-3\,x^2+3\,y^2+4\,x^2\,(x^2+y^2)-4\,y^2\,(x^2+y^2)$ |
| 12 | 3 | 2 | $-6\,x\,y+8\,x\,y\,(x^2+y^2)$ |
| 13 | 3 | 1 | $3\,x-12\,x\,(x^2+y^2)+10\,x\,(x^2+y^2)^2$ |
| 14 | 3 | 1 | $3\,y-12\,y\,(x^2+y^2)+10\,y\,(x^2+y^2)^2$ |
| 15 | 3 | 0 | $-1+12\,(x^2+y^2)-30\,(x^2+y^2)^2+20\,(x^2+y^2)^3$ |
| 16 | 4 | 4 | $x^4-6\,x^2\,y^2+y^4$ |
| 17 | 4 | 4 | $4\,x^3\,y-4\,x\,y^3$ |
| 18 | 4 | 3 | $-4\,x^3+12\,x\,y^2+5\,x^3\,(x^2+y^2)-15\,x\,y^2\,(x^2+y^2)$ |
| 19 | 4 | 3 | $-12\,x^2\,y+4\,y^3+15\,x^2\,y\,(x^2+y^2)-5\,y^3\,(x^2+y^2)$ |
| 20 | 4 | 2 | $6\,x^2-6\,y^2-20\,x^2\,(x^2+y^2)+20\,y^2\,(x^2+y^2)+15\,x^2\,(x^2+y^2)^2-15\,y^2\,(x^2+y^2)^2$ |
| 21 | 4 | 2 | $12\,x\,y-40\,x\,y\,(x^2+y^2)+30\,x\,y\,(x^2+y^2)^2$ |
| 22 | 4 | 1 | $-4\,x+30\,x\,(x^2+y^2)-60\,x\,(x^2+y^2)^2+35\,x\,(x^2+y^2)^3$ |
| 23 | 4 | 1 | $-4\,y+30\,y\,(x^2+y^2)-60\,y\,(x^2+y^2)^2+35\,y\,(x^2+y^2)^3$ |
| 24 | 4 | 0 | $1-20\,(x^2+y^2)+90\,(x^2+y^2)^2-140\,(x^2+y^2)^3+70\,(x^2+y^2)^4$ |
| 25 | 5 | 5 | $x^5-10\,x^3\,y^2+5\,x\,y^4$ |
| 26 | 5 | 5 | $5\,x^4\,y-10\,x^2\,y^3+y^5$ |
| 27 | 5 | 4 | $-5\,x^4+30\,x^2\,y^2-5\,y^4+6\,x^4\,(x^2+y^2)-36\,x^2\,y^2\,(x^2+y^2)+6\,y^4\,(x^2+y^2)$ |
| 28 | 5 | 4 | $-20\,x^3\,y+20\,x\,y^3+24\,x^3\,y\,(x^2+y^2)-24\,x\,y^3\,(x^2+y^2)$ |
| 29 | 5 | 3 | $10\,x^3-30\,x\,y^2-30\,x^3\,(x^2+y^2)+90\,x\,y^2\,(x^2+y^2)+21\,x^3\,(x^2+y^2)^2-63\,x\,y^2\,(x^2+y^2)^2$ |
| 30 | 5 | 3 | $30\,x^2\,y-10\,y^3-90\,x^2\,y\,(x^2+y^2)+30\,y^3\,(x^2+y^2)+63\,x^2\,y\,(x^2+y^2)^2-21\,y^3\,(x^2+y^2)^2$ |
| 31 | 5 | 2 | $-10\,x^2+10\,y^2+60\,x^2\,(x^2+y^2)-60\,y^2\,(x^2+y^2)-105\,x^2\,(x^2+y^2)^2+105\,y^2\,(x^2+y^2)^2+56\,x^2\,(x^2+y^2)^3-56\,y^2\,(x^2+y^2)^3$ |
| 32 | 5 | 2 | $-20\,x\,y+120\,x\,y\,(x^2+y^2)-210\,x\,y\,(x^2+y^2)^2+112\,x\,y\,(x^2+y^2)^3$ |
| 33 | 5 | 1 | $5\,x-60\,x\,(x^2+y^2)+210\,x\,(x^2+y^2)^2-280\,x\,(x^2+y^2)^3+126\,x\,(x^2+y^2)^4$ |
| 34 | 5 | 1 | $5\,y-60\,y\,(x^2+y^2)+210\,y\,(x^2+y^2)^2-280\,y\,(x^2+y^2)^3+126\,y\,(x^2+y^2)^4$ |
| 35 | 5 | 0 | $-1+30\,(x^2+y^2)-210\,(x^2+y^2)^2+560\,(x^2+y^2)^3-630\,(x^2+y^2)^4+252\,(x^2+y^2)^5$ |

그림 2-5-3 Mathematica를 이용해서 구한 저니크 다항식의 직교좌표 표현

한편 식 (2.5.2)로 계산된 수차는 횡방향수차(횡수차)이며, 종수차를 구하기 위해서는 그림 2-5-4와 같이 이 횡방향수차에 $F/\#$를 곱해야 한다. 그림 2-5-4는 종수차와 횡수차의 관계를 나타낸 것으로, 동(pupil)에서부터 출발한 주변광선을 나타내고 있다.

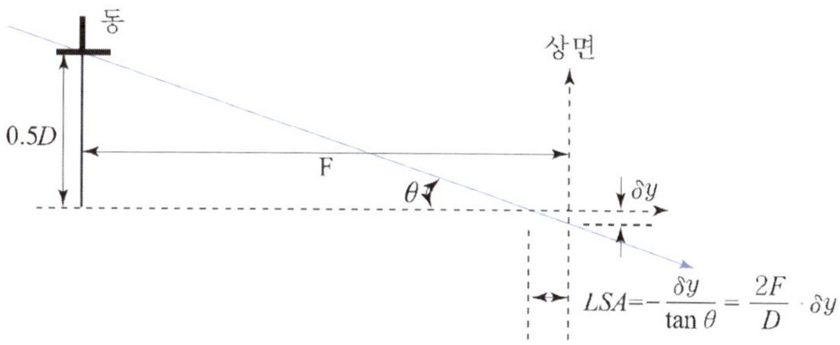


그림 2-5-4 종수차와 횡수차의 관계

실제 계산의 예를 들어 본다. 그림 2-5-5는 미국 특허 US2010/0177407 A1[17]의 실시 예 3번의 구면수차와 동함수를 표 2-5-1과 같은 저니크 다항식으로 곡선맞춤을 하였을 때의 각 항의 계수값을 구한 결과이다.

(a) 구면수차

fie;lsa;go

LONGITUDINAL SPHERICAL ABERRATION

| RELATIVE PUPIL HEIGHT | 632.8 NM |
|---|---|
| 0.0 | 0.000000 |
| 0.1 | -0.000779 |
| 0.2 | -0.002998 |
| 0.3 | -0.006316 |
| 0.4 | -0.010233 |
| 0.5 | -0.014226 |
| 0.6 | -0.018058 |
| 0.7 | -0.022422 |
| 0.8 | -0.030363 |
| 0.9 | -0.050443 |
| 1.0 | -0.104210 |

(b) 축상 동함수의 저니크 계수

PMA;LIS ZA NO;COM ZA YES;DIS ZA INT YES;ZFR EXS 36;go

FRINGE ZERNIKE POLYNOMIAL COEFFICIENTS (normaliz

| Number | Value (waves at 632.8 nm) |
|---|---|
| 1 | 0.4247 |
| 2 | 0.0000 |
| 3 | 0.0000 |
| 4 | 0.6430 |
| 5 | 0.0000 |
| 6 | 0.0000 |
| 7 | 0.0000 |
| 8 | 0.0000 |
| 9 | 0.2619 |
| 10 | 0.0000 |
| 11 | 0.0000 |
| 12 | 0.0000 |
| 13 | 0.0000 |
| 14 | 0.0000 |
| 15 | 0.0000 |
| 16 | 0.0805 |
| 17 | -0.0001 |
| 18 | 0.0000 |
| 19 | 0.0000 |
| 20 | 0.0000 |
| 21 | 0.0000 |
| 22 | 0.0000 |
| 23 | 0.0000 |
| 24 | 0.0000 |
| 25 | 0.0438 |
| 26 | 0.0000 |
| 27 | 0.0000 |
| 28 | -0.0001 |
| 29 | 0.0000 |
| 30 | 0.0000 |
| 31 | 0.0000 |
| 32 | 0.0000 |
| 33 | 0.0000 |
| 34 | 0.0000 |
| 35 | 0.0000 |
| 36 | 0.0078 |

| | |
|---|---|
| RMS of polynomial = | 0.3908 |
| (tilt removed) | 0.3908 |
| RMS fit error = | 0.0003 |

그림 2-5-5 US2010/0177407 A1의 실시 예 3번의 종구면수차 및 축상 동함수의 저니크 계수 (CodeV에서의 결과)

이 계수와 식 (2.6.2)를 사용하여 횡구면수차(*TSA*)를 구하고, 그림 2-5-4와 같이 종구면수차(*LSA*)로 변환하면 그림 2-5-4와 같이 광선추적으로 구한 구면수차와 값이 거의 같으며, 이는 그림 2-5-6에서 확인할 수 있다.

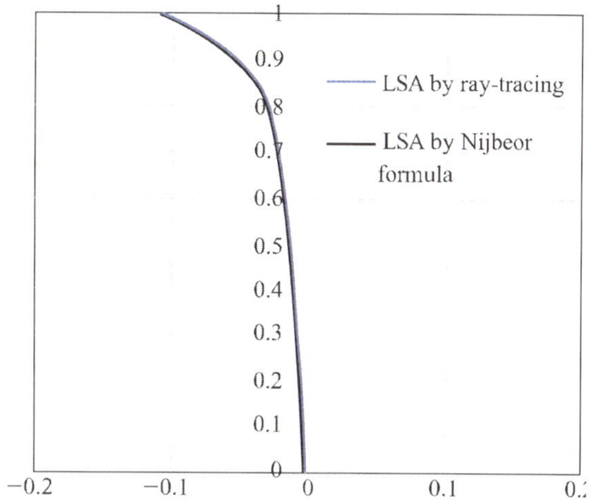


그림 2-5-6 US2010/0177407 A1의 실시 예 3번에 대해 광선추적 및 니베어 관계식으로 구한 구면수차의 비교

이론적으로는 그림 2-5-5와 같이 저니크 계수를 구하면, 비축수차항이 모두 0이 된다. 그러나 실제 광학계의 파면수차를 간섭계로 측정하면, 제작오차에 의한 편심 등의 영향 때문에 비축수차항의 계수가 0이 되지 않는다. 그림 2-5-7은 실제 제작된 제품을 간섭계로 측정한 간섭무늬와 파면함수를 저니크 다항식으로 곡선맞춤하여 계산된 계수값들이다. 간섭무늬에서 보는 것처럼, 편심 등의 영향으로 대칭성이 없음을 알 수 있다. 그러므로 이러한 계수로 계산한 구면수차는 그림 2-5-7과 같이 당연히 회전대칭성이 없다.

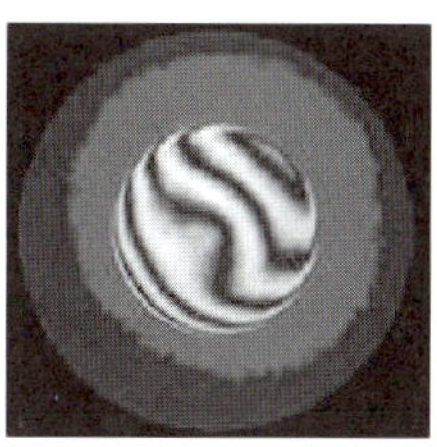

Zernike Coefficients from 10102 data points
Order: 10th Terms: 36 rms: 0.014

| | | | | | | | |
|---|---|---|---|---|---|---|---|
| 0.409 | −0.826 | −0.727 | 0.157 | | | | |
| 0.074 | −0.033 | −0.098 | −0.208 | 0.291 | | | |
| −0.001 | 0.029 | 0.003 | −0.018 | 0.009 | −0.028 | 0.054 | |
| 0.003 | −0.013 | −0.002 | −0.004 | 0.004 | −0.004 | 0.011 | 0.011 |
| 0.010 | −0.001 | −0.006 | −0.001 | 0.001 | −0.003 | 0.001 | 0.001 |

그림 2-5-7 실제 제작된 광학계의 파면수차 측정 및 저니크 다항식의 곡선맞춤 결과

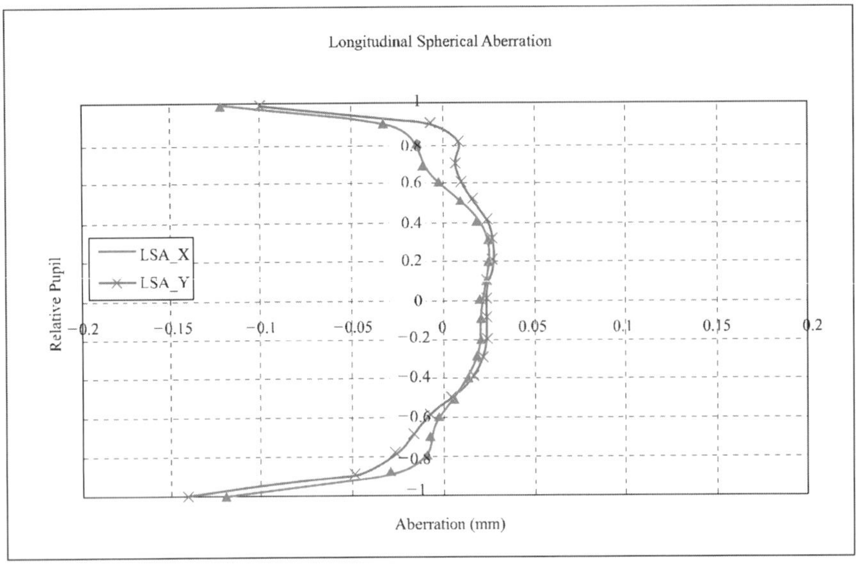


그림 2-5-8 그림 2-5-7과 같은 파면수차를 갖는 실제 광학계의 구면수차에 대한 계산결과

그림 2-5-7의 간섭무늬를 보면 일반 구면 원기에 대한 간섭무늬와 비교해서 제작된 광학계의 구면수차가 매우 나쁘다고 생각할 수 있다. 그러나 바로 앞서 언급한 바와 같이 광학계 제작에 있어서 조립 및 가공에서 편심이 발생할 수밖에 없기 때문에, 축상파면수차라 하더라도 대칭일 수는 없다. 그림 2-5-7과 같이 측정된 광학계가 US2010/0177407 A1의 실시 예 3번이며, 그림 2-5-8과 같이 측정된 구면수차의 이론치는 그림 2-5-6과 같다. 이를 비교하면 동 끝에서만 수차곡선이 많이 휘는 것을 알 수 있는데, 실무적으로는 그림 2-5-7과 같은 정도의 파면수차는 유사 광학계와 비교하여 상당히 좋은 편이다.

## 6 Fly-eye 렌즈를 사용한 조명광학계의 설계 및 평가

Fly-eye 렌즈는 그림 2-6-1과 같이 여러 개 렌즈의 작은 렌즈가 바둑판처럼 붙어 있는 렌즈이다. 일반적인 광원은 작은 부피에서 빛이 발산되어 사방으로 퍼지게 되는데, 공간적으로 균일하지 않다. 공간적으로 균일하지 않은 광원에서 발산된 빛이 fly-eye 렌즈의 각 요소 렌즈들을 통과하여 균일한 광원이 되게 하는 역할을 한다.

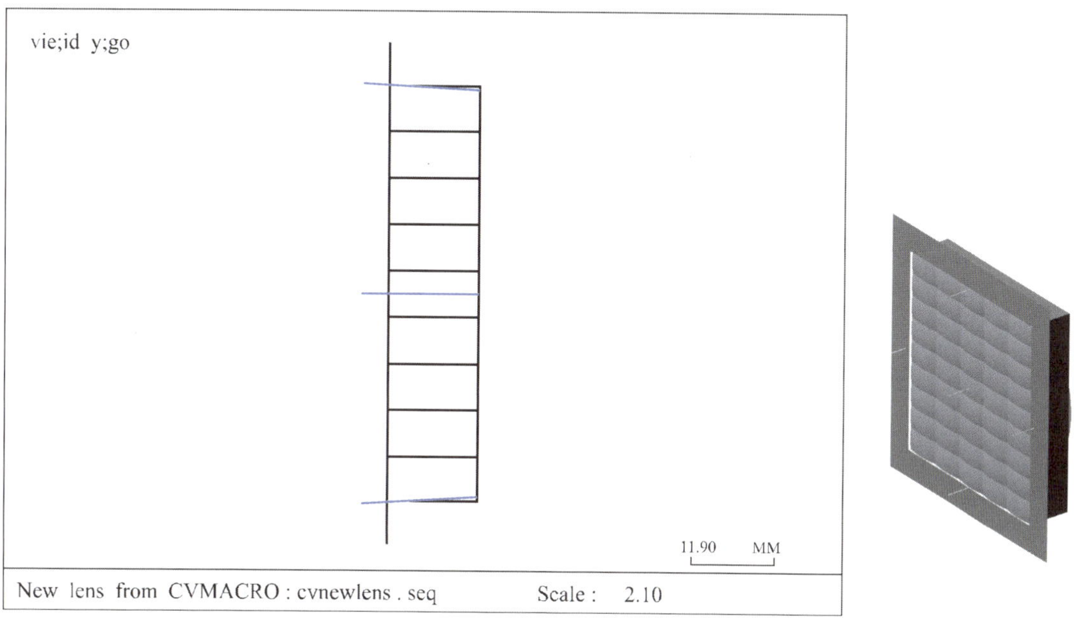


그림 2-6-1 Fly-eye 렌즈의 형상

균일한 광원은 이러한 fly-eye 렌즈 외에 길이가 긴 사각막대에 긴 축 방향으로 입사시켜서 얻기도 한다. 이러한 균일한 광원을 얻기 위한 광학부품은 광학계의 특성에 따라 적절히 사용하면 된다. 이번 절에서는 fly-eye 렌즈를 사용하는 조명광학계에 대하여 설명하고자 한다. Fly-eye 렌즈를 사용하는 대표적인 광학제품으로는 액정 프로젝터(projector)가 있다. 물론 액정 프로젝터의 설계에 따라 fly-eye 렌즈를 사용하지 않는 경우도 있지만, 본 절에서는 설계 S/W에서 조명광학계의 설계 및 평가방법에 대하여 설명하는 것이 목적이므로, fly-eye 렌즈를 사용하는 액정 프로젝터에 대하여 설명하고자 한다. 이러한 액정 프로젝터에 사용되는 조명광학계를 **광엔진**이라고 한다.

그림 2-6-2는 3장의 LCD(liguid crystal display)와 색합성 프리즘을 사용한 액정 프로젝터의 구조이다. 아크 램프(arc lamp)에서 발산된 빛은 fly-eye 렌즈를 거쳐 균일한 면광원이 되고, 색분리 필터(dichroic filter)를 거쳐 RGB 각각의 광로로 나뉘어 패널(panel)에 도달한다. 이때 적색 및 녹색 광로

는 광로(Path 1으로 정의)가 같으나, 청색의 경우에는 광로(Path 2로 정의)가 다르다. 광로가 먼 곳은 릴레이(relay) 렌즈가 필요하며, 요구되는 성능에 따라 비구면이 채용될 수 있다. 이때 비구면 채용에 따른 가격상승을 막기 위해 플라스틱 비구면을 사용해야 하며, 열변형이 없도록 IR(infra-red) 영역을 될 수 있는 대로 많이 차단해야 한다. 이 때문에 Path 2는 청색이 되는 것이 좋다.

이렇게 해서 각 패널에 도달한 빛은 다시 색합성 프리즘에 의해 다시 합쳐져서 자연색을 구현하게 된다. 이후에는 투사광학계를 거쳐서 패널의 영상이 스크린에 결상된다. 이때 광원의 에너지 효율을 최대한 높이기 위해 반드시 투사광학계 입사동에 빛이 들어가도록 조명광학계를 설계해야 한다.

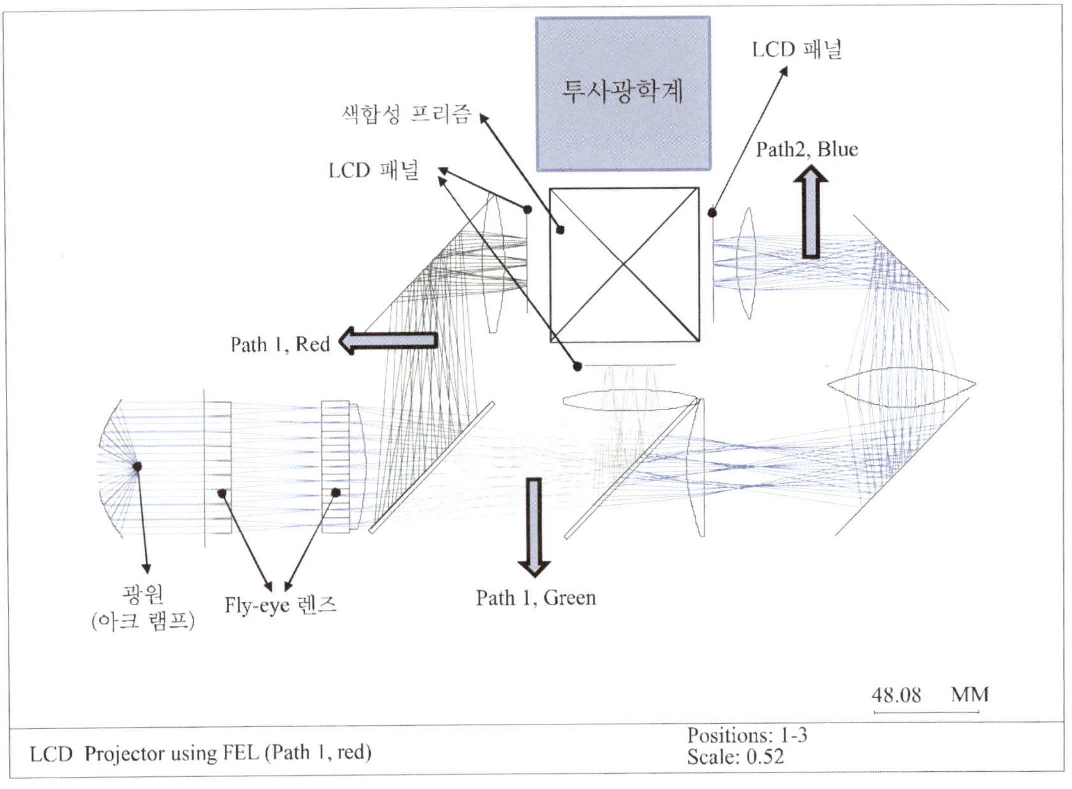


그림 2-6-2 3-패널 액정 프로젝터의 구조(CodeV 사용)

이와 같은 fly-eye 렌즈를 사용하는 조명광학계도 가우스 괄호법으로 기초설계가 가능하나[18], 상세 내용을 기술하기에는 분량이 너무 많아, 상세 설계방법은 참고문헌[18]을 참고하기 바란다. 이번 절에서는 설계가 완료된 광학계를 입력하는 방법과 조명에 대한 전산시늉 방법에 대해서만 논의하도록 한다.

표 2-6-1 제1조명광로(Path 1, Green)의 설계

| 면번호 | R | d | glass | Note |
|---|---|---|---|---|
| object | ∞ | 1 | | |
| 1 | ∞ | −19 | Reflection | Dummy 면 |
| 2 | 40 | 50 | | 반사경 |
| STOP | 26.587 | 13.00 | B270 | Fly-eye Lens |
| 4 | ∞ | 42.13 | | |
| 5 | 26.587 | 13.00 | B270 | Fly-eye Lens |
| 6 | ∞ | 7.94 | B270 | 중합렌즈 |
| 7 | −98.562 | 30.00 | | |
| 8 | ∞ | 2.00 | BSC7 | 이색성 filter |
| 9 | ∞ | 90.52 | | |
| 10 | ∞ | −25.00 | Reflection | mirror |
| 11 | −143.132 | −10.00 | BSC7 | 집광렌즈 |
| 12 | 125.420 | −10.41 | | |
| 13 | ∞ | | | 액정 |

표 2-6-2 제1조명광로(Path 1, Red)의 설계

| 면번호 | R | d | glass | Note |
|---|---|---|---|---|
| STOP ~ 7 | Green 파장 경로와 동일 | | | |
| 6 | ∞ | 90.0 | Reflection | mirror |
| 7 | ∞ | −25.00 | Reflection | mirror |
| 8 | −143.132 | −10.00 | BSC7 | 집광렌즈 |
| 9 | 125.420 | −10.41 | | |
| 10 | ∞ | | | 액정 |

표 2-6-3 제2조명광로(Path 2, Blue)의 설계

| 면번호 | R | d | glass | Note |
|---|---|---|---|---|
| STOP ~ 9 | Green 파장 경로와 동일 | | | |
| 8 | ∞ | 2 | BSC7 | 이색성 filter |
| 9 | ∞ | 24.48 | | |
| 10* | 53.041 | 8 | PMMA | Relay lens 1 |
| 11 | ∞ | 91.11 | | |
| 12 | ∞ | −26.23 | Reflection | Mirror |
| 13* | 50.303 | −18 | PMMA | Relay lens 2 |
| 14* | 66.224 | −46.77 | | |
| 15 | ∞ | 66.64 | Reflection | Mirror |
| 16 | 110.081 | 9.00 | BSC7 | 집광렌즈 |
| 17 | −56.810 | 10.41 | | |
| 18 | ∞ | | | 액정 |

* 10번 면 원추계수: −6.97029, 13번 면 원추계수: −1.80335, 14번 면 원추계수: −4.17582

표 2-6-1, 표 2-6-2, 표 2-6-3은 참고문헌[18]에 언급된 1.35″ LCD를 사용하는 프로젝터의 조명광학계의 RDN 데이터로서, 각각 Green, Red, Blue에 대한 각 광경로의 값이다. 여기에서 사용하는 액정의 가로 세로 비율은 16 : 9이고 대각선 크기는 1.35″ 형으로 가로 29.93 mm, 세로 16.9 mm이다. 조명범위는 가로 2.8 mm, 세로 약 2.423 mm 정도씩의 여유를 두어 32.7 mm, 19.323 mm 정도가 되게 하고, 조명배율이 약 2.97배로 설계하였다. 이렇게 되면, Fly-eye 렌즈 각 셀(cell)의 크기는 11 mm × 6.5 mm이고, 반사경의 크기가 $\phi$70이므로 각 셀 렌즈는 그림 2-6-3과 같이 가로 5개, 세로 9개씩 바둑판과 같이 규칙적으로 배치된다.

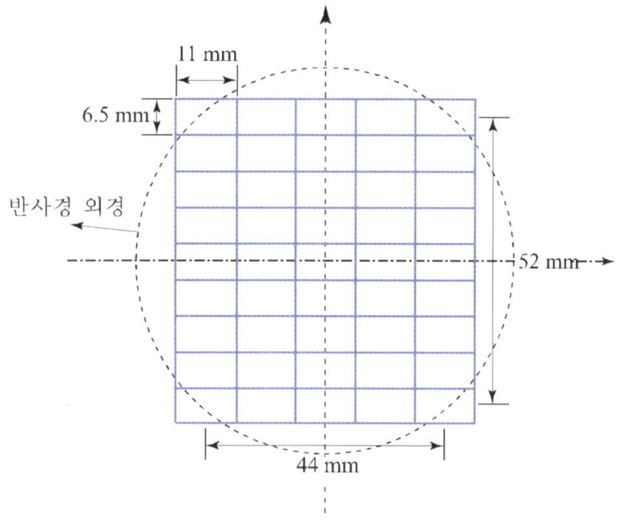


그림 2-6-3 참고문헌 [18]과 같은 조명광학계의 Fly-eye 렌즈 배치

일반적인 광학면은 이미 앞 절의 실습을 통해 익숙해졌을 것으로 간주하여 생략하고, 주로 Fly-eye 렌즈의 입력방법을 위주로 설명하고자 한다. 또한 입력방법은 명령어에 의한 입력과 GUI에 의한 입력방법이 있으나, GUI로 입력하는 것이 더 쉽다.

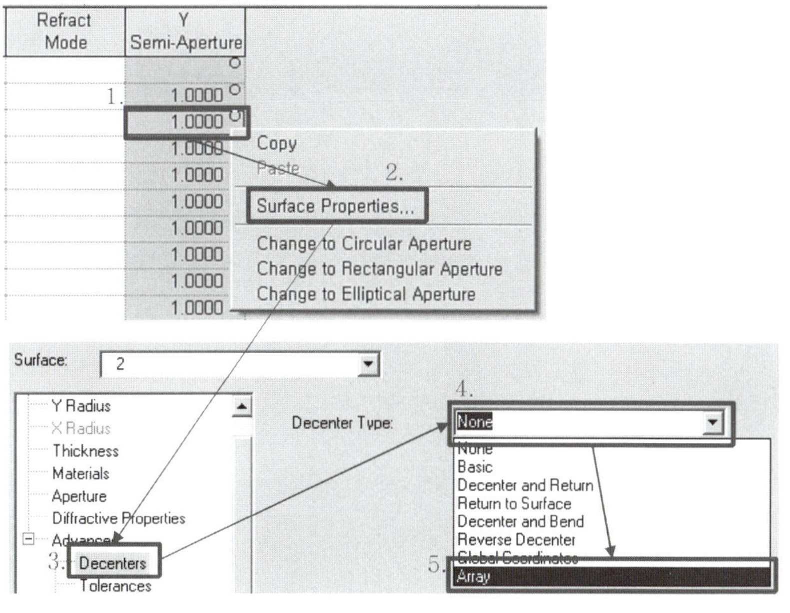


그림 2-6-4 CodeV에서 Fly-eye 렌즈의 설정방법

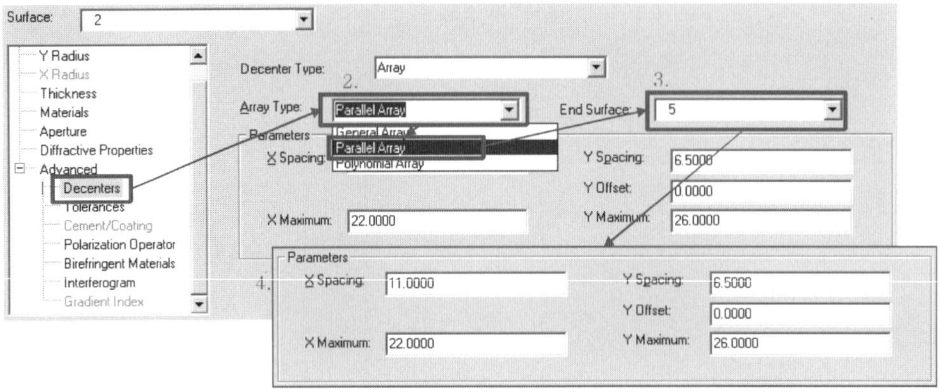

그림 2-6-5 CodeV에서 Fly-eye 렌즈의 상세정보 입력방법

fly-eye 렌즈를 입력할 시작면의 구경 입력 셀에서 마우스 오른쪽 버튼을 클릭하여, 그림 2-6-4와 같이 "Surface Properties…"를 선택한다. 그 다음에는 면 정보 입력창이 뜨는데, 창 왼쪽의 "Decenters"를 선택하고, "Decenter Type"에서 Array를 선택한다. 그 다음에는 "Decenter Type" 바로 아래 그림 2-6-5와 같이 여러 가지 정보를 입력할 수 있는 창이 뜬다. 여기에서는 규칙적인 배열을 갖는 fly-eye 렌즈를 입력할 것이므로, "Array Type"을 "Parallel Array"로 선택한다. 그리고, fly-eye 렌즈 각 셀의 크기는 11 mm × 6.5 mm이므로, "X Spacing"은 11, "Y Spacing"은 6.5를 입력한다. 또한 fly-eye 렌즈의 중심 간 최대거리는 가로 44 mm, 세로 52 mm이므로 "X Maximum"은 44의 0.5배인 22로, "Y Maximum"은 마찬가지로 26(=52/2)로 입력한다. "Y offset"은 따로 입력하지 않으며, 이는 정중앙에 위치한 셀의 정점이 광축 위에 있기 때문이다. 이렇게 입력하여 광로도를 그려 보면, 그림 2-6-1과 같다.

그 다음으로 구경을 입력해야 한다. 그림 2-6-3과 같이 반사경의 외경(지름 70 mm인 원)과 fly-eye 렌즈 영역(가로 55 mm, 세로 58.5 mm인 직사각형)의 겹치는 부분에 대해서만 광선이 투과해야 한다. 이러한 구경은 GUI에서는 입력할 수 없고 아래와 같이 명령행으로만 입력할 수 있다.

```
cir s3 L'a' 70/2
rex s3 L'b' 55/2;rey s3 L'b' 58.5/2
ora s3 L'b' CLR
```

첫 번째 줄은 세 번째 면의 구경을 반지름 35(=70/2)인 원으로 지정하라는 의미이고, 두 번째 줄은 가로 27.5(=55/2), 세로 29.25(=58.5/2)인 직사각형으로 구경을 지정하라는 의미이다. 여기에서 두 번째 줄까지만 입력하면, 원과 직사각형의 "OR" 연산으로 이루어진 구경이 입력된다. 이때 세 번째 줄을 입력하면, "AND" 연산, 즉 두 구경의 겹쳐진 영역으로 구경이 입력된다.

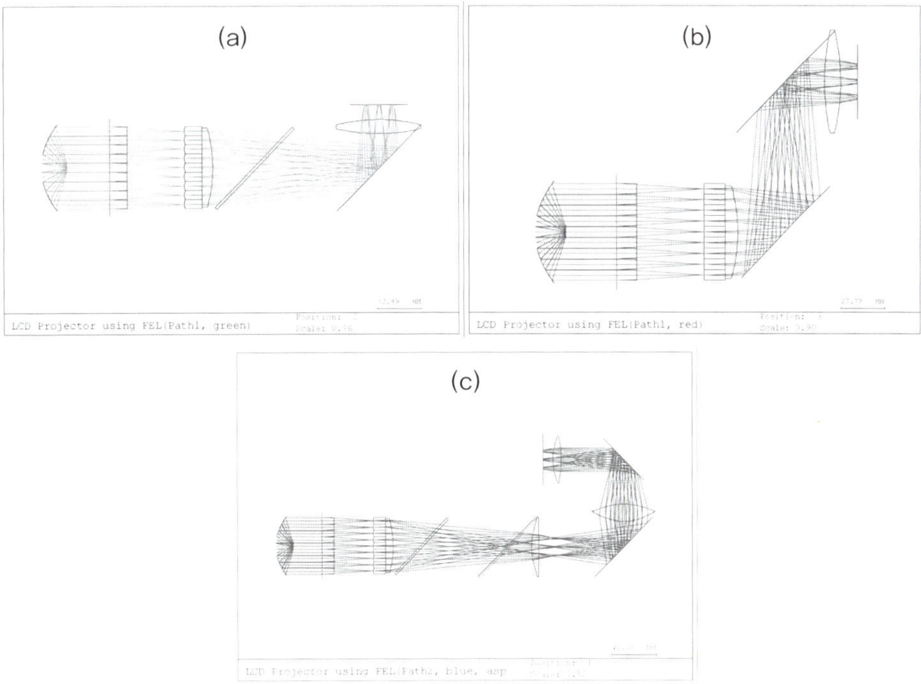


그림 2-6-6 표 2-6-1, 표 2-6-2, 표 2-6-3과 같이 입력된 광학계의 각각의 광로도((a)는 녹색, (b)는 적색, (c) 청색에 대한 광로도임. CodeV 사용)

광학계의 입력이 완료되었다면, 이제 광원에 대하여 모델링을 해야 한다. 본 절에서 언급된 조명광학계의 광원은 OSRAM사의 수은 아크 램프인 HBO 500 W/A[19]을 사용하기로 한다. 이 램프의 위치별, 각도별 조명세기 분포는 그림 2-6-7과 같다.

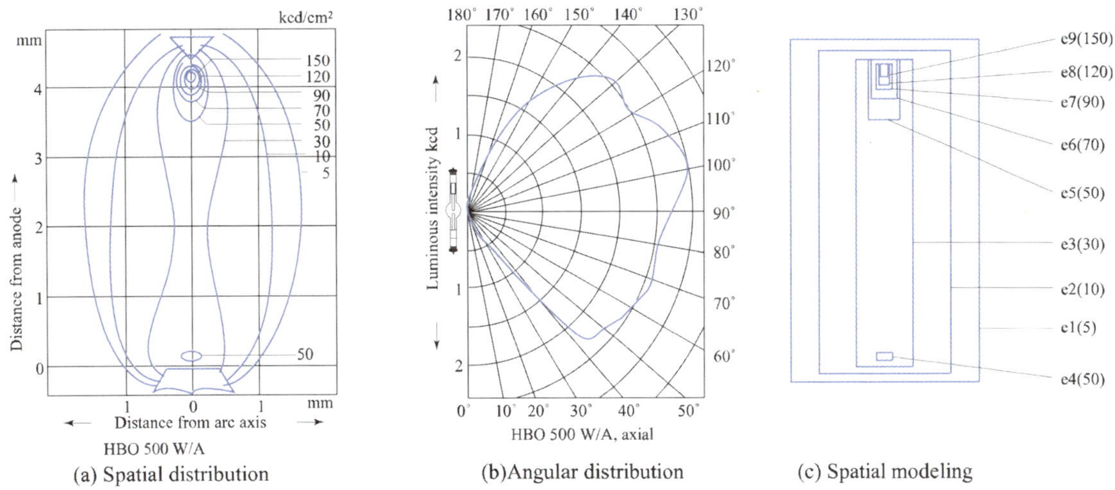


그림 2-6-7 OSRAM사의 수은 아크 램프의 조명세기 분포도 (a) 위치별 조명세기 (b) 각도별 조명세기 (c) 위치별 조명세기에 대한 모델링

먼저 그림 2-6-7 (b)와 같은 각도별 분포를 10° 간격으로 대략적으로 읽어서 그림 2-6-8과 같이 텍스트 파일을 만든다. 첫 번째 줄은 주석문이고, 세 번째 줄이 각도별 조명분포이다. 이때 확장자는 "*.int"로 저장해야 한다.

```
1 HBO 500 W/A Osram lamp (angular variation)
2 GRD 1 19 FIL SSZ 30 NDA 32767 WVL 1.0 XSC 1.0
3 0 0 0 5 15 23 25 26 25 27 30 28 25 26 23 17 10 5 0
4
```

그림 2-6-8 CodeV에서 그림 2-6-7 (b)와 같은 각도 특성을 갖는 조명분포 파일의 작성 예

아크 램프의 실제 위치별 조명분포는 그림 2-6-7 (a)와 같이 매우 복잡하나, 이를 정확히 모델링하기에는 매우 어렵다. 이를 정확히 모델링하기 위해서는 광학설계 S/W 외에 ASAP[20], Light Tools[21]와 같은 조명설계 및 평가 S/W를 이용해야 한다. 여기에서는 일반 광학설계 S/W에서 조명광학계를 개략적으로 평가하기 위한 방법을 설명하는 것이 목적이므로, 그림 2-6-7 (a)와 같은 복잡한 분포를 원통형과 구형으로만 모델링하기로 한다. 그림 2-6-7 (a)에서 보는 것처럼 총 9개의 영역으로 나뉘어 있고, 각 조명세기의 위치별 분포가 일정한 원통형 광원이 겹쳐 있는 것으로 해석하기로 하면 보다 단순하게 모델링을 할 수 있다. 단, 방전이 일어나서 조명세기가 가장 큰 영역은 원형으로 모델링하기로 한다. 이렇게 모델링하여 조명세기분포를 구하는 시퀀스 파일은 그림 2-6-9와 같다.

CodeV에서 조명분포를 구하는 명령어는 기본적으로 "lum"-"go" 조합으로 이루어진다. 두 명령어 사이에 여러 가지 옵션을 추가해서 원하는 계산을 하게 된다. 두 번째 줄 "clr y"는 기존 조명관련 계산결과를 초기화하는 명령어이며, 그 다음 네 번째 줄부터 광원을 모델링하게 된다. 네 번째 줄 "src"는 광원의 위치, "sha"는 광원의 모양과 크기, "rmx"는 조명세기, "anp"는 각도별 조명분포를 지정하는 명령어이다. 여기에서 네 번째 줄은 그림 2-6-7 (a)와 같은 조명분포에서 세기 5에 해당하는 부분이 광축 위로 0.19에 위치하고, 지름 2.8, 높이 4.9인 원통형, 세기가 5이고, hbo500a.int(그림 2-6-8)과 같은 각도분포를 가지는 광원을 생성한다는 의미이다. 그리고 "anp"의 마지막의 $-90$은 광원의 방향으로서, 광축에 대해 $-90°$만큼, 즉 광축과 수직으로 위치한다는 의미이다. 한편 12번째 줄은 방전이 일어나 빛이 가장 센 부분의 모델링이며, 구형으로 지정이 되어 있다. 13번째 이후의 설명은 그림 2-6-9의 각 명령어 오른쪽의 주석문을 참고하기 바란다.

```
lum
clr y !! 이전에 실행했던 조명 분포 지운다.
!! Lamp Modeling D:\RyuJM\CVUSER\FEL\hbo500a.int: angular distribution.
src e1 0 .19; sha e1 cyl 2.8 4.9; rmx e1 5;  anp fil D:\RyuJM\CVUSER\FEL\hbo500a.int -90
src e2 0 .19; sha e2 cyl 2.0 4.6; rmx e2 10;  anp fil D:\RyuJM\CVUSER\FEL\hbo500a.int -90
src e3 0 .19; sha e3 cyl  .9 4.4; rmx e3 30; anp fil D:\RyuJM\CVUSER\FEL\hbo500a.int -90
src e4 0 -1.88; sha e4 cyl .22 .12; rmx e4 50; anp fil D:\RyuJM\CVUSER\FEL\hbo500a.int -90
src e5 0 1.93; sha e5 cyl .50 .90; rmx e5 50; anp fil D:\RyuJM\CVUSER\FEL\hbo500a.int -90
src e6 0 2.10; sha e6 cyl .35 .50; rmx e6 70; anp fil D:\RyuJM\CVUSER\FEL\hbo500a.int -90
src e7 0 2.10; sha e7 cyl .20 .37; rmx e7 90; anp fil D:\RyuJM\CVUSER\FEL\hbo500a.int -90
src e8 0 2.10; sha e8 cyl .13 .22; rmx e8 120; anp fil D:\RyuJM\CVUSER\FEL\hbo500a.int -90
src e9 0 2.10; sha e9 sph .08;      rmx e9 150; anp fil D:\RyuJM\CVUSER\FEL\hbo500a.int -90
aim sph            !! Lamp에서 나온 빛이 전공간으로 퍼진다.
nra 1000000        !! no. of rays
rcv 36 24          !! detector size
rcg 101 101        !! Detector의 grid
pho y              !! 조명 분포의 profile을 그린다.
pro 0 0 0          !! XZ 평면의 절단면에 대한 profile
pro 0 0 90         !! YZ 평면의 절단면에 대한 profile
dis y              !! Contour를 그린다.
smo 3              !! Gaussian Smoothing(3x3)
lev 100            !! Contour Level을 100개로 지정
bac 1.0 1.0 1.0 !! 배경색 지정
go
[EOF]
```

그림 2-6-9 CodeV에서 조명분포를 구하기 위한 시퀀스 파일의 예

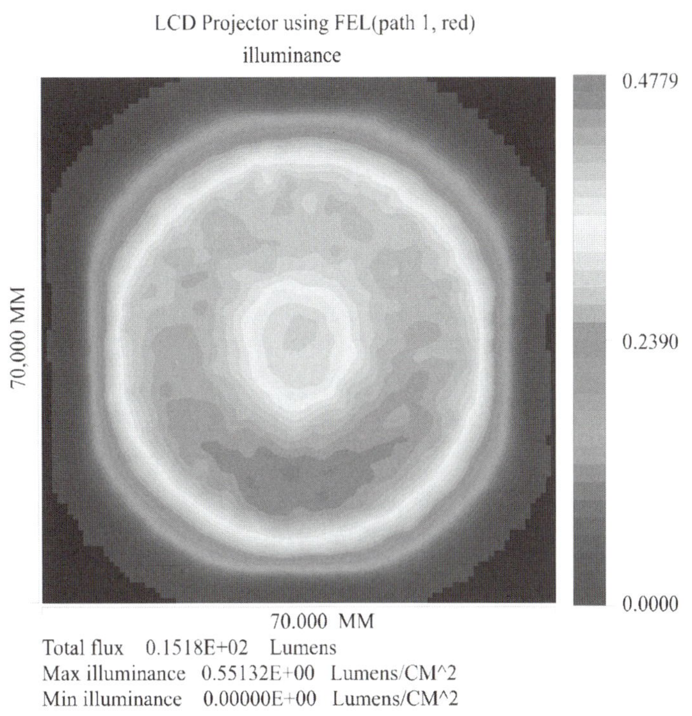


그림 2-6-10 그림 2-6-7과 같이 모델링된 광원과 반사면으로만 이루어진 조명계의 조명분포도 (CodeV 사용)

그림 2-6-10은 그림 2-6-7과 같이 모델링된 광원과 반사면으로만 이루어진 조명계의 조명분포도이다. 여기에서 광학계의 RDN은 표 2-6-1에서 2번 면까지와 같다. 그림 2-6-10에서 보는 것처럼 일반 아크 램프를 직접 사용하여 조명하는 경우에는 위치별 조명분포가 균일하지 않은 것을 확인할 수 있다.

표 2-6-1, 표 2-6-2, 표 2-6-3과 같이 입력하고, 그림 2-6-7 및 2-6-8과 같이 모델링하고, 조명세기 분포를 구하기 위해 그림 2-6-9와 같이 입력한 시퀀스 파일을 실행시키면 각 광로의 조명분포를 구할 수 있으며, 각 광로의 광로도와 조명분포를 함께 그린 것이 그림 2-6-11이다.

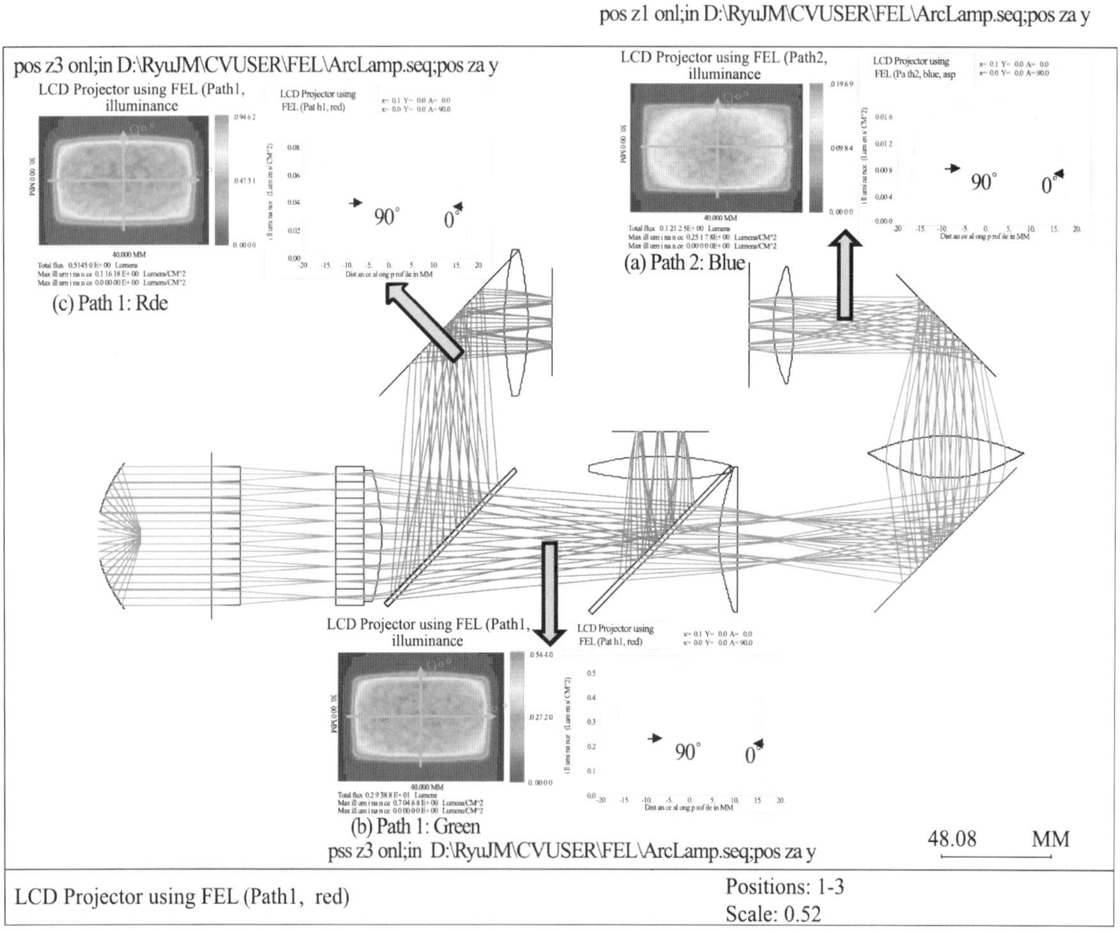


그림 2-6-11 참고문헌 [18]과 같이 설계된 광엔진의 광로도와 각 패널에서의 조명균일도(CodeV 사용)

# 7 어안렌즈의 설계

어안렌즈는 그림 2-7-1과 같이 화각이 180°가 되는 광학계로, 일반 광학계와 달리 왜곡이 매우 커서 촬영을 하게 되면 재미있는 사진을 얻을 수 있다. 이러한 광학계는 화각이 매우 넓기 때문에 감시장비, 자동차용 광학계 등에 응용되기도 한다. 이번 절에서는 어안렌즈설계에 필요한 기본이론과 설계 S/W의 tip을 소개하고자 한다.

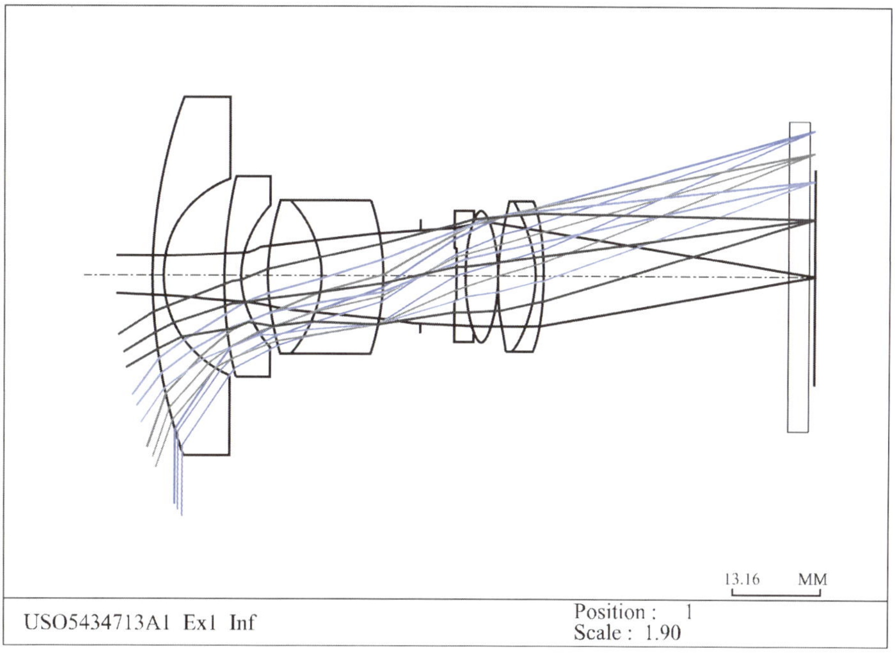


그림 2-7-1 어안광학계의 예(CodeV 사용)

광학계의 왜곡은 Part 1의 5절에서 언급한 바와 같이 식 (1.5.3)으로 주어지며, 근축상고 $y_p$와 초점거리 $f$ 및 반화각 $\theta$를 고려하면 식 (2.7.1)과 같이 주어진다.

$$DIY = \frac{Y_p - y_p}{y_p} \times 100(\%) = \frac{Y_p - f\tan\theta}{f\tan\theta} \times 100(\%) \quad (2.7.1)$$

이때 어안광학계에서는 최대화각에서 반화각이 90°가 되므로, 근축상고는 무한대가 된다. 그러나 반화각 90°의 빛이 특정 지점에 결상이 되므로 유한광선의 상고 $Y_p$는 유한한 값이 된다. 따라서 식 (2.8.1)로 주어지는 왜곡이 어안광학계에서도 유한한 값이 될 것으로 예상할 수 있다. 이에 대해서는 뒤에서 자세히 살펴보기로 하고, 반화각 90°인 물체가 어떻게 결상될 것인지에 대해 먼저 언급하도록 한다.

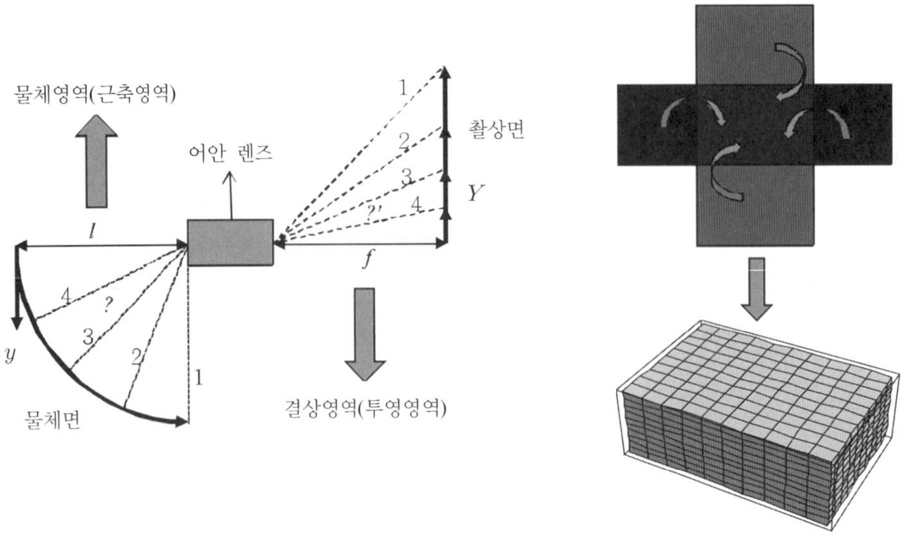


그림 2-7-2 투영함수(projection function)의 이해

그림 2-7-2는 어안광학계의 결상원리를 설명하기 위한 것이다. 어안광학계는 화각이 90°이므로 물체면이 평면이 아닌 구면으로 생각해야 한다. 이 그림에서 1번 광선은 광학계에 90°로 입사되어 평면인 촬상면에 결상하게 되고, 나머지 2~4번 광선도 마찬가지로 촬상면에 각각 결상된다. 즉 구면인 물체가 평면에 결상되는 것을 고려해야 하는데, 이러한 구면의 물체를 평면에 투영시키는 함수를 생각할 수가 있다. 이러한 함수를 **투영함수**(projection function)라고 한다[22]. 이제 이러한 투영함수에 대해 상세히 살펴보기로 한다. 그리고 앞으로 설명할 각 투영방법에 따른 투영함수에 따라 그림 2-7-2의 오른쪽과 같은 직사각형 상자의 중심에 어안광학계를 설치했을 때, 어떤 사진이 얻어질 것인지 예측해 보기로 한다.

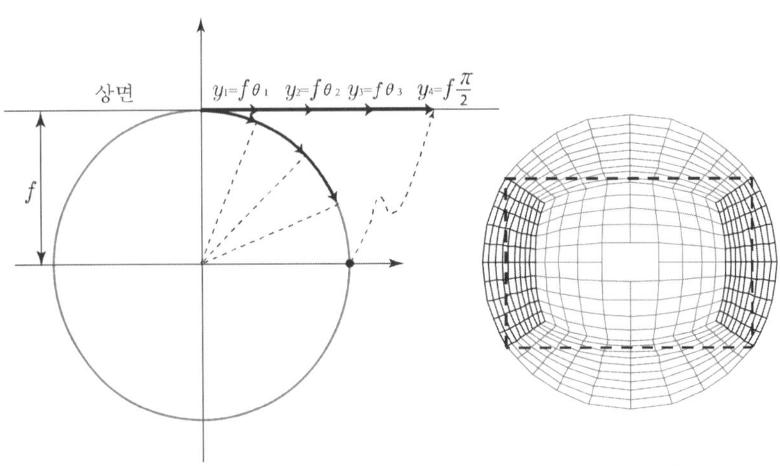


그림 2-7-3 등간격(Equidistance)투영법

그림 2-7-3은 구 위의 물체에 대한 등간격투영법에 대한 것이다. 이것은 그림 2.7.3의 왼쪽과 같이 물체면의 정점에서 결상되는 각 점까지의 물체면 위에서의 거리를 구하여 투영하는 방법이다. 즉 광학계의 수차가 충분히 작다고 가정한다면, 유한광선 상고 $Y_p$가 화각 $\theta$에 대해 식 (2.7.2)를 만족하게 된다. 즉 식 (2.7.2)가 바로 투영함수가 된다. 또한 유한광선 상고 $Y_p$가 식 (2.7.2)와 같은 투영함수를 만족하는 어안광학계의 왜곡수차는 식 (2.7.2)를 식 (2.7.1)에 대입하여 식 (2.7.3)과 같이 계산된다.

$$Y_p = f\theta \tag{2.7.2}$$

$$DIY = \frac{\theta - \tan\theta}{\tan\theta} \times 100(\%) \tag{2.7.3}$$

이러한 투영함수를 만족하는 어안광학계로 그림 2-7-2의 오른쪽 직사각형 상자 안을 촬영한다면, 그림 2-7-3의 오른쪽과 같은 형태로 결상된다. 이때 반화각이 90°인 물체점은 그림 2-7-3의 오른쪽 그림의 바깥 원주에 위치하게 되며, 이는 원형으로 결상됨을 의미한다. 만약 촬상소자의 대각선 끝단 상고에서 반화각 90°로 광학계가 설계된다면 그림 2-7-3의 오른쪽 그림의 직사각형 점선 안쪽과 같이 촬영될 것이다.

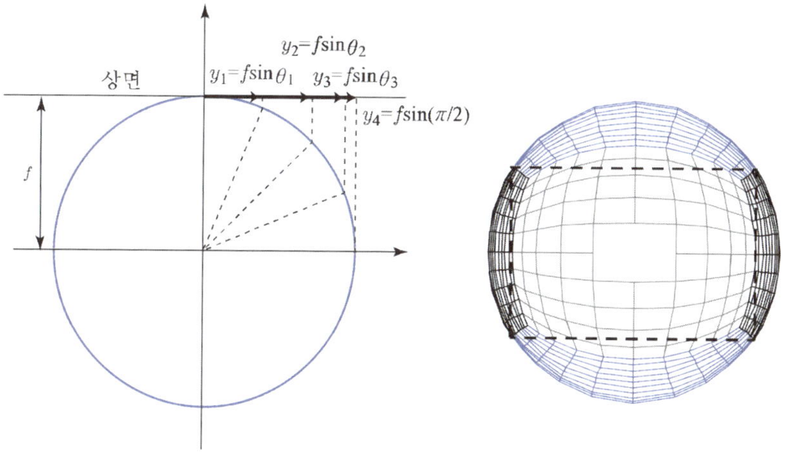


그림 2-7-4 직각(Orthographic) 투영법

그림 2-7-4는 직각투영법에 대한 원리를 나타낸 것이며, 그림 2-7-4의 왼쪽 그림에서 보는 것처럼 반화각이 90°에 가까워질수록 화면이 많이 압축되는 것을 예상할 수 있다. 그림 2-7-4와 같은 투영법의 투영함수는 식 (2.7.4)로 주어지며, 등각도투영법의 왜곡은 식 (2.7.5)로 주어진다.

$$Y_p = f\sin\theta \tag{2.7.4}$$

$$DIY = \frac{\sin\theta - \tan\theta}{\tan\theta} \times 100(\%) \tag{2.7.5}$$

이러한 직각투영을 만족하는 어안광학계의 촬영결과는 그림 2-7-4의 오른쪽과 같다. 앞서 설명한 대로 최대화각 근처에서는 화면이 많이 압축되는 것을 확인할 수 있다. 이와 같은 어안광학계의 사진은 주변부의 압축으로 인해 화각이 다소 작은 것처럼 느껴질 수 있으므로, 감시 카메라 또는 자동차용 광학계에 사용하기에는 부적합하다. 반대로 직각 투영은 다른 투영 방법에 비해 주변부의 압축효과가 크고 중심부가 강조되므로, 사진렌즈용 광학계로 구성했을 때, 재미있는 촬영결과를 얻을 수 있다.

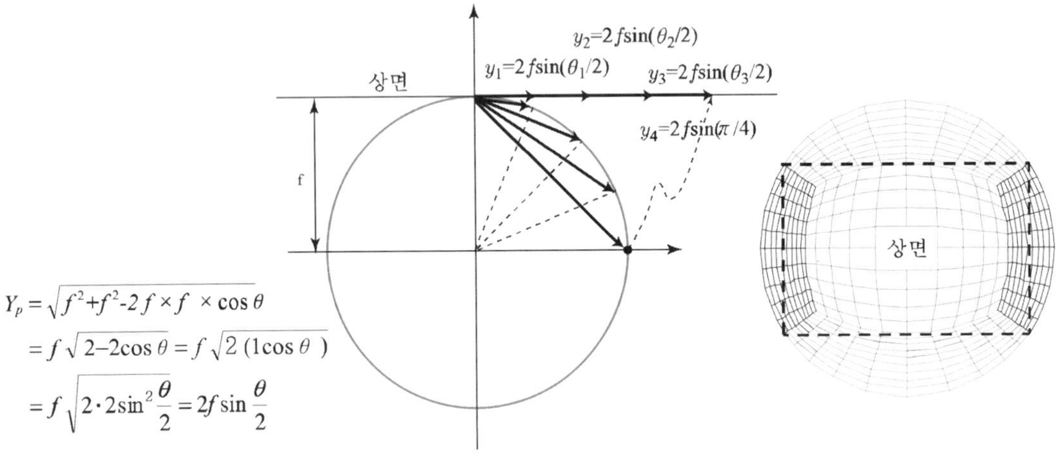


그림 2-7-5 등각도(Equisolid)투영법

그림 2-7-5는 등각도투영법의 원리를 나타낸 그림이다. **등각도투영법**은 등간격투영법과 달리 물체면 중심에서 투영하려는 물체점까지 직선거리를 계산해서 투영하는 방법이다. 투영함수는 식 (2.7.6)과 같이 계산되며, 등각도투영을 만족하는 광학계의 왜곡은 식 (2.7.7)과 같다.

$$Y_p = 2f\sin\left(\frac{\theta}{2}\right) \tag{2.7.6}$$

$$DIY = \frac{2\sin\left(\frac{\theta}{2}\right) - \tan\theta}{\tan\theta} \times 100(\%) \tag{2.7.7}$$

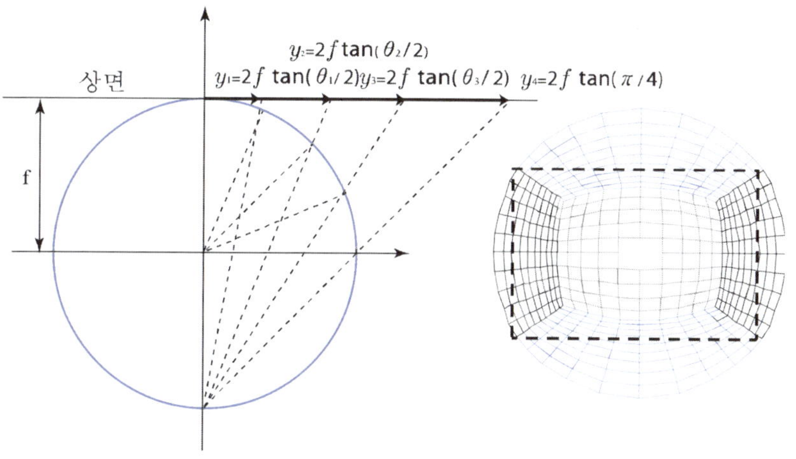


그림 2-7-6 입체(Stereographic)투영법

그림 2-7-6은 **입체투영법**의 원리를 나타낸 것이다. 투영함수는 식 (2.7.8)과 같이 계산되며, 입체투영을 만족하는 광학계의 왜곡은 식 (2.7.9)와 같다. 입체투영은 주변부로 갈수록 결상점의 간격이 커지므로, 주변부 영상의 확인이 다른 방식보다 유리하다. 이는 그림 2-7-6의 오른쪽 그림에서 확인할 수 있다. 따라서 이 투영법은 직각투영법과는 달리, 감시 카메라 또는 자동차용 광학계에 사용하기에 적합하다. 한편 이러한 어안광학계는 다른 형태보다 화각이 넓게 느껴지게 되므로, 사진에서 광각을 강조하기에도 적합하다.

$$Y_p = 2f\tan\left(\frac{\theta}{2}\right) \tag{2.7.8}$$

$$DIY = \frac{2\tan\left(\frac{\theta}{2}\right) - \tan\theta}{\tan\theta} \times 100(\%) \tag{2.7.9}$$

주로 교환렌즈용 광학계에 적용되는 형태는 대부분 등각도투영 방식이며, 입체투영도 제품화된 예[23]도 있다. 등간격투영은 주사광학계에 적용되는 형태이며, 대표적으로 $f$-$\theta$ 광학계[24]가 이러한 형태이다. 그 외에 주사광학계에서 $f$-$\theta$ 광학계 외에 $f$-arc $\sin\theta$ 광학계도 있으며[25], $f$-arc $\sin\theta$ 광학계의 투영함수와 왜곡은 각각 식 (2.7.10) 및 식 (2.7.11)과 같다.

$$Y_p = 2\phi_0 f\sin^{-1}\left(\frac{\theta}{2\phi_0}\right) \tag{2.7.10}$$

$$DIY = \frac{2\phi_0\sin^{-1}\left(\frac{\theta}{2\phi_0}\right) - \tan\theta}{\tan\theta} \times 100(\%) \tag{2.7.11}$$

지금까지는 각 투영법에 따른 왜곡에 대한 수식을 살펴보았다. 지금부터는 어안광학계의 최대화각에서의 왜곡을 계산해 보기로 한다. 그림 2-7-7은 Mathematica에서 등간격투영, 등각도투영, 직각투영, 입체투영 방법에 따른 왜곡에 대한 최대화각에서 왜곡의 수렴값을 확인한 것이다. 그림 2-7-7에서 보는 것처럼, 최대화각인 90°에서 왜곡은 −1로서 −100%가 됨을 알 수 있다. 따라서 어안광학계의 형태에 관계없이 최대화각에서의 왜곡은 항상 −1이 됨을 알 수 있으며, 최대화각에서의 왜곡이 음수이므로, 어안광학계는 항상 술통형 왜곡이 된다.

```
In[14]:= Limit[(πx/180 - Tan[π/180 x]) / Tan[π/180 x], x → 90]
         Limit[(Sin[π/180 x] - Tan[π/180 x]) / Tan[π/180 x], x → 90]
         Limit[(2 Sin[π/180 x/2] - Tan[π/180 x]) / Tan[π/180 x], x → 90]
         Limit[(2 Tan[π/180 x/2] - Tan[π/180 x]) / Tan[π/180 x], x → 90]

Out[14]= -1

Out[15]= -1

Out[16]= -1

Out[17]= -1
```

그림 2-7-7 Mathematica를 이용한 각 투영법에 대한 왜곡에 대한 화각 90° 에서의 극한값

한편 실제 설계된 어안렌즈는 이러한 투영법에 의한 왜곡값과 완전히 일치하지는 않는다. 따라서 더 일반적인 경우에 대해서도 확인할 필요가 있다. 식 (2.7.12)는 일반적인 어안광학계에서 화각 90° 에서 왜곡의 수렴값을 계산한 예이다. 유한광선 상고는 화각에 따라 변하므로, $Y_p$는 $\theta$의 함수가 된다. 여기에서 $Y_p$의 $\theta$에 대한 미분값은 유한할 것이므로, 식 (2.7.12)와 같이 일반적인 경우에서도 최대화각에서의 왜곡은 항상 −1이 됨을 알 수 있다. 식 (2.7.12)의 첫 번째 식에서 두 번째 식으로 넘어가는 이유는 로피탈 정리를 적용한 결과이다.

$$\lim_{\theta\to\frac{\pi}{2}}\frac{Y_p(\theta)-f\tan\theta}{f\tan\theta}=\lim_{\theta\to\frac{\pi}{2}}\frac{\frac{dY_p}{d\theta}-f\sec^2\theta}{f\sec^2\theta}=\lim_{\theta\to\frac{\pi}{2}}\frac{\frac{dY_p}{d\theta}\cos^2\theta-f}{f}=-1 \qquad (2.7.12)$$

그림 2-7-8은 등간격투영, 등각도투영, 직각투영, 입체투영 방법에 따른 왜곡수차도이다. 그림 2-7-8에서 보는 것처럼 투영방법에 관계없이 왜곡은 항상 음수이므로 술통형 왜곡이 됨을 알 수 있다. 그리고 일부 특허에서는 이러한 광학적 왜곡 외에 각 투영함수와 실제 상고 사이의 차이값으로 왜곡을 정의하기도 한다[26].

```
MyPlot = Plot[{ (π x/180 - Tan[π/180 x]) / Tan[π/180 x], (Sin[π/180 x] - Tan[π/180 x]) / Tan[π/180 x], (2 Sin[π/180 x/2] - Tan[π/180 x]) / Tan[π/180 x], (2 Tan[π/180 x/2] - Tan[π/180 x]) / Tan[π/180 x]}, {x, 0, 90}, Frame → True,
   FrameLabel → {Distortion, Angle, "", ""}, PlotStyle → {Gray, Black, Red, Blue}];
Show[MyPlot /. x_Line :→ Map[Reverse, x, {2}]];
```

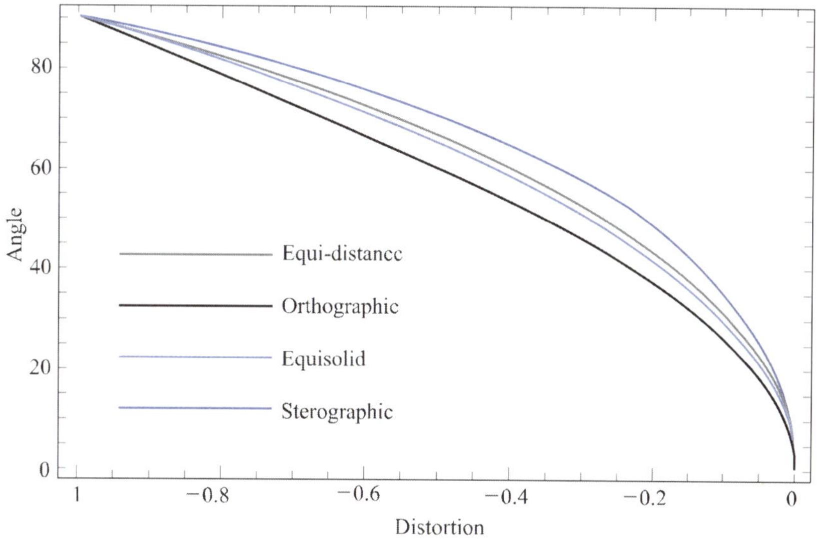


그림 2-7-8 Mathematica로 그린 각 투영법에 대한 왜곡수차도

마지막으로 설계 S/W에서 몇 가지 tip에 대해서 설명하도록 하겠다. 먼저 CodeV에 대해서 살펴보면 그림 2-7-9와 같이, “Wide Angle Mode”를 반드시 체크해야 한다. 이것은 명령행에서 ‘wid y’를 입력한 것과 동일하다. 그리고 “Wide Angle Mode”는 반드시 필드(field)를 각도로 입력해야 하며, “YAN” 또는 “XAN”을 사용해야 함을 의미한다. OSLO에서도 이와 유사하게 그림 2-7-10과 같이 “Wide angle mode”를 입력해야 하며, CodeV와 달리, 화각은 45°로 입력하고, 필드비(field ratio)를 그림 2-7-10 아래쪽 그림과 같이 2.0을 입력해야 한다.

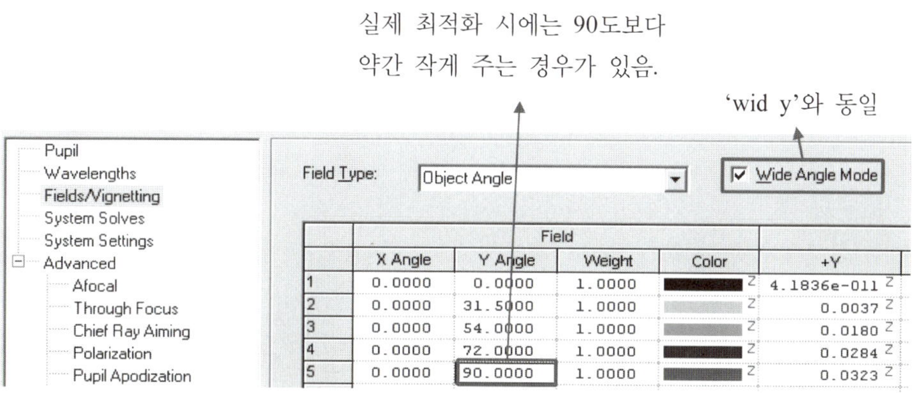


그림 2-7-9 CodeV에서 어안광학계를 설계하기 위한 화각설정 방법

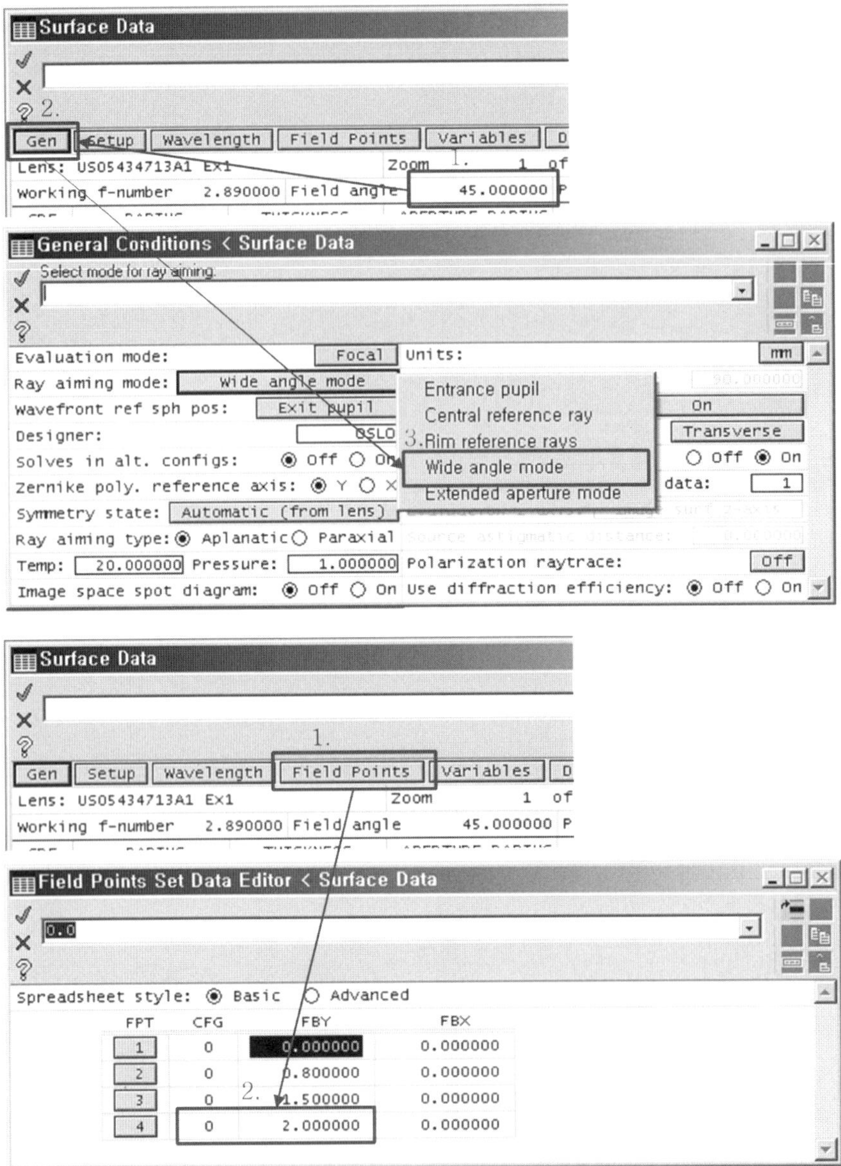


그림 2-7-10 OSLO에서 어안광학계를 설계하기 위한 화각설정 방법

일반적인 광학계에서 필드를 각도로 입력하는 경우, 중간 필드, 예를 들면 0.5-필드는 식 (2.7.13)과 같이 계산된다. 그러나 어안광학계에서는 최대화각에서 $\tan\theta$값이 무한대가 되기 때문에 식 (2.7.13)과 같이 계산되지 않고, 식 (2.8.14)와 같이 상고 또는 물체 높이로 지정하는 필드와 마찬가지로 필드비에 비례해서 계산된다.

$$\theta_{0.5-Field} = \tan^{-1}\left(\tan\frac{\theta_{1.0-Field}}{2}\right) \tag{2.7.13}$$

$$\theta_{0.5-Field} = \frac{\theta_{1.0-Field}}{2} \tag{2.7.14}$$

그림 2-7-11은 어안광학계 설계를 위해 더미(dummy)면 입력을 보여 주는 예이다. CodeV에서는 화각 90° 이상의 광선을 광선추적할 때, 오류방지를 위해 첫 번째 면은 비구면으로 입력할 것을 권하고 있다[27]. 따라서 실제 구면이라 하더라도 비구면화해서 비구면계수를 모두 0으로 입력한다.

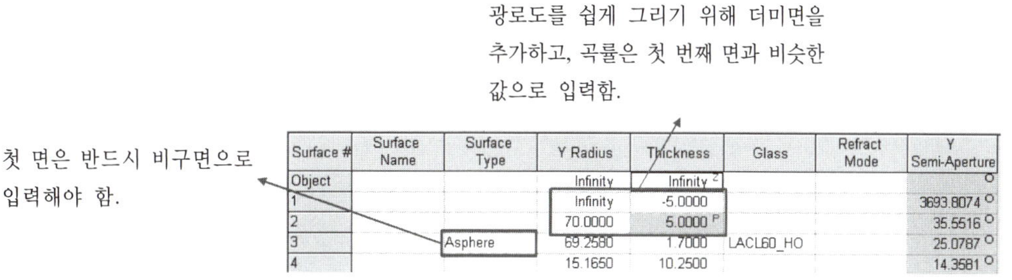


| Surface # | Surface Name | Surface Type | Y Radius | Thickness | Glass | Refract Mode | Y Semi-Aperture |
|---|---|---|---|---|---|---|---|
| Object | | | Infinity | Infinity Z | | | O |
| 1 | | | Infinity | -5.0000 | | | 3693.8074 O |
| 2 | | | 70.0000 | 5.0000 P | | | 35.5516 O |
| 3 | | Asphere | 69.2580 | 1.7000 | LACL60_HO | | 25.0787 O |
| 4 | | | 15.1650 | 10.2500 | | | 14.3581 O |

그림 2-7-11 CodeV에서 어안광학계를 설계하기 위한 더미면 입력의 예

CodeV에서 어안광학계의 광로도를 그릴 경우, 더미면을 입력하지 않으면 화면 스케일(scale)이 너무 작게 설정이 되서 광로도 확인이 불편한 경우가 있다. 이를 위해 그림 2-7-11과 같이 실제 첫 번째 면 앞에 더미면을 입력해서 두 번째 면부터 광로도를 그리면 보다 편리하게 확인할 수 있다. 즉 그림 2-7-11과 같이 더미면을 입력한 뒤에 "vie;sur s2..i;go"를 명령행에 입력하면 그림 2-7-1과 같은 보기 좋은 광로도를 그릴 수 있다.

실제 어안광학계를 설계해 보면 최적화가 잘 진행되지 않는 경우가 많다. 그래서 실무 설계에 있어서 화각을 89.5° ~ 90.5°를 피해서 입력하는 경우도 있다[27]. 그리고 첫 번째 렌즈의 두 번째 면은 반구로 되기 쉬운데, 이렇게 두 번째 면이 반구가 되면 렌즈 가공이 불가능하기 때문에 최적화 시에는 반드시 이를 고려해야 한다.

## 참고문헌

[1] P. Mouroulis and J. Macdonald, *Geometrical Optics and Optical Design*(Oxford University Press, New York, 1997), Chap. 9.

[2] 전영세, 김형수, 이종웅, 박성찬, "등가렌즈를 이용한 2매 접합 렌즈계의 설계", 한국광학회지, 제9권 5호, pp. 282 ~ 289, 1998.

[3] "Mathematica" is a registered trademark of Wolfram Research, Inc. http://www.wri.com/

[4] "Maple 8" is a registered trademark of Waterloo Maple Inc. http://www.mapleapps.com/

[5] 이종웅, 김건수, "등가렌즈 변환의 일반화와 일반화된 등가렌즈의 3차수차식", 한국광학회지, 제7권 4호, pp. 305 ~ 313, 1996.

[6] K. Yamaji, *Design of Zoom Lenses*, in Progress in optics VI, edited by E. Wolf(North Holland, Amsterdam, 1971), Chap. 4.

[7] 류재명, 임천석, 조재흥, 정진호, 전영세, 이강배, "줌 구조를 이용하여 물체거리가 변해도 상면과 배율이 고정되는 현미경 광학계의 설계", 한국광학회지, 제14권 6호, pp. 613 ~ 622, 2003.

[8] 오정효, "가우스 괄호법을 이용한 줌 렌즈 궤적의 통합해석적 계산법에 관한 연구", 한남대학교 박사학위논문(2013), pp. 7 ~ 20.

[9] D. Malacara, K. Creath, J. Schmit and J. C. Wyant, "Testing of Aspheric Wavefronts and Surfaces", in *Optical Shop testing*, edited by D. Malacara (John Wiley & Sons, Inc., New York, 2007, 3rd ed.), pp. 491 ~ 493.

[10] D. Malacara, K. Creath, J. Schmit and J. C. Wyant, "Testing of Aspheric Wavefronts and Surfaces", in *Optical Shop testing*, edited by D. Malacara (John Wiley & Sons, Inc., New York, 2007, 3rd ed.), pp. 442 ~ 474.

[11] 표준과학연구원, *비구면 측정용 Null 렌즈계의 설계 및 공차분석*, 한국표준과학연구원 99년도 기관고유사업 위탁연구개발과제 보고서

[12] ORA, *CodeV Reference Manual Vol. II* (Ver. 10.3, Synpsys Inc., Pasadena, 2011), Chap. 16, 16 4.

[13] D. Malacara and W. T. Welford, "Star Tests", in *Optical Shop testing*, edited by D. Malacara (John Wiley & Sons, Inc., New York, 2007, 3rd ed.), Chap. 11.

[14] H. Schreiber and J. H. Bruning, "Phase Shifting Interferometry", in *Optical Shop testing*, edited by D. Malacara (John Wiley & Sons, Inc., New York, 2007, 3rd ed.), Chap. 14.

[15] *CodeV Reference Manual Vol. II* (version 9.10, Optical Research Associates, Pasadena, 2001).

[16] James C. Wyant, "webMathematica and LiveGraphics3D", http://wyant.optics.arizona.edu/math.htm

[17] Jae myung Ryu, "LENS SYSTEM", US2010/0177407 A1, 2010.

[18] 류재명, 조재흥, 정진호, 이종진, "Fly eye Lens를 사용하는 액정 projector용 조명 광학계의 설계", 한국광학회지, 제 13권 3호, pp. 173 ~ 181, 2002.

[19] OSRAM AG, "Technical Information", (OSRAM AG, 2011), http://www.osram.com/_global/pdf/Professional/Display_Optic/Semiconductor_Medical/HBO IC/500%2520A%2520E.pdf

[20] "ASAP" is a registered trademark of Breault Research Organization, Inc. http://www.breault.com/

[21] "LightTools" is a registered trademark of Synopsys, Inc. http://www.opticalres.com/lt/ltprodds_f.html

[22] C. Hughes, P. Denny, E. Jones, and M. Glavin, "Accuracy of fish-eye lens models", App. Opt. 49(17), 10 June 2010, pp. 3338 ~ 3347.

[23] LensTip.com, "Samyang 8 mm f/3.5 Aspherical IF MC Fish-eye", (lenstip.com, 2011), http://www.lenstip.com/160.1-Lens_review-Samyang_8_mm_f_3.5_Aspherical_IF_MC_Fish-eye Introduction.html

[24] 임천석, "600DPI용 플라스틱 $f$-$\theta$ 렌즈가 실장된 Laser Scanning Unit의 측정 및 평가", 한국광학회지, 제 10권 5호, pp. 364 ~ 368, 1999.

[25] 이종웅, "4구면경계의 전자계산기를 이용한 설계 및 수차해석", 한국과학기술원 박사학위논문(1988), pp. 137 ~ 144.

[26] Keiko Mizuguchi, "FISHEYE LENS", US07161746 B2, 2007.

[27] ORA, *CodeV Reference Manual Vol. I* (Ver. 10.3, Synpsys Inc., Pasadena, 2011), Chap. 3, pp. 3 ~ 26.

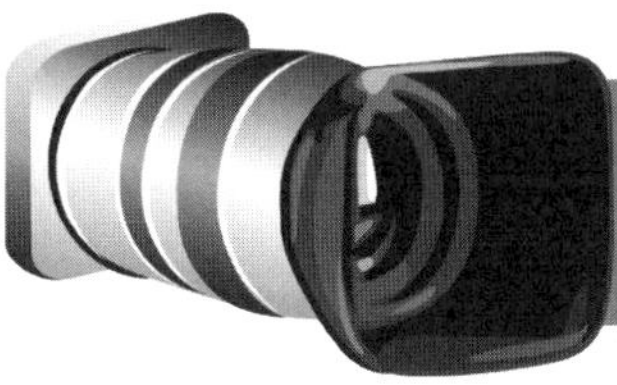

# Part 3

# 줌렌즈 이론 및 실무

# 1 서 론

Part 2 제4절에서 일부 언급하였듯이 줌(zoom)광학계의 정의는 *EFL* 또는 배율이 연속적으로 변하고, 상면이 유지되는 광학계를 말한다[1]. 여기에서 무한광학계인 경우에는 *EFL*이 연속적으로 변하고 상면이 유지되는 광학계가 줌광학계이고, 유한광학계는 배율이 연속적으로 변하고 상면이 유지되는 광학계가 줌광학계가 된다. 이에 반하여 물체거리가 바뀌지만 배율이 고정되는 광학계도 있는데, 이러한 광학계는 참고문헌 1에서 정의되는 줌광학계가 아니므로, 이를 Part 2 제4절에서 언급한 다중배치 광학계라고 한다[2].

그러나 광학설계 방법에 있어서는 줌광학계와 다중배치 광학계가 서로 동일하고, 특성도 매우 유사하다. 따라서 이를 구분하는 것이 그리 의미가 있다고 보기는 힘들다. 그러므로 본 교재의 줌광학계에 대한 정의는 참고문헌 1을 문자 그대로 해석하지 않고 다중배치 광학계까지 포함하는 조금 더 넓은 범위로 취급을 하고자 한다.

아무튼 *EFL*이 연속적으로 변하는 경우는 모두 줌광학계라고 말할 수 있다. 이러한 정의에 따르면 매크로렌즈(macro lens)도 *EFL* 및 배율이 연속적으로 변하면서 상면이 유지되기 때문에 줌광학계라고 할 수 있다. 그러나 카메라 광학계에 있어서 매크로렌즈는 줌광학계와는 특성의 차이가 있다. 물론 매크로렌즈의 설계방법이 줌광학계와 같지만, 물체거리에 따른 포커싱(focusing) 방법에 대한 중요한 차이가 있기 때문에 이는 별도로 생각한다. 다만 본 장에서 설명하고자 하는 궤적계산 입장에서 보면 매크로렌즈의 포커싱 방법도 그리 특별한 방법은 아니다. 한편 참고문헌 2와 같은 광학계는 줌광학계가 아닌 다중배치 광학계라고 한다. 그런데 이 광학계는 각 렌즈군의 이동에 따라 배율은 고정되지만, 광학계의 *EFL*은 바뀌므로 본 교재에서는 넓은 의미의 줌광학계로 취급한다. 따라서 본 교재에서의 줌광학계라 함은 문자 그대로 렌즈군의 이동에 따라 *EFL*이 변하는 광학계로 정의한다.

제2절에서는 본 장의 내용 이해를 위해 줌광학계의 원리와 구성요소에 대하여 설명할 것이다. 제3절에서는 본격적으로 줌궤적에 대한 계산방법에 대하여 언급한다. 제3절에서는 임의의 모든 줌광학계의 궤적계산을 할 수 있도록 수치해석적인 방법에 대하여 살펴보고자 한다. 이 방법은 주로 프로그래밍 언어로 구현할 것이다. 그러나 제4절에서는 특정 구속조건이 주어졌을 때, 각 군의 궤적을 1차~3차방정식 형태로 유도하여 손으로도 계산할 수 있도록 수식을 정리한다. 또한 제5절에서는 카메라의 필수 기능인 물체거리 변화에 따른 초점을 유지하기 위한 자동초점(AF; autofocus)을 위한 이동군(moving group)의 이동량 계산방법에 대해 언급한다. 제6절에서는 AF 이동량 또는 핀트(punt) 보정 등에 필요한 종민감도와 손떨림 보정에 따른 이동량 계산을 위한 횡민감도에 대한 계산방법을 살펴본다.

궤적계산이 비교적 복잡하여 사람이 일일이 구하는 것은 상당히 비효율적이며, 이러한 작업은 당연히 컴퓨터로 해야 한다. 단 이를 프로그래밍하여 S/W로 만든다면 본인이 아닌 다른 설계자도 사용하게 되므로, UI를 적절히 구성해야 한다. 이러한 내용으로 제7절을 구성하였으며, 추가로 저자가 직접 작성한 S/W로 몇몇 광학계에 대한 궤적계산의 예를 들었다.

# 2 줌광학계의 구성

줌광학계를 분류하기 전에 줌광학계가 어떠한 원리로 초점거리 또는 배율이 변하는지 알아볼 필요가 있다.

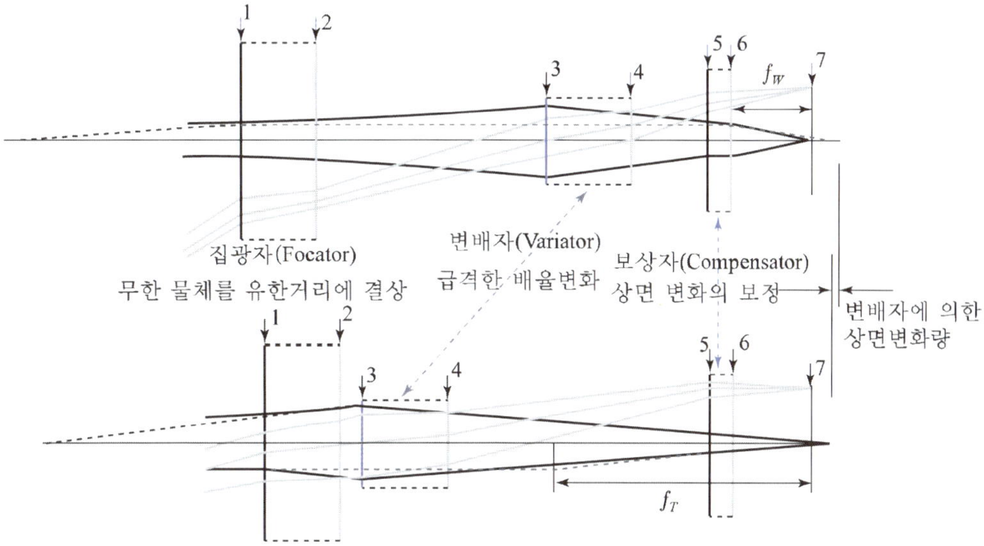


그림 3-2-1 줌렌즈의 화각 변화

그림 3-2-1은 디지털 스틸 카메라(DSC; digital still camera)용 광학계와 같은 줌렌즈에서의 화각 변화를 나타낸 그림이다. 이 그림은 실제 렌즈들로 구성된 것을 모듈 렌즈(module lens)로 변환하여 나타낸 것이다. 광학계의 초점거리 또는 배율을 바꾸기 위해서는 특정군을 움직이는 것이 가장 일반적이다. 물론 액체 렌즈 또는 액정소자를 이용하여, 곡률 또는 굴절률을 바꿔서 같은 효과를 얻을 수 있지만[3], 현재까지는 이를 이용한 상업적 제품이 아직 보고된 바가 없다. 따라서 본 교재에서는 렌즈군 사이의 거리변화에 의해 초점거리 또는 배율이 바뀌는 광학계에 대해서만 언급을 할 것이다.

그림 3-2-1에서 위, 아래 광로도는 각각 3개의 움직이는 군이 있음을 알 수 있다. 첫 번째 군에는 평행광이 입사하여 특정 위치에 결상이 되고 있다. 줌광학계에 있어서 이와 같이 평행광을 특정 위치에 결상하는 역할을 하는 군을 **집광자**(focator)라고 한다. 두 번째 군은 첫 번째 군에 의해 결상된 상을 다른 곳에 재결상시킨다. 이때 두 번째 군에서 물체거리 또는 상거리가 많이 바뀌어서 배율변화가 큰 것을 알 수 있다. 그래서 두 번째 군과 같이 배율변화가 커서 광학계의 초점거리 또는 배율변화에 가장 큰 역할을 하는 군을 **변배자**(variator)라고 한다. 한편 두 번째 군에 의해 결상되는 상점은 위치에 따라 약간 차이가 있다. 이때 세 번째 군은 두 번째 군에서 결상된 상을 실제 촬상소자 위치에 정확히 결상시키는 역할을 한다. 이와 같이 변배자에 의해 결상된 상에 대한 위치 보상을 하는 군을 **보상자**(compensator)라고 한다. 광학설계에 따라서는 변배자에 의한 결상 위치가 고정된다면 보상자를 생략할 수도 있다. 그러나 보상자 없이 변배자

만으로는 광학계의 초점위치가 고정되지 않으므로, 렌즈군의 간격에 의해 초점거리 또는 배율이 바뀌기 위해서는 최소한 2개의 군이 움직여야만 한다. 그러나 움직이는 군이 적으면 수차보정의 한계가 생기기 때문에 초점거리 또는 배율변화가 클수록 군의 개수는 늘어날 수밖에 없다. 그러나 움직이는 군이 많아지면 기구 구성이 복잡해지므로 실제 카메라 제품에서는 움직이는 군은 많아야 5개이고 대부분은 3~4개만 움직인다. 물론 교환렌즈와 같이 고사양의 특별한 경우에는 5개 이상의 군이 움직이는 경우도 있다.

한편 그림 3-2-1에서 보는 것처럼 군 사이의 간격이 바뀜으로 인해서 광학계의 초점거리가 달라지는 것을 알 수 있다. 그리고 기초이론에서 초점거리가 짧을수록 화각이 커지고, 초점거리가 길면 화각이 작아지는 것을 알고 있다. 무한 물점의 줌광학계에서 초점거리가 가장 짧은 단을 **광각단**(wide단), 초점거리가 가장 긴 단을 **망원단**(Tele단)이라 하고, 광각단과 망원단 사이를 **중간단**(normal단 또는 middle단)이라고 한다. 또한 망원단에서의 초점거리를 광각단에서의 초점거리로 나눈 값을 줌배율이라고 한다. 줌배율이 클수록 화각변화가 크다는 의미이고, 설계 난이도는 증가하게 된다.

만약 물체가 유한거리에 있는 광학계에서는 초점거리 대신 배율이 화각을 대신한다. 배율이 낮으면 넓은 영역을 보게 되고, 배율이 크면 좁은 영역을 보게 된다. 따라서 무한 물점 줌광학계와 마찬가지 개념을 사용해서 배율이 낮으면 광각단, 배율이 크면 망원단이라고 한다. 또한 배율이 낮다는 말은 물체거리가 커서 멀리 있는 물체를 보는 것이므로 '광각단'이라는 용어 대신 '**원거리단**(far단)'이라고도 하며, 마찬가지로 배율이 높으면 물체거리가 짧으므로 '망원단' 대신 '**근거리단**(near단)'이라고도 한다. 유한광학계에 있어서 원거리단의 배율이 0이 되면 줌배율은 무의미해지는데, 이 경우는 줌배율을 계산하지 않고, 그 외에는 원거리단과 근거리단의 배율비로서 줌배율을 계산한다.

마지막으로 몇 가지 용어를 더 알아야 한다. 줌광학계의 화각을 연속적으로 바꾸기 위해서는 각 군 사이의 거리도 연속적으로 바뀌야 한다. 이때 각 군의 이동경로를 연속적으로 그린 곡선을 **줌궤적**(locus)이라고 한다. 이렇게 각 군의 간격변화를 통해 화각이 연속적으로 바뀌는 상태를 **주밍**(zooming)이라고 한다. 그리고 주밍이라고 하면 일반적으로 무한광학계의 경우를 말한다. 이때 화각이 연속적으로 바뀔 때 변배자의 배율이 바뀌기 때문에 '변배'라는 용어를 사용하기도 하며, 실무에서 변배라는 용어는 무한물점이든 유한 물점이든 자유롭게 사용한다. 이때 변배 중에 광학 전장이 고정되는 경우를 내부줌(inner zoom)이라고 한다.

또한 무한물점 광학계라 하더라도 카메라에서는 비교적 가까운 거리의 피사체도 촬영이 가능해야 한다. 이때 물체거리의 변화에 따른 상면변화를 보정해야 하는데, 이러한 역할을 하는 것을 **조출군**(繰出群, focusing group)이라 한다[4]. 또한 특정 물체거리의 피사체를 결상시키기 위한 조출군의 이동량을 **조출량**(繰出量, focus adjustment)이라고 한다. 이러한 조출군은 주로 이동하는 군 중 배율변화가 가장 작은 군을 선택하게 되는데, 일반적으로는 집광자 또는 보상자를 조출군으로 사용한다. 이러한 이유는 조출량에 따른 성능변화가 작고, 화각변화가 작은 것이 좋기 때문이다. 그러나 집광자는 1군이므로 집광자를 조출군으로 하여 이동하면 광학계의 전장이 바뀌지만, 보상자를 조출군으로 사용하게 되면 조출(focusing)에 따라 광학계의 전장이 바뀌지 않는다. 특히 조출군의 이동에 따라 광학계의 전장이 바뀌지 않는 조출방식을 **내부초점**(IF; inner focus) 방식이라고 한다.

# 3 수치해석적인 줌궤적의 계산

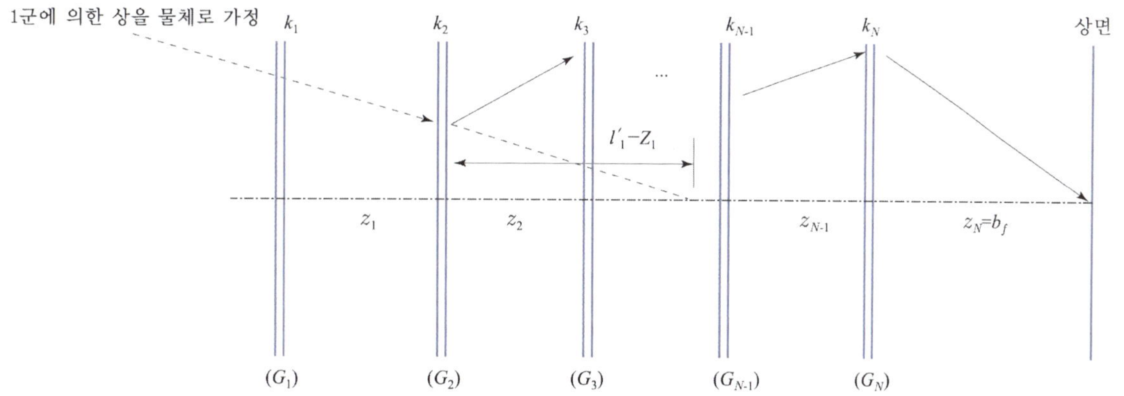


그림 3-3-1 N군 줌광학계의 광로도

그림 3-3-1은 $N$군 줌광학계의 광로도이다. 이 그림에서는 축상광선이 그려져 있다. 줌궤적은 화각에 관계없이 축상광선이 가우스 상점에서의 상고가 항상 0이 되도록 각 군 사이의 거리를 계산하여 구한다. 이때 축상광선이 가우스 상점에서의 상고가 0이 되면서 주어진 초점거리를 만족해야 한다. 즉 이러한 궤적을 계산할 때는 상면에서의 축상광선의 상고가 0이면서 광학계의 전체 초점거리가 원하는 값을 갖는 군간 간격을 구하는 것이 궤적계산이다. 따라서 이를 계산하기 위해서는 사실상 축상광선에 대한 근축광선추적을 해야 한다. 그러나 3군 이상이 되면 식이 매우 복잡하여 손으로 일일이 구하는 것은 상당히 비효율적이다. 따라서 컴퓨터의 프로그래밍 언어로 구현하여 자동으로 구하도록 하는 것이 일반적이다. 근축광선추적을 Part 2 제3절에서 언급한 가우스 괄호법(Gaussian bracket)을 이용하면 프로그램밍에 상당히 편리하다. 그리고 가우스 괄호법은 part 1의 참고문헌 [8]을 참조하면 된다. 광학계의 전체 초점거리와 상면에서의 상고에 관한 식은 식 (3.3.1)과 같이 표현된다.

$$
\begin{aligned}
&[k_1,-z_1,k_2,-z_2,k_3,\cdots,k_{N-1},-z_{N-1},k_N]=-\frac{n_i u_i}{h_0}=\frac{n_i}{EFL}\equiv K \\
&[k_1,-z_1,k_2,-z_2,k_3,\cdots,k_{N-1},-z_{N-1},k_N,-z_N]=0
\end{aligned}
\qquad (3.3.1)
$$

여기에서 $k_i(i=1,2,\cdots,N)$는 각 군의 굴절능, $z_i(i=1,2,\cdots,N)$는 각 군간 주요점 사이의 거리, $K$는 $EFL$ 역수의 개념이며 광학계 전체의 굴절능을 각각 의미한다. $k$와 $z$에 사용된 첨자는 렌즈군의 번호이다.

그러나 식 (3.3.1)은 무한물점에서만 사용이 가능하고, 유한거리에 대해서는 식 (3.3.2)를 사용해야 한다.

$$[-z_0, k_1, -z_1, k_2, -z_2, k_3, \cdots, k_{N-1}, -z_{N-1}, k_N] = \frac{1}{m}$$
$$[-z_0, k_1, -z_1, k_2, -z_2, k_3, \cdots, k_{N-1}, -z_{N-1}, k_N, -z_N] = 0 \qquad (3.3.2)$$

여기에서 $m$은 광학계 전체 배율을 의미한다. 식 (3.3.1)과 식 (3.3.2)를 **주밍방정식**(Zooming eguation)이라고 하며, 모든 광학계의 줌궤적은 이 식들로부터 구할 수 있다. 일반적으로 줌궤적은 설계가 완료된 상태에서 캠(CAM) 부품을 설계 및 가공하기 위해 광학설계자가 기구설계자에게 넘겨 주는 데이터이다. 따라서 각 군의 굴절능은 이미 정해져 있다. $N$군 광학계의 미지수는 각 군 사이의 거리와 초점거리 또는 배율이 되므로, 미지수의 개수는 무한광학계의 경우 $N$+1개, 유한광학계는 $N$+2개가 된다.

## 3-1. 물체거리가 무한대인 2군 줌광학계의 궤적

줌광학계에서 가장 간단한 형태가 2군 광학계이며, 이 형태에서는 별도의 구속조건이 없다. 2군 광학계의 경우에는 식이 단순하기 때문에 직접 식을 계산해서 해석적인 해를 얻을 수 있다. 먼저 물체거리가 무한대인 2군 광학계의 주밍방정식은 식 (3.3.3)과 같다.

$$[k_1, -z_1, k_2] = k_1 + k_2 - z_1 k_1 k_2 = K$$
$$[k_1, -z_1, k_2, -z_2] = 1 - k_1 z_1 - k_1 z_2 - k_2 z_2 + z_1 z_2 k_1 k_2 = 0 \qquad (3.3.3)$$

여기에서 미지수는 $K$, $z_1$, $z_2$이다. 따라서 경우의 수는 3가지인데, 첫 번째로 초점거리 $K$가 주어졌을 때 $z_1$과 $z_2$를 구하는 경우, 두 번째로 1군과 2군의 간격 $z_1$이 주어졌을 때 $K$와 $z_2$를 구하는 경우, 세 번째로 2군과 상면의 간격 $z_2$가 주어졌을 때 $K$와 $z_1$을 구하는 경우가 있다.

먼저 $K$가 주어지는 경우, 식 (3.3.3)의 첫 번째 식을 이용해 $z_1$을 구하고, 이를 식 (3.3.3)의 두 번째 식에 대입하여 $z_2$를 구하면 된다. 그 결과는 식 (3.3.4)와 같다.

$$[k_1, -z_1, k_2] = k_1 + k_2 - z_1 k_1 k_2 = K$$
$$z_1 k_1 k_2 = K - k_1 - k_2$$
$$\therefore\ z_1 = \frac{K - k_1 - k_2}{k_1 k_2} \qquad (3.3.4)$$
$$[k_1, -z_1, k_2, -z_2] = 1 - k_1 z_1 - K z_2 = 0$$
$$\therefore\ z_2 = \frac{1 - k_1 z_1}{K}$$

두 번째로 1군과 2군의 간격 $z_1$이 주어졌을 때는 식 (3.3.3)의 첫 번째 식을 이용하여 $K$를 구하고, 식 (3.3.4)의 두 번째 식에 대입하면 $z_2$를 구할 수 있다. 세 번째인 2군과 상면의 간격 $z_2$가 주어졌을 때는 식 (3.3.3)의 두 번째 식을 식 (3.3.5)와 같이 변형하여 $z_1$을 구한다. 여기에서 식 (3.3.5)로부터 구한 $z_1$을 식 (3.3.3)의 첫 번째 식에 대입하면 $K$를 얻게 된다.

$$[k_1,-z_1,k_2,-z_2]=k_1(-z_1)(1-k_2z_2)+1-(k_1+k_2)z_2=0$$

$$\therefore\ z_1=\frac{1-(k_1+k_2)z_2}{k_1(1-k_2z_2)} \tag{3.3.5}$$

## 3-2. 물체거리가 무한대인 $N$군 줌광학계의 궤적

과거에는 주밍방정식과 구속조건을 이용하여 해석적인 해를 얻어 줌궤적을 구하였다[5]. 이 방법의 장점은 해석적으로 유도가 되는 경우의 줌궤적은 매우 빠른 속도로 해를 구할 수 있다. 그러나 군이 늘어나면 해석적인 해도 매우 복잡해지며, 경우에 따라서는 해석적인 해가 존재하지 않을 수도 있다. 이러한 경우에는 수치해석적인 방법을 사용할 필요가 있다[6]. 그러나 해석적이든 수치해석적이든 각 경우에 있어서 식은 두 개씩만 주어져 있으므로 추가 조건이 필요하다. 추가 조건으로는 각 군의 고정 여부, 각 군들 간의 결합(coupling) 여부 등이 있다. 예를 들면 캠코더 광학계 또는 굴곡형 광학계의 경우에는 통상적으로 PNPP 4군 또는 PNPPP 5군 구성으로 1군과 3군이 촬상소자에 대하여 고정된다(여기에서 P는 positive lens, N은 negative lens를 의미한다). 이러한 경우에는 1군에서 3군까지의 거리와 3군에서 상면까지의 거리가 구속조건이 된다. 그러나 침통형 광학계 또는 교환렌즈 광학계와 같이 모든 군이 움직이는 경우에는 광학계의 특징에 따라 결정되는 구속조건이 없다. 또한 광학계의 특징에 따라 구속조건이 명확한 광학계라 하더라도 이동군이 많아지면, 주밍방정식과 구속조건의 개수가 미지수보다 여전히 작아서 궤적을 구할 수 없다. 따라서 광학설계자가 추가로 조건을 결정해야만 한다. 이러한 추가 조건의 결정은 기구적인 조건과 경험에 의해 결정된다.

한편 3배 이하의 저배율 광학계에서는 광각단과 망원단을 포함하여 보통 3개의 줌 위치(zoom position)로, 5 ~ 7배에서는 통상 5개의 줌 위치로, 그 이상의 고배율 광학계는 7개 이상의 줌 위치로 광학설계를 한다.

미지수가 단 2개인 경우에는 해석적인 해가 구해지는데, 첫 번째로는 초점거리 $K$와 $i$번째 군과 $i$+1번째 군까지의 거리 $z_i$가 미지수인 경우를 살펴보자. 이때 식 (3.3.1)의 첫 번째 식을 가우스 괄호법의 성질을 이용하여 $z_i$에 대해 식을 풀면 식 (3.3.6)과 같이 된다.

$$[k_1,-z_1,k_2,-z_2,k_3,\cdots,k_i,-z_i,k_{i+1},\cdots,k_{N-1},-z_{N-1},k_N,-z_N]=0$$

$$[k_1,-z_1,k_2,-z_2,k_3,\cdots,k_i](-z_i)[k_{i+1},\cdots,k_{N-1},-z_{N-1},k_N,-z_N]+$$
$$[k_1,-z_1,k_2,-z_2,k_3,\cdots,k_i+k_{i+1},\cdots,k_{N-1},-z_{N-1},k_N,-z_N]=0 \tag{3.3.6}$$

$$z_i=\frac{[k_1,-z_1,k_2,-z_2,k_3,\cdots,k_i+k_{i+1},\cdots,k_{N-1},-z_{N-1},k_N,-z_N]}{[k_1,-z_1,k_2,-z_2,k_3,\cdots,k_i][k_{i+1},\cdots,k_{N-1},-z_{N-1},k_N,-z_N]}$$

식 (3.3.6)을 식 (3.3.1)의 두 번째 식에 대입하면, $K$를 구할 수 있다. 다음으로 $i$번째 군과 $i$+1번째 군까지의 거리 $z_i$와 $j$번째 군과 $j$+1번째 군까지의 거리 $z_j$가 주어지는 경우이다. 먼저 $j$번째 군의 거리가 포함되도록 식 (3.3.6)을 다시 한 번 쓰면 식 (3.3.7)과 같다.

$$
\begin{aligned}
&[k_1,-z_1,k_2,-z_2,k_3,\cdots,k_i,-z_i,k_{i+1},\cdots k_j,-z_j,k_{j+1},\cdots,k_{N-1},-z_{N-1},k_N,-z_N]=0\\
&[k_1,-z_1,k_2,-z_2,k_3,\cdots,k_i](-z_i)[k_{i+1},\cdots,k_j,-z_j,k_{j+1},\cdots,k_{N-1},-z_{N-1},k_N,-z_N]+\\
&\qquad [k_1,-z_1,k_2,-z_2,k_3,\cdots,k_i+k_{i+1},\cdots,k_j,-z_j,k_{j+1},k_{N-1},-z_{N-1},k_N,-z_N]=0\\
&z_i=\frac{[k_1,-z_1,k_2,-z_2,k_3,\cdots,k_i+k_{i+1},\cdots,k_j,-z_j,k_{j+1},\cdots,k_{N-1},-z_{N-1},k_N,-z_N]-K}{[k_1,-z_1,k_2,-z_2,k_3,\cdots,k_i][k_{i+1},\cdots,k_j,-z_j,k_{j+1},\cdots,k_{N-1},-z_{N-1},k_N,-z_N]}
\end{aligned}
\tag{3.3.7}
$$

식 (3.3.1)의 두 번째 식도 식 (3.3.7)과 같은 방법으로 $z_i$에 대해서 정리하면 식 (3.3.8)과 같다.

$$
\begin{aligned}
&[k_1,-z_1,k_2,-z_2,k_3,\cdots,k_i,-z_i,k_{i+1},\cdots,k_j,-z_j,k_{j+1},\cdots,k_{N-1},-z_{N-1},k_N]=K\\
&[k_1,-z_1,k_2,-z_2,k_3,\cdots,k_i](-z_i)[k_{i+1},\cdots,k_j,-z_j,k_{j+1},\cdots,k_{N-1},-z_{N-1},k_N]+\\
&\qquad [k_1,-z_1,k_2,-z_2,k_3,\cdots,k_i+k_{i+1},\cdots,k_j,-z_j,k_{j+1},\cdots,k_{N-1},-z_{N-1},k_N]=K\\
&z_i=\frac{[k_1,-z_1,k_2,-z_2,k_3,\cdots,k_i+k_{i+1},\cdots,k_j,-z_j,k_{j+1},\cdots,k_{N-1},-z_{N-1},k_N]-K}{[k_1,-z_1,k_2,-z_2,k_3,\cdots,k_i][k_{i+1},\cdots,k_j,-z_j,k_{j+1},\cdots,k_{N-1},-z_{N-1},k_N]}
\end{aligned}
\tag{3.3.8}
$$

여기에서 식 (3.3.7)과 식 (3.3.8)로부터 식 (3.3.9)를 얻을 수 있다.

$$
\begin{aligned}
z_i&=\frac{[k_1,-z_1,k_2,-z_2,k_3,\cdots,k_i+k_{i+1},\cdots,k_j,-z_j,k_{j+1},\cdots,k_{N-1},-z_{N-1},k_N]-K}{[k_1,-z_1,k_2,-z_2,k_3,\cdots,k_i][k_{i+1},\cdots,k_j,-z_j,k_{j+1},\cdots,k_{N-1},-z_{N-1},k_N]}\\
&=\frac{[k_1,-z_1,k_2,-z_2,k_3,\cdots,k_i+k_{i+1},\cdots,k_j,-z_j,k_{j+1},\cdots,k_{N-1},-z_{N-1},k_N,-z_N]}{[k_1,-z_1,k_2,-z_2,k_3,\cdots,k_i][k_{i+1},\cdots,k_j,-z_j,k_{j+1},\cdots,k_{N-1},-z_{N-1},k_N,-z_N]}\\
\therefore\ &\frac{[k_1,-z_1,k_2,-z_2,k_3,\cdots,k_i+k_{i+1},\cdots,k_j,-z_j,k_{j+1},\cdots,k_{N-1},-z_{N-1},k_N-z_N]-K}{[k_{i+1},\cdots,k_j,-z_j,k_{j+1},\cdots,k_{N-1},-z_{N-1},k_N,-z_N]}\\
&=\frac{[k_1,-z_1,k_2,-z_2,k_3,\cdots,k_i+k_{i+1},\cdots,k_j-z_j,k_{j+1},\cdots,k_{N-1},-z_{N-1},k_N,-z_N]}{[k_{i+1},\cdots,k_j,-z_j,k_{j+1},\cdots,k_{N-1},-z_{N-1},k_N,-z_N]}
\end{aligned}
\tag{3.3.9}
$$

식 (3.3.9)에서 $z_j$에 대해 정리하면 식 (3.3.10)을 얻을 수 있다.

$$
\begin{aligned}
&\frac{[k_1,-z_1,k_2,-z_2,k_3,\cdots,k_i+k_{i+1},\cdots,k_j,-z_j,k_{j+1},\cdots k_{N-1},-z_{N-1},k_N]-K}{[k_{i+1},\cdots,k_j,-z_j,k_{j+1},\cdots,k_{N-1},-z_{N-1},k_N]}\\
&\quad=\frac{k_1,-z_1,k_2,-z_2,k_3,\cdots,k_i+k_{i+1},\cdots k_j,-z_j,k_{j+1},\cdots,k_{N-1},-z_{N-1},k_N,-z_N}{[k_{i+1},\cdots,k_j,-z_j,k_{j+1},\cdots,k_{N-1},-z_{N-1},k_N,-z_N]}\\
&\therefore\ \frac{A_1z_j+B_1-K}{C_1z_j+D_1}=\frac{A_2z_j+B_2}{C_2z_j+D_2}\\
&A_1\equiv-[k_1,-z_1,k_2,-z_2,k_3,\cdots,k_i+k_{i+1},\cdots,k_j][k_{j+1},\cdots,k_{N-1},-z_{N-1},k_N]\\
&B_1\equiv[k_1,-z_1,k_2,-z_2,k_3,\cdots,k_i+k_{i+1},\cdots,k_j+k_{j+1},\cdots,k_{N-1},-z_{N-1},k_N]
\end{aligned}
$$

$$C_1 \equiv -[k_{i+1},\cdots,k_j][k_{j+1},\cdots,k_{N-1},-z_{N-1},k_N]$$
$$D_1 \equiv [k_{i+1},\cdots,k_j+k_{j+1},\cdots,k_{N-1},-z_{N-1},k_N]$$
$$A_2 \equiv -[k_1,-z_1,k_2,-z_2,k_3,\cdots,k_i+k_{i+1},\cdots,k_j][k_{j+1},\cdots,k_{N-1},-z_{N-1},k_N,-z_N]$$
$$B_2 \equiv [k_1,-z_1,k_2,-z_2,k_3,\cdots,k_i+k_{i+1},\cdots,k_j+k_{j+1},\cdots,k_{N-1},-z_{N-1},k_N,-z_N]$$
$$C_2 \equiv [k_{i+1},\cdots,k_j][k_{j+1},\cdots,k_{N-1},-z_{N-1},k_N,-z_N]$$
$$D_2 \equiv [k_{i+1},\cdots,k_j+k_{j+1},\cdots,k_{N-1},-z_{N-1},k_N,-z_N]$$
$$(A_1z_j+B_1-K)(C_2z_j+D_2)-(A_2z_j+B_2)(C_1z_j+D_1)=0$$
$$\therefore\ (A_1C_2-A_2C_1)z_j^2+\{A_1D_2+(B_1-K)C_2-A_2D_1-B_2C_1\}z_j + (B_1-K)D_2-B_2D_1=0 \qquad (3.3.10)$$

식 (3.3.10)은 $z_j$에 대한 2차방정식이므로 간단하게 해를 구할 수 있고, 이를 식 (3.3.8) 또는 식 (3.3.9)에 대입하면 $z_i$도 구할 수 있다.

이제 구속조건이 $N-1$개가 주어질 때, $N+1$개의 미지수를 구하는 경우를 살펴보자. 이 경우의 일부는 해석적으로 해를 구할 수는 있지만, 이를 각 경우에 대해 모두 구하여 프로그래밍을 하기에는 대단히 복잡하므로, 여기에서는 수치해석적인 방법을 이용한다. 이 방법은 기본적으로 Part 1 제10절에서 언급한 최적화 알고리즘과 매우 유사하나 다시 한번 설명한다. 식 (3.3.1)과 같은 주밍방정식에 $N-1$개의 구속조건이 추가로 주어지게 되면, 식 (3.3.11)과 같은 $N+1$차 연립방정식을 푸는 문제가 된다.

$$\begin{aligned}
&f_1(z_1,z_2,\cdots,z_{N-1},z_N,K) \equiv [k_1,-z_1,k_2,-z_2,k_3,\cdots,k_{N-1},-z_{N-1},k_N]-K=0\\
&f_2(z_1,z_2,\cdots,z_{N-1},z_N,K) \equiv [k_1,-z_1,k_2,-z_2,k_3,\cdots,k_{N-1},-z_{N-1},k_N,-z_N]=0\\
&f_3(z_1,z_2,\cdots,z_{N-1},z_N,K)=0\\
&f_4(z_1,z_2,\cdots,z_{N-1},z_N,K)=0\\
&\qquad\vdots\\
&f_{N+1}(z_1,z_2,\cdots,z_{N-1},z_N,K)=0
\end{aligned} \qquad (3.3.11)$$

각 방정식들을 테일러(Taylor) 전개를 해서 1차항까지 구하면 식 (3.3.12)와 같다.

$$f_1(z_1,\cdots,z_N,K) \approx f_1(z_{10},\ \cdots,z_{N0},K_0)+\left.\frac{\partial f_1}{\partial z_1}\right|_{z_1=z_{10}}(z_1-z_{10})+\cdots + \left.\frac{\partial f_1}{\partial z_N}\right|_{z_N=z_{N0}}(z_N-z_{N0})+\left.\frac{\partial f_1}{\partial K}\right|_{K=K_0}(K-K_0)=0$$

$$f_2(z_1,\cdots,z_N,K) \approx f_2(z_{10},\cdots,z_{N0},K_0)+\left.\frac{\partial f_2}{\partial z_1}\right|_{z_1=z_{10}}(z_1-z_{10})+\cdots$$

$$+\left.\frac{\partial f_2}{\partial z_N}\right|_{z_N=z_{N0}}(z_N-z_{N0})+\left.\frac{\partial f_1}{\partial K}\right|_{K=K_0}(K-K_0)=0$$

$$f_{N+1}(z_1,\cdots,z_N,K)\approx f_{N+1}(z_{10},\cdots,z_{N0},K_0)+\left.\frac{\partial f_{N+1}}{\partial z_N}\right|_{z_1=z_{10}}(z_1-z_{10})$$

$$+\left.\frac{\partial f_{N+1}}{\partial z_N}\right|_{z_N=z_{N0}}(z_N-z_{N0})+\left.\frac{\partial f_{N+1}}{\partial K}\right|_{K=K_0}(K-K_0)=0 \qquad (3.3.12)$$

식 (3.3.12)에서 주어진 수식을 행렬형태로 다시 표현하면 식 (3.3.13)과 같다. 이때 이 행렬방정식의 미분행렬을 **자코비안(Jacobian)행렬**이라고 한다.

$$\begin{bmatrix} f_1(z_{10},\cdots,z_{N0},K_0 \\ \vdots \\ f_N(z_{10},\cdots,z_{N0},K_0 \\ f_{N+1}(z_{10},\cdots,z_{N0},K_0 \end{bmatrix}+\begin{bmatrix} \left.\frac{\partial f_1}{\partial z_1}\right|_{z_1=z_{10}} & \cdots & \left.\frac{\partial f_1}{\partial z_N}\right|_{z_1=z_{N0}} & \left.\frac{\partial f_1}{\partial K}\right|_{K=K_0} \\ \vdots & \ddots & \vdots & \vdots \\ \left.\frac{\partial f_1}{\partial z_1}\right|_{z_1=z_{10}} & \cdots & \left.\frac{\partial f_N}{\partial z_N}\right|_{z_N=z_{N0}} & \left.\frac{\partial f_N}{\partial K}\right|_{K=K_0} \\ \left.\frac{\partial f_{N+1}}{\partial z_N}\right|_{z_1=z_{10}} & \cdots & \left.\frac{\partial f_{N+1}}{\partial z_N}\right|_{z_N=z_{N0}} & \left.\frac{\partial f_{N+1}}{\partial K}\right|_{K=K_0} \end{bmatrix}\begin{bmatrix} z_1-z_{10} \\ \vdots \\ z_N-z_{N0} \\ K-K_0 \end{bmatrix}=\begin{bmatrix} 0 \\ \vdots \\ 0 \\ 0 \end{bmatrix}$$

(3.3.13)

여기에서 $z_1$, $z_2$, $\cdots$, $z_N$, $K$에 대해 풀면 식 (3.3.14)를 얻을 수 있다.

$$\begin{bmatrix} z_1 \\ \vdots \\ z_N \\ K \end{bmatrix}=\begin{bmatrix} z_{10} \\ \vdots \\ z_{N0} \\ K_0 \end{bmatrix}+\begin{bmatrix} \left.\frac{\partial f_1}{\partial z_1}\right|_{z_1=z_{10}} & \cdots & \left.\frac{\partial f_1}{\partial z_N}\right|_{z_N=z_{N0}} & \left.\frac{\partial f_1}{\partial K}\right|_{K=K_0} \\ \vdots & \ddots & \vdots & \vdots \\ \left.\frac{\partial f_N}{\partial z_1}\right|_{z_1=z_{10}} & \cdots & \left.\frac{\partial f_N}{\partial z_N}\right|_{z_N=z_{N0}} & \left.\frac{\partial f_N}{\partial K}\right|_{K=K_0} \\ \left.\frac{\partial f_{N+1}}{\partial z_N}\right|_{z_1=z_{10}} & \cdots & \left.\frac{\partial f_{N+1}}{\partial z_N}\right|_{z_N=z_{N0}} & \left.\frac{\partial f_{N+1}}{\partial K}\right|_{K=K_0} \end{bmatrix}^{-1}\begin{bmatrix} f_1(z_{10},\cdots,z_{N0},K_0) \\ \vdots \\ f_N(z_{10},\cdots,z_{N0},K_0) \\ f_{N+1}(z_{10},\cdots,z_{N0},K_0) \end{bmatrix}$$

(3.3.14)

여기에서 $z_{10}$, $z_{20}$, $\cdots$, $z_{N0}$, $K_0$은 각각의 초기조건이며, 궤적을 구하기 전이라면 설계 줌 위치에서의 이들 값은 알고 있는 것이므로 설계 줌 위치를 지나는 스플라인(spline) 곡선을 구하여 초기조건을 잡는다. 그 다음에 $(z_1-z_{10})$, $(z_2-z_{20})$, $\cdots$, $(z_N-z_{N0})$, $(K-K_0)$가 충분히 작아질 때까지 식 (3.3.14)을 반복계산(iteration)하는데, 통상 10회 정도 반복계산을 하면 충분한 정밀도가 나온다.

만약 광학계가 물체거리가 유한한 유한물점 광학계라면 식 (3.3.2)를 사용해야 한다. 이 경우에는 무한물점 광학계에서 물체거리 변수가 추가되므로 미지수는 총 $N$+2개가 된다. 그러나 궤적을 구하는 방법은 무한물점 광학계와 다를 것이 없으므로, 위에서 유도한 식을 약간만 변형해서 계산하면 된다.

한편 물체거리에 따른 상면변화 보정을 하기 위해 2개 이상의 군을 움직이는 광학계를 **플로팅(floating) 광학계**라고 한다. 이러한 광학계는 식 (3.3.14)와 같은 복잡한 반복계산을 하지 않고 움직이는 군들의 군간 간격들을 스플라인 보간을 해서 결정하며, 상면 위치가 무한대와 같아지도록 물체거리를 구하는 방법을 사용한다. 즉 식 (3.3.2)에서 $z_1$부터 $z_N$까지의 군간 간격들을 스플라인 보간으로 구해 놓고, 식 (3.3.15)를 이용해 물체거리 $z_0$을 구한다.

$$\begin{aligned}&(-z_0)[k_1,-z_1,k_2,-z_2,k_3,\cdots,k_{N-1},-z_{N-1},k_N,-z_N]\\&\qquad+[-z_1,k_2,-z_2,k_3,\cdots,k_{N-1},-z_{N-1},k_N,-z_N]=0\\&\therefore\ z_0=\frac{[-z_1,k_2,-z_2,k_3,\cdots,k_{N-1},-z_{N-1},k_N,-z_N]}{[k_1,-z_1,k_2,-z_2,k_3,\cdots,k_{N-1},-z_{N-1},k_N,-z_N]}\end{aligned}\tag{3.3.15}$$

그러나 $z_1$부터 $z_N$까지 스플라인 보간으로 구해 놓는 경우라도 배율이 주어지는 경우도 있는다. 이러한 경우에는 식 (3.3.15)에서 $z_0$을 구해서 식 (3.3.2)에 대입하면 처음에 주어진 배율이 맞지 않는 경우가 생긴다. 이러한 경우에는 특정 군을 움직여서 주어진 배율이 맞도록 보정해야 한다. 이 방법은 part 3의 “제5절 조출량 계산”의 “3. 광학계의 배율이 주어지는 경우”에 언급된 수식을 이용하여 계산하면 된다.

궤적계산을 하면서 주어지는 구속조건이 많지 않기 때문에, 일부 설계변수에 대해서는 중간값을 결정해야 되는 경우가 많다. 궤적을 계산하는 단계에서는 각 군의 굴절능이 결정되고, 설계 줌 위치에 대해서는 각 군 사이의 간격과 그 때의 초점거리가 주어진다. 그러나 설계 줌 위치를 제외한 나머지 구간에서는 군간 간격과 광학계의 초점거리가 주어지지 않는다. 이에 따라서 궤적을 계산할 때, 몇몇 변수는 보간법을 이용해서 중간값을 결정한다. 이때 사용하는 보간법은 여러 가지가 있지만 각 군의 궤적이 불연속적이거나 지나치게 급격한 변곡점이 없도록 최대한 완만하고 부드럽게 보간법을 사용해야 한다. 이때 설계 줌 위치에서 연속이고, 1차미분이 연속이 되도록 하는 스플라인 보간을 사용한다면 비교적 부드러운 궤적을 얻을 수 있다. 그림 3-3-2는 임의의 줌광학계의 임의의 군에 대한 궤적을 나타낸 그림이다. $x$축은 줌 간격(zoom step)이고, $y$축은 군간 간격이다. 또한 곡선 위의 점은 설계 줌 위치를 나타낸다. 그림 3-3-2에서 점이 5개이므로, 설계 줌 위치는 5개가 된다.

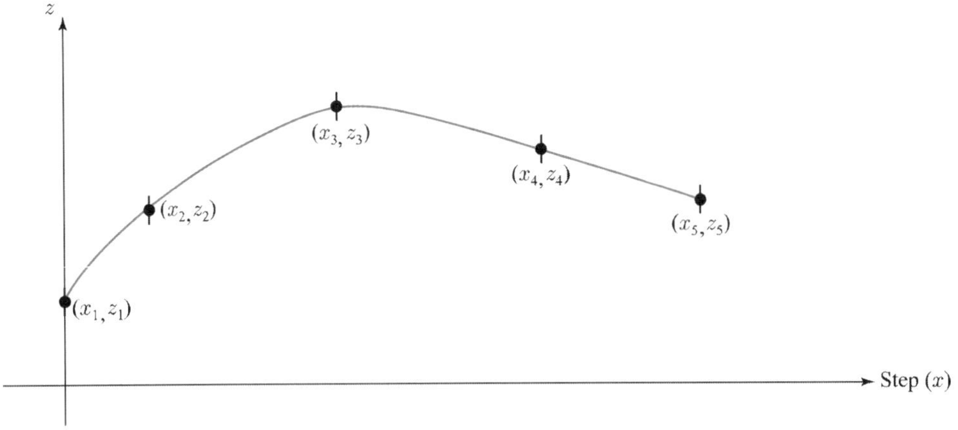


그림 3-3-2 임의의 광학계의 임의의 군의 궤적 예

그림 3-3-2의 곡선의 각 구간을 3차 다항식으로 나타내면, 이 식은 설계 줌 위치에서 연속이고, 1차미분이 연속이므로 식 (3.3.16)을 만족한다. 여기에서 $x_i$, $z_i$, $z'_i$은 설계 줌 위치에서 이미 주어지는 값이고, $a$, $b$, $c$, $d$가 미지수이다.

$$\begin{aligned} z_i &= ax_i^3 + bx_i^2 + cx_i + d \\ z'_i &= \frac{dz_i}{dx_i} = 3ax_i^2 + 2bx_i + c \\ z_{i+1} &= ax_{i+1}^3 + bx_{i+1}^2 + cx_{i+1} + d \\ z'_{i+1} &= \frac{dz_{i+1}}{dx_{i+1}} = 3ax_{i+1}^2 + 2bx_{i+1} + c \end{aligned} \tag{3.3.16}$$

식 (3.3.16)을 행렬형태로 나타내면 식 (3.3.17)이 되고, 이에 대한 역행렬을 구해서 다항식의 계수를 계산하면 식 (3.3.18)이 된다.

$$\begin{bmatrix} z_i \\ z'_i \\ z_{i+1} \\ z'_{i+1} \end{bmatrix} = \begin{bmatrix} x_i^3 & x_i^2 & x_i & 1 \\ 3x_i^2 & 2x_i & 1 & 0 \\ x_{i+1}^3 & x_{i+1}^2 & x_{i+1} & 1 \\ 3x_{i+1}^2 & 2x_{i+1} & 1 & 0 \end{bmatrix} \begin{bmatrix} a \\ b \\ c \\ d \end{bmatrix} \tag{3.3.17}$$

$$\begin{bmatrix} a \\ b \\ c \\ d \end{bmatrix} = \begin{bmatrix} x_i^3 & x_i^2 & x_i & 1 \\ 3x_i^2 & 2x_i & 1 & 0 \\ x_{i+1}^3 & x_{i+1}^2 & x_{i+1} & 1 \\ 3x_{i+1}^2 & 2x_{i+1} & 1 & 0 \end{bmatrix}^{-1} \begin{bmatrix} z_i \\ z'_i \\ z_{i+1} \\ z'_{i+1} \end{bmatrix}$$

$$
= \frac{1}{(x_i - x_{i+1})^3} \begin{bmatrix} -2z_i - x_{i+1}z' + 2z_{i+1} - x_{i+1}z'_{i+1} + x_i(z'_i + z'_{i+1}) \\ -x_i^2(z'_i + 2z'_{i+1}) + x_i(3z_i - x_{i+1}z'_i - 3z_{i+1} + x_{i+1}z'_{i+1}) + x_{i+1}(3z_i + 2x_{i+1}z'_i - 3z_{i+1} + x_{i+1}z'_{i+1}) \\ -x_{i+1}^3 z'_i + x_i^3 z'_{i+1} + x_i^2 x_{i+1}(2z'_i + z'_{i+1}) - x_i x_{i+1}(6z_1 + x_{i+1}z'_i - 6z_{i+1} + 2x_{i+1}z'_{i+1}) \\ -x_{i+1}^3 z_{i+1} + x_i x_{i+1}^2(3z_i + x_{i+1}z'_i) + x_i^3(z_{i+1} - x_{i+1}z'_{i+1}) + x_i^2 x_{i+1}\{-3z_{i+1} + x_{i+1}(-z'_i + z'_{i+1})\} \end{bmatrix}
$$

(3.3.18)

# 4 해석적인 줌궤적의 계산

제3절에서와 같이 언급한 방법으로 줌궤적은 얼마든지 계산이 가능하나, 이 방법은 손으로 계산하기에는 다소 무리가 있는 방법이다. 따라서 제4절에서는 광학계의 구속조건이 명확하여 손으로 계산이 가능한 줌궤적 계산방법을 언급하고자 한다. 이렇게 해석적으로 줌궤적을 구할 때에는 반드시 구속조건이 필요하며, 이러한 구속조건에 따라 계산수식이 달라진다. 한편 이동군의 개수가 많아지면, 경우에 따라 해석적인 해가 존재하지 않는 경우도 있고, 해석적인 해가 존재하더라도 수식이 매우 복잡해져서 실질적으로 해를 구할 수 없는 경우도 있다. 이러한 경우에는 제3절의 수치해석적인 방법으로 구하는 것이 편리하다. 따라서 제4절에서는 3군 및 4군까지의 광학계에 대해서만 살펴볼 것이며, 5군 이상의 광학계는 미지수가 너무 많아 생략한다.

여기에서 언급된 방법으로 궤적계산 S/W를 작성하기에는 경우의 수가 너무 많고, 생략된 수식이 많기 때문에 이 방법은 적절한 방법이 될 수 없다. 또한 이 절에서 언급한 수식을 모두 유도하고 그 내용을 아는 것이 실제 설계에는 도움이 되지 않는 경우도 있다. 따라서 이 절은 생략하고 넘어가도 큰 문제는 없다.

## 4-1. 3군 광학계의 궤적

전통적으로 해석적인 궤적을 구하는 방법은 움직이는 군에 따라 줌광학계를 분류하고, 이 분류에 따라 줌방정식과 구속조건을 연립해서 푸는 방법이다[5]. 3군 줌광학계의 전통적인 분류는 표 3-4-1과 같다.

표 3-4-1 3군 줌광학계의 분류

| 구분 | 형태 | 구속조건 | 세부분류 | Note |
|---|---|---|---|---|
| $M_{3a}$ | 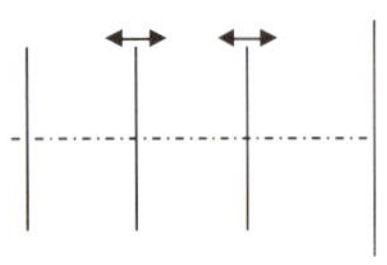 | 기계보정식 ($z_1+z_2+z_3=T$) | $z_1 \rightarrow z_2,\ z_3,\ K$ | Case 1 ($M_{3a1}$) |
| | | | $z_3 \rightarrow z_1,\ z_2,\ K$ | Case 2 ($M_{3a2}$) |
| | | | $K \rightarrow z_2,\ z_3,\ z_1$ | Case 3 ($M_{3a3}$) |
| | | | $z_2 \rightarrow z_1,\ z_3,\ K$ | 사용 안 함. |
| $M_{3b}$ | 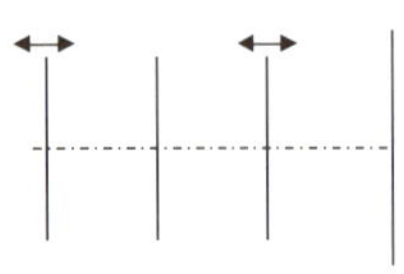 | 기계보정식 ($z_2+z_3=T_{2i}$) | $z_1 \rightarrow z_2,\ z_3,\ K$ | Case 1 ($M_{3b1}$) |
| | | | $z_3 \rightarrow z_1,\ z_2,\ K$ | Case 2 ($M_{3b2}$) |
| | | | $K \rightarrow z_2,\ z_3,\ z_1$ | Case 3 ($M_{3b3}$) |
| | | | $z_2 \rightarrow z_1,\ z_3,\ K$ | 사용하지 않음. |

| 구분 | 형태 | 구속조건 | 세부분류 | Note |
|---|---|---|---|---|
| $M_{3c}$ | 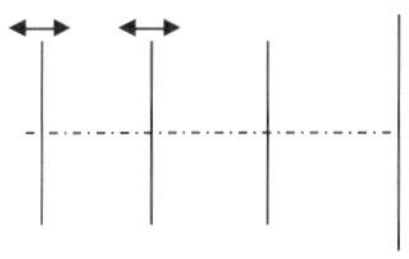 | 기계보정식<br>($z_3$가 일정) | $z_2$, $z_3$ → $z_1$, $K$ | Case 1 ($M_{3c1}$) |
| | | | $K$, $z_3$ → $z_1$, $z_2$ | Case 2 ($M_{3c2}$) |
| | | | $z_1$, $z_3$ → $z_2$, $K$ | 사용하지 않음. |
| $M_{3d}$ | 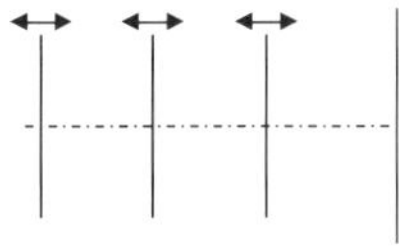 | 기계보정식<br>(구속조건 없음.) | | |

참고문헌 6에 의한 분류에는 광학보정식이 있지만, 최근에 제작되는 줌광학계에서는 광학보정식을 사용하지 않으므로 여기에서는 생략한다. 이 분류 방법에 따르면 $M_{3a}$는 1군이 고정되는 경우, $M_{3b}$는 2군 고정, $M_{3c}$는 3군 고정을 의미한다. 그러나 모든 군이 움직이더라도 1군부터 상면까지의 거리가 구속조건으로 주어진다면 $M_{3a}$로 취급할 수 있다. 따라서 여기에서는 $M_{3a}$~$M_{3c}$까지에 대해서만 살펴보고자 한다. 다만 각 수식을 유도하는 과정을 상세히 다루는 것은 다소 복잡하므로, 표 3-4-2의 수식에 대해서는 독자가 스스로 증명하는 것으로 하고 여기에서는 그 결과만 정리해 놓겠다.

표 3-4-2 3군 줌광학계의 궤적계산식

| 구분 | Note | 수 식 |
|---|---|---|
| $M_{3a}$ | Case 1 ($M_{3a1}$)<br>$z_1$ → $z_2$, $z_3$, $K$ | 1. $[k_1,-z_1,k_2]k_3z_3^2+[k_1,-z_1,k_2,-T+z_1]k_3z_3-[k_1,-z_1,k_2,-T+z_1]=0$<br>2. $z_1+z_2+z_3=T$로부터 $z_2$ 계산<br>3. 식 (3.3.1)로부터 $K$ 계산 |
| | Case 2 ($M_{3a2}$)<br>$z_3$ → $z_1$, $z_2$, $K$ | 1. $Az_2^2+Bz_3+C=0$<br>$A\equiv -k_1k_2[k_3,-z_3]$<br>$B\equiv k_1[k_2,-z_3+T,k_3,-z_3]-(k_1+k_2)[k_3,-z_3]$<br>$C\equiv [k_1,-T+z_3,k_2+k_3,-z_3]$<br>2. $z_1+z_2+z_3=T$로부터 $z_1$ 계산<br>3. 식 (3.3.1)로부터 $K$ 계산 |
| | Case 3 ($M_{3a3}$)<br>$K$ → $z_2$, $z_1$, $z_3$ | 1. $Kk_2k_3z_2^2-Kk_3(1+Kk_2)z_2+k_1-K+KT(k_3-k_2)=0$<br>2. $z_1=\dfrac{1-KT+KTk_3z_2-Kk_3z_2^2}{k_1}$로부터 $z_1$ 계산<br>3. $z_1+z_2+z_3=T$로부터 $z_3$ 계산 |

| 구분 | Note | 수 식 |
|---|---|---|
| $M_{3b}$ | Case 1 ($M_{3b1}$)<br>$z_1 \rightarrow z_2,\ z_3,\ K$ | 1. $[k_1,-z_1,k_2]k_3z_3^2+[k_1,-z_1,k_2,-T_{2i}]k_3z_3-[k_1,-z_1,k_2,-T_{2i}]=0$<br>2. $z_2+z_3=T_{2i}$로부터 $z_2$ 계산<br>3. 식 (3.3.1)로부터 $K$ 계산 |
| | Case 2 ($M_{3b2}$)<br>$z_3 \rightarrow z_1,\ z_2,\ K$ | 1. $z_2+z_3=T_{2i}$로부터 $z_2$ 계산<br>2. $z_1=\dfrac{k_1+k_2,-z_2,k_3,-z_3}{k_1[k_2,-z_2,k_3,-z_3]}$<br>3. 식 (3.3.1)로부터 $K$ 계산 |
| | Case 3 ($M_{3b3}$)<br>$K \rightarrow z_2,\ z_3,\ z_1$ | 1. $Kk_2k_3z_2^2-Kk_3(1+k_2T_{2i})z_2+k_1-K+KT_{2i}(k_3-k_2)=0$<br>2. $z_2+z_3=T_{2i}$로부터 $z_3$ 계산<br>3. $z_1=\dfrac{1-KT_{2i}+KT_{2i}k_3z_2-Kk_3z_2^2}{k_1}$ |
| $M_{3c}$ | Case 1 ($M_{3c1}$)<br>$z_2,\ z_3 \rightarrow z_1,\ K$ | 1. $z_1=\dfrac{[k_1+k_2,-z_2,k_3,-z_3]}{k_1[k_2,-z_2,k_3,-z_3]}$<br>2. 식 (3-3-1)로부터 $K$ 계산 |
| | Case 2 ($M_{3c2}$)<br>$K,\ z_3 \rightarrow z_1,\ z_2$ | 1. $z_1=\dfrac{k_1+k_2-K+Kk_3z_3}{k_1k_2},\ z_2=\dfrac{1-Kz_3-k_1z_1}{K(1-K_3z_3)}$ |

## 4-2. 4군 광학계의 궤적

4군의 경우에는 3군보다 더 많은 경우의 수가 존재하게 된다. 4군 광학계의 경우 기본적으로 미지수는 5개가 되며 주어진 수식은 2개이다. 따라서 구속조건 1개가 추가되더라도 2개의 조건이 더 필요하다. 이러한 경우에는 보통 군간 간격 또는 초점거리 중 기구적 또는 사용적으로 문제가 없는 미지수를 택해서 설계한 줌 위치를 지나도록 스플라인 보간을 해서 설계위치 이외의 값을 구하고, 나머지 2개는 주밍방정식으로 풀어내는 방법을 사용한다. 일반적으로 가장 많이 사용되는 구속조건은 7가지가 있고, 이에 대해 미지수 5가지 중 2개를 임의로 택하는 경우의 수를 고려하면 4군 줌광학계 궤적계산에 대한 경우의 수는 총 70가지가 된다. 물론 주어지는 조건에 따라 중복되는 경우가 있기는 하지만, 구속조건이 없는 $M_{4h}$ type이 포함되면 너무 많은 경우의 수가 존재한다. 따라서 모든 경우의 수를 다 다룰 수 없으므로 주로 사용되는 몇 가지 경우에 대해서만 수식을 정리해 보고자 한다. 또한 조건에 따라서 해석적인 해를 구할 수 없거나 식이 너무 복잡한 경우에는 제3절의 수치해석적인 방법으로 해를 구해야 한다.

여기에서도 유도과정을 상세히 언급하는 것은 생략하고 몇 가지 경우의 결과만을 기술하고자 한다. 기본적으로는 4군 광학계의 줌방정식인 식 (3.4.1)에서 적절한 방법으로 미지수를 소거하는 방법으로 수식을 유도한다.

$$[k_1, -z_1, k_2, -z_2, k_3, -z_3, k_4] = K$$
$$[k_1, -z_1, k_2, -z_2, k_3, -z_3, k_4, -z_4] = 0 \qquad (3.4.1)$$

$M_{4a}$ type의 구속조건은 식 (3.4.2)와 같다.

$$z_1 + z_2 + z_3 = T_{14} \qquad (3.4.2)$$

먼저 $M_{4a1}$은 $z_1$ 및 $z_4$가 주어지는 경우이며, 식 (3.4.1)과 식 (3.4.2)에서 $z_3$를 소거하면 식 (3.4.3)을 얻을 수 있다. 식 (3.4.3)으로부터 구한 $z_2$와 주어진 $z_1$ 및 $z_4$를 식 (3.4.2)에 대입하면 $z_3$이 주어지므로 이로서 각 군의 간격을 모두 구할 수 있다. 따라서 식 (3.4.1)로 $K$를 구할 수 있다.

$$-[k_1, -z_1, k_2]k_3 z_2^2 + [k_1, -z_1, k_2 + k_3]z_2 + \frac{[k_1, -z_1, k_2, -T_{14} + z_1, k_4 - z_4]}{1 - k_4 z_4} = 0 \qquad (3.4.3)$$

표 3-4-3 4군 줌광학계의 분류

| 구분 | 형태 | 구속조건 | 세부분류 | Note |
|---|---|---|---|---|
| $M_{4a}$ | 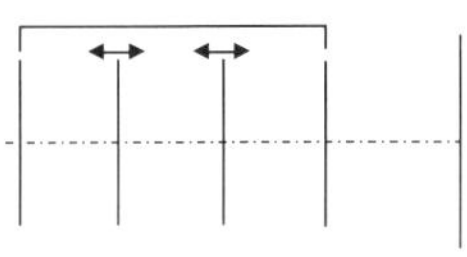 | 기계보정식 ($z_1+z_2+z_3=T_{14}$) | $z_1$, $z_4$ → $z_2$, $z_3$, $K$ | Case 1 ($M_{4a1}$) |
| | | | $z_1$, $K$ → $z_2$, $z_3$, $z_4$ | Case 2 ($M_{4a2}$) |
| | | | $z_4$, $K$ → ($z_1$, $z_2$), $z_3$ | Case 3 ($M_{4a3}$) |
| | | | $z_3$, $z_4$ → $z_2$, $z_1$, $K$ | Case 4 ($M_{4a4}$) |
| $M_{4b}$ | 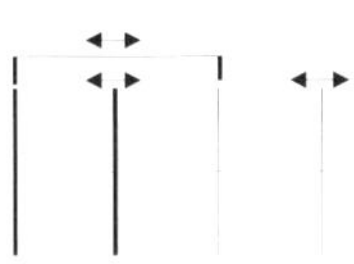 | 기계보정식 ($z_1+z_2=T_{13}$) | $z_3$, $z_4$ → $z_2$, $z_1$, $K$ | Case 1 ($M_{4b1}$) |
| | | | $z_3$, $K$ → $z_2$, $z_1$, $z_4$ | Case 2 ($M_{4b2}$) |
| | | | $z_4$, $K$ → $z_1$, $z_2$, $z_3$ | Case 3 ($M_{4b3}$) |
| | | | $z_1$, $T_{3i}$= $z_3$ + $z_4$ → $z_2$, $z_3$, $z_4$, $K$ | Case 4 ($M_{4b4}$) |
| $M_{4c}$ | 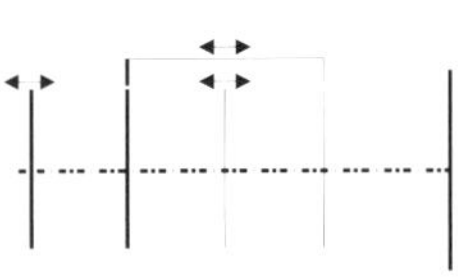 | 기계보정식 ($z_2+z_3=T_{24}$) | $z_4$, $K$ → $z_1$, $z_2$, $z_3$ | Case 1 ($M_{4c1}$) |
| | | | $z_1$, $z_2$ → $z_3$, $z_4$, $K$ | Case 2 ($M_{4c2}$) |
| | | | $z_1$, $z_4$ → $z_2$, $z_3$, $K$ | $M_{4a1}$ |
| | | | $z_1$, $K$ → $z_2$, $z_3$, $z_4$ | $M_{4a2}$ |

| 구분 | 형태 | 구속조건 | 세부분류 | Note |
|---|---|---|---|---|
| $M_{4d}$ | 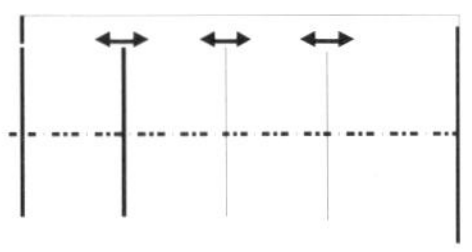 | 기계보정식 $(z_1+z_2+z_3+z_4=T_{1i})$ | $z_1$, $K \rightarrow z_2$, $z_3$, $z_4$ | Case 1 ($M_{4d1}$) |
| | | | $z_1$, $z_2 \rightarrow z_3$, $z_4$, $K$ | Case 2 ($M_{4d2}$) |
| | | | $z_4$, $K \rightarrow z_2$, $z_3$, $z_4$ | $M_{4a}$ |
| | | | $z_3$, $z_4 \rightarrow z_1$, $z_2$, $K$ | $M_{4b}$ |
| $M_{4e}$ | 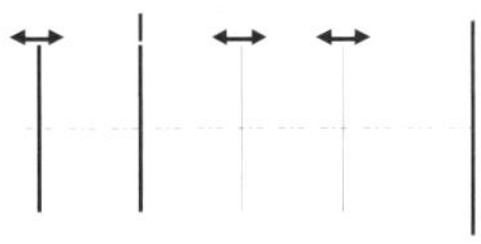 | 기계보정식 $(z_2+z_3+z_4=T_{2i})$ | $z_1$, $z_2 \rightarrow z_3$, $z_4$, K | Case 1 ($M_{4e1}$) |
| | | | $z_2$, $K \rightarrow z_1$, $z_3$, $z_4$ | Case 2 ($M_{4e2}$) |
| | | | $z_1$, $K \rightarrow z_2$, $z_3$, $z_4$ | $M_{4d1}$ |
| | | | $z_4$, $K \rightarrow z_2$, $z_3$, $z_4$ | $M_{4c}$ |
| $M_{4f}$ | 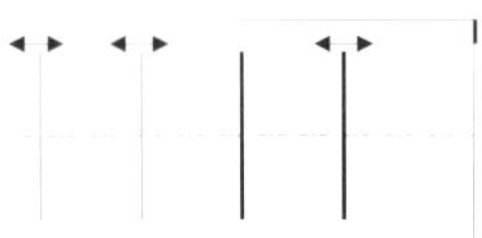 | 기계보정식 $(z_3+z_4=T_{3i})$ | $z_1$, $z_2 \rightarrow z_3$, $z_4$, $K$ | $M_{e4}$ |
| | | | $z_1$, $K \rightarrow z_2$, $z_3$, $z_4$ | |
| | | | $z_2$, $K \rightarrow z_1$, $z_3$, $z_4$ | $M_{e4}$ |
| | | | | |
| $M_{4g}$ | 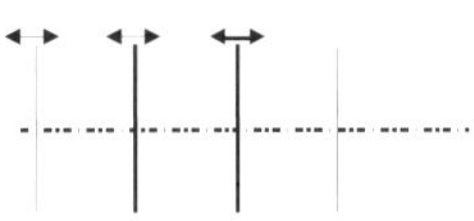 | 기계보정식 $(z_4$=const.) | $z_1$, $K \rightarrow z_2$, $z_3$ | $M_{4f}$ |
| | | | $z_2$, $K \rightarrow z_1$, $z_3$ | |
| | | | $z_3$, $K \rightarrow z_1$, $z_2$ | |
| | | | $z_1$, $z_2 \rightarrow z_3$, $K$ | |
| $M_{4h}$ | 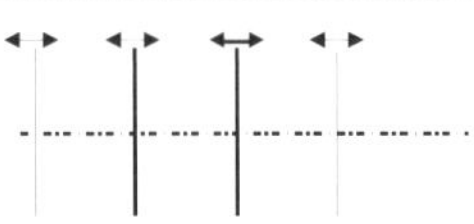 | 기계보정식 (구속조건 없음) | | |

$M_{4a2}$는 $z_1$ 및 $K$가 주어지는 경우이며, $M_{4a1}$의 경우와 유사한 방법으로 $z_3$를 소거하면 식 (3.4.4)를 얻을 수 있다. 식 (3.4.4)에서 $z_2$가 구해지면 나머지 변수인 $z_3$와 $z_4$는 식 (3.4.1)과 식 (3.4.2)로 구할 수 있다. 이후의 경우에서는 핵심이 되는 값에 대해서만 유도하고, 그 이후의 나머지 변수를 구하는 것은 어렵지 않으므로 생략한다.

$$
\begin{aligned}
&Az_2^2 + Bz_2 + f_3K - f_3[k_1, -z_1, k_2, -T_{14} + z_1, k_4] = 0 \\
&A \equiv [k_1, -z_1, k_2]k_4 \\
&B \equiv [k_1, -z_1, k_2]\{1 - (T_{14} - z_1)k_4\} - k_4(1 - k_1 z_1)
\end{aligned}
\tag{3.4.4}
$$

$M_{4a3}$은 수식이 더 복잡해지는데, 식 (3.4.5)와 식 (3.4.6)을 연립하여 $z_1$과 $z_2$를 구하고 나머지 변수를 구하면 된다.

$$k_1k_2z_1z_2 - k_1(1+f_3k_2)z_1 - (k_1+k_2)z_2 + f_3(k_1+k_2) - f_3(K - Kk_4z_4) = 0 \tag{3.4.5}$$

$$k_1k_2z_1z_2 + (K - Kk_4z_4 - k_1)z_1 + (K - Kk_4z_4 - k_1 - k_2)z_2 + 1 - (K - Kk_4z_4)T_{14} - Kz_4 = 0 \tag{3.4.6}$$

$M_{4a4}$는 $z_1$을 소거하여 식 (3.4.7)을 유도하여 $z_2$를 구한다.

$$\begin{aligned} &Az_2^2 + Bz_2 + C = 0 \\ &A \equiv -k_1[k_3, -z_3, k_4, -z_4] \\ &B \equiv -\{1 - k_1(T_{14} - z_2)\}[k_3, -z_3, k_4, -z_4] + k_1[-z_3, k_4, -z_4] \\ &C \equiv \{1 - k_1(T_{14} - z_2)\}[-z_3, k_4, -z_4] + f_2[k_1, -T_{14} + z_3, k_3, -z_3, k_4, -z_4] \end{aligned} \tag{3.4.7}$$

$M_{4b}$ type의 구속조건은 식 (3.4.8)과 같다.

$$z_1 + z_2 = T_{13} \tag{3.4.8}$$

$M_{4b1}$은 $z_3$ 및 $z_4$가 주어지는 경우인데, 식 (3.4.3)에서 $T_{14}=T_{13}+z_3$로 치환하여 구하면 되므로 수식을 생략한다. $M_{4b2}$는 $z_3$와 $K$가 주어진다. 식 (3.4.1)에서 식 (3.4.8)을 이용해서 $z_2$를 소거하여 $z_1$에 대한 2차방정식을 식 (3.4.9)와 같이 유도할 수 있다.

$$\begin{aligned} &k_1[k_3, -z_3, k_4]z_1^2 - ([k_3, -z_3, k_4] + k_1[-T_{13}, k_3, -z_3, k_4])z_1 + C = 0 \\ &C \equiv f_2[k_1, -T_{13}, k_3, -z_3, k_4] - f_2K \end{aligned} \tag{3.4.9}$$

$M_{4b3}$을 유도하기 전에 살펴볼 것이 있다. 식 (3.4.1)만을 이용해 식 (3.4.10)을 얻을 수 있다.

$$[k_1, -z_1, k_2, -z_2, k_3] = K - Kk_4z_4 \tag{3.4.10}$$

$M_{4b3}$는 $z_4$와 $K$가 주어지므로 식 (3.4.10)의 우변은 알고 있는 값이 되므로, 식 (3.4.8)을 이용해 $z_2$를 소거하여 식 (3.4.11)을 얻을 수 있다. $M_{4b3}$에서 식 (3.4.11)로부터 $z_1$을 구하고 나면, 식 (3.4.8)로부터 $z_2$가 구해진다. 이때 $z_3$는 식 (3.4.12)로부터 구할 수 있다.

$$\begin{aligned} &-k_1k_3z_1^2 + \{k_3 - k_1(1 - k_3T)\}z_1 + C = 0 \\ &C \equiv 1 - k_3T + f_2[k_1, -T_{13}, k_3] - f_2K + f_2Kk_4z_4 \end{aligned} \tag{3.4.11}$$

$$z_3 = \frac{[k_1, -z_1, k_2, -z_2, k_3 + k_4] - K}{[k_1, -z_1, k_2, -z_2, k_3]k_4} \tag{3.4.12}$$

$M_{4b4}$는 구하는 방법이 매우 간단한데, 주어진 $z_1$을 (3.4.8)에 대입하면 $z_2$가 얻어진다. 이를 식

(3.4.1)에 대입하면 $z_3$와 $z_4$를 얻을 수 있다.

$M_{4c}$ 형태의 구속조건은 식 (3.4.13)과 같다.

$$z_2 + z_3 = T_{24} \tag{3.4.13}$$

먼저 식 (3.4.1)과 (3.4.13)으로부터 $z_1$과 $z_2$에 대한 일차방정식인 식 (3.4.14)와 이차방정식인 식 (3.4.15)를 얻을 수 있다. 따라서 식 (3.4.14)와 (3.4.15)에서 $z_2$를 소거하면 $z_1$에 대한 이차방정식을 얻을 수 있다. 이 방정식의 해가 $M_{4c1}$의 해가 된다.

$$\begin{aligned} &f_3k_1k_2z_1 + K(1-k_4z_4)z_2 + C = 0 \\ &C \equiv f_3K(1-k_4z_4) - f_3(k_1+k_2) - K[T_{24}, -k_4, z_4] \end{aligned} \tag{3.4.14}$$

$$k_1k_2z_1z_2 - k_1z_1 + \{K(1-k_4z_4) - k_1 - k_2\}z_2 + 1 - K[T_{24}, -k_4, z_4] = 0 \tag{3.4.15}$$

$M_{4c2}$에서 $z_2$가 주어지면 식 (3.4.13)에서 $z_3$가 얻어지며, 이렇게 되면 $z_1$, $z_2$, $z_3$가 주어지는 것과 같다. 따라서 식 (3.4.1)로부터 $K$와 $z_4$를 순차적으로 계산할 수 있다.

$M_{4d1}$은 식 (3.4.16)으로부터 $z_4$를 구한다. $z_2$는 식 (3.4.10)으로 구하고, $z_3$은 식 (3.4.12)로 구한다.

$$\begin{aligned} &A_1A_2z_4^2 + \{A_1B_2 + A_2B_1 + ([k_1, -z_1, k_2] - K)\}z_4 + C = 0 \\ &A_1 \equiv Kk_4 \\ &B_1 \equiv [k_1, -z_1, k_2+k_3] - K - (1-k_1z_1)k_3 \\ &A_2 \equiv \frac{Kk_4 - [k_1, -z_1, k_2]k_3}{[k_1, -z_1, k_2]k_3} \\ &B_2 \equiv T_{1i} - z_1 - \frac{[k_1, -z_1, k_2+k_3] - K}{[k_1, -z_1, k_2]k_3} \\ &C \equiv B_1B_2 + [k_1, -z_1, k_2, -T_{1i} + z_1] \end{aligned} \tag{3.4.16}$$

$M_{4d2}$에서는 식 (3-4-17)로부터 $z_4$를 구한다. $z_3$와 $K$는 식 (3.4.1)로 구한다.

$$\begin{aligned} &z_4^2 - \left(T_{1i} - z_1 - z_2 + \frac{[k_1, -z_1, k_2, -z_2]}{[k_1, -z_1, k_2, -z_2, k_3]}\right)z_4 + C = 0 \\ &C \equiv f_4\left(T_{1i} - z_1 - z_2 - \frac{[k_1, -z_1, k_2, -z_2]}{[k_1, -z_1, k_2, -z_2, k_3]}\right) \end{aligned} \tag{3.4.17}$$

비슷한 경우로 $M_{4d}$ 형태에서 $z_3$와 $z_4$가 주어지면 식 (3.4.18)로부터 $z_1$을 구한다.

$$k_1k_2z_1^2 + Bz_1 + C = 0$$

$$B \equiv k_2\{1-k_1(T_{1i}-z_3-z_4)\}-\frac{k_1k_2[-z_3,k_4,-z_4]}{[k_3,-z_3,k_4,-z_4]}$$
$$C \equiv 1-(k_1+k_2)(T_{1i}-z_3-z_4)+\frac{(k_1+k_2)[-z_3,k_4,-z_4]}{[k_3,-z_3,k_4,-z_4]} \quad (3.4.18)$$

나머지 $\mathrm{M}_{4e}$, $\mathrm{M}_{4f}$, $\mathrm{M}_{4g}$ 등도 조건에 따라서 식 (3.4.1) ~ 식 (3.4.18)을 이용하면 구할 수 있는 경우가 있으며, 중복되는 수식도 많아 여기까지만 언급하도록 한다. 다만 더 필요한 수식이 있다면 여기에서 언급된 수식들을 이용해서 다른 식을 유도하여 궤적을 계산하든지, 아니면 제3절의 방법을 이용하면 궤적을 얼마든지 구할 수 있다.

## 5 조출량 계산

광학계에서 물체거리가 변하면 가우스 상점도 변하게 된다. 일반적으로 촬상소자가 광학계의 가우스 상점에 고정되어 조립되는 것을 감안한다면, 물체거리가 변함에 따라 상면에 디포커스(defocus)가 발생하여 해상력이 저하된다. 따라서 이러한 물체거리에 따른 디포커스를 보상하기 위해 특정 렌즈군을 움직이게 되는데, 이것을 **조출**(繰出)이라 하며, 이 특정 렌즈군을 **조출군**, 조출군이 움직인 거리를 **조출량**이라고 한다. 이번 절에서는 광학계의 조출량 계산방법에 대해 설명한다.

무한광학계에 대해 이러한 조출을 할 때, 물체거리가 유한한 값이므로, 물체거리 조건에 따라 식 (3.3.1) 또는 식 (3.3.2)를 사용하면 되나, 프로그래밍하기에는 상당히 불편한 점이 많다. 일반적인 카메라 광학계에서 물체거리가 1군의 초점거리와 같아서 1군을 통과한 광선이 평행광이 되는 경우가 없기 때문에, 1군에 의해 결상된 상을 물체로 보고 2군에서 $N$군까지의 광학계가 이를 결상하는 것으로 생각하면 카메라 광학계를 유한광학계로 생각할 수 있다. 물체에서 1군의 첫 번째 주요면까지의 거리를 $z_0$, 1군의 두 번째 주요면에서 1군의 상점까지의 거리를 $l_1$, 1군의 초점거리를 $f_1$이라고 하면 식 (3.5.1)와 같은 관계식이 성립한다.

$$
\begin{aligned}
&\frac{1}{z_0}+\frac{1}{l_1}=\frac{1}{f_1}\\
&\frac{1}{l_1}=\frac{1}{f_1}-\frac{1}{z_0}=\frac{z_0-f_1}{f_1z_0}\\
&l_1=\frac{z_0f_1}{z_0-f_1}=f_1+\frac{z_0f_1}{z_0-f_1}-f_1=f_1+\frac{z_0f_1-f_1(z_0-f_1)}{z_0-f_1}=f_1+\frac{f_1^2}{z_0-f_1}\\
&\therefore\ \delta\equiv l_1-f_1=\frac{f_1^2}{z_0-f_1}
\end{aligned}
\tag{3.5.1}
$$

이때 2군에서 본 물체거리는 $l_1-z_1$이 되므로, 식 (3.3.1) 또는 식 (3.3.2)는 식 (3.5.2)와 같이 표현된다.

$$
\begin{aligned}
&[-z_1+f_1+\delta,k_2,-z_2,k_3,\cdots,k_{N-1},-z_{N-1},k_N]=\frac{1}{m_{2N}}=\frac{n_Nu_N}{n_1u_1}=\frac{n_0u_0-hK}{n_0u_0-h_1k_1}\\
&[-z_1+f_1+\delta,k_2,-z_2,k_3,\cdots,k_{N-1},-z_{N-1},k_N,-z_N]=0\\
&\delta\equiv l_1-f_1=\frac{f_1^2}{z_0-f_1}
\end{aligned}
\tag{3.5.2}
$$

여기에서 $h$는 $l$군을 포함한 광학계 전체의 첫 번째 주요면에서의 근축상고이고, $m_{2N}$은 2군에서 $N$군까지 광학계의 배율이다. 식 (3.5.2)에서 물체거리가 무한대이면 $\delta$가 0이 되지만, 유한광학계인 경우에는 이 값은 0이 아닌 특정한 값을 갖게 된다.

이제 식 (3.5.2)를 이용하여 조출량을 다음과 같이 3가지 경우로 나누어 계산한다. 첫 번째로 AF군의 조출량이 주어지고 그에 따른 물체거리와 광학계의 배율을 구하는 경우, 두 번째는 물체거리가 주어지고 그에 따른 AF군의 조출량과 광학계의 배율을 구하는 경우, 마지막 세 번째는 광학계의 배율이 주어지고 그에 따른 AF군의 조출량과 물체거리를 구하는 경우에 따라 조출량을 계산할 것이다.

## 5-1. AF군의 조출량이 주어지는 경우

AF군의 조출량이 주어지는 경우 중, 1군이 AF군이 되어서 $\delta_1$만큼 움직이면 식 (3.5.3)이 성립한다.

$$[-z_1+f_1+\delta+\delta_1, k_2, -z_2, k_3, \cdots, k_{N-1}, -z_{N-1}, k_N, -z_N]=0 \tag{3.5.3}$$

식 (3.5.3)에서 미지수는 $\delta$이므로 $\delta$에 대해서 식 (3.5.3)을 풀면 식 (3.5.4)와 같이 된다.

$$\begin{aligned}&[-z_1+f_1+\delta_1, k_2, -z_2, k_3, \cdots, k_{N-1}, -z_{N-1}, k_N, -z_N] \\ &\qquad +\delta[k_2, -z_2, k_3, \cdots, k_{N-1}, -z_{N-1}, k_N, -z_N]=0 \\ &\therefore\ \delta=\frac{[-z_1+f_1+\delta_1, k_2, -z_2, k_3, \cdots, k_{N-1}, -z_{N-1}, k_N, -z_N]}{[k_2, -z_2, k_3, \cdots, k_{N-1}, -z_{N-1}, k_N, -z_N]}\end{aligned} \tag{3.5.4}$$

이렇게 구한 $\delta$를 식 (3.5.1)에 대입하면 물체거리와 배율을 모두 구할 수 있다. 두 번째로 $i$번째 $\delta_i$군이 만큼 움직이면 식 (3.5.5)가 성립한다.

$$\begin{aligned}&[-z_1+f_1+\delta, k_2, -z_2, k_3, \cdots, -z_{i-1}-\delta_i, k_i, -z_i+\delta_i, \cdots, k_{N-1}, -z_{N-1}, k_N, -z_N]=0 \\ &\therefore\ \delta=-\frac{[-z_1+f_1, k_2, -z_2, k_3, \cdots, -z_{i-1}-\delta_1, k_i, -z_i+\delta_i, \cdots, k_{N-1}, -z_{N-1}, k_N, -z_N]}{[k_2, -z_2, k_3, \cdots, -z_{i-1}-\delta_i, k_i, -z_i+\delta_i, \cdots, k_{N-1}, -z_{N-1}, k_N, -z_N]}\end{aligned} \tag{3.5.5}$$

## 5-2. 물체거리가 주어지는 경우

이는 물체거리가 주어지면 $\delta$가 결정되는 것을 의미한다. 이때 미지수는 $\delta_1$이므로 식 (3.5.3)을 $\delta_1$에 대해 정리하면서 식 (3.5.6)을 얻을 수 있다.

$$\begin{aligned}&[-z_1+f_1+\delta, k_2, -z_2, k_3, \cdots, k_{N-1}, -z_{N-1}, k_N, -z_N]+ \\ &\qquad \delta_1[k_2, -z_2, k_3, \cdots, k_{N-1}, -z_{N-1}, k_N, -z_N]=0 \\ &\therefore\ \delta=-\frac{[-z_1+f_1+\delta, k_2, -z_2, k_3, \cdots, k_{N-1}, -z_{N-1}, k_N, -z_N]}{[k_2, -z_2, k_3, \cdots, k_{N-1}, -z_{N-1}, k_N, -z_N]}\end{aligned} \tag{3.5.6}$$

교환렌즈의 경우에는 물체에서 상면까지의 거리가 주어졌을 때 조출량을 구하는 경우도 있다. 이때 1군의 경우 광학계의 전장이 변하게 되므로, 식 (3.5.1)을 사용하지 않고 식 (3.3.2)를 사용해서 식 (3.5.7)와 같이 조출량을 구한다.

$$[-z_0+\triangle z_1, k_1, -z_1-\triangle z_1, k_2, \cdots, k_n, -z_n]=0$$
$$T=z_0-\triangle z_1+z_1+\triangle z_1=T_{0i}-T_{2i}$$
$$z'_1=z_1+\triangle z_1$$

이에 따라서

$$(-z_0+\triangle z_1)k_1[-z_1-\triangle z_1, k_2, \cdots, k_n, -z_n]+[-z_0-z_1, k_2, \cdots, k_n, -z_n]=0$$
$$(-T+z_1+\triangle z_1)k_1[-z_1-\triangle z_1, k_2, \cdots, k_n, -z_n]+[-T, k_2, \cdots, k_n, -z_n]=0$$
$$(-T+z'_1)k_1[-z'_1, k_2, \cdots, k_n, -z_n]+[-T, k_2, \cdots, k_n, -z_n]=0$$
$$(z'_1-T)(-z'_1[k_2, \cdots, k_n, -z_n]+[-z_2, k_3, \cdots, k_n, -z_n])+f_1[-T, k_2, \cdots, k_n, -z_n]=0$$
$$(z'_1-T)(z'_1[k_2, \cdots, k_n, -z_n]-[-z_2, k_3, \cdots, k_n, -z_n])-f_1[-T, k_2, \cdots, k_n, -z_n]=0$$
$$\therefore\ [k_2, \cdots, k_n, -z_n]z'^2_1-(T[k_2, \cdots, k_n, -z_n]+[-z_2, k_3, \cdots, k_n, -z_n])z'_1$$
$$+T[-z_2, k_3, \cdots, k_n, -z_n]-f_1[-T, k_2, \cdots, k_n, -z_n]=0$$
$$\therefore\ [-z_0+\triangle z_1, k_1, -z_1-\triangle z_1, k_2, \cdots, k_n, -z_n]$$
$$=(-z_0+\triangle z_1)[k_1, -z'_1, k_2, \cdots, k_n, -z_n]+[-z'_1, k_2, \cdots, k_n, -z_n]=0$$
$$\therefore\ z_0-\triangle z=\frac{[-z'_1, k_2, \cdots, k_n, -z_n]}{[k_1, -z'_1, k_2, \cdots, k_n, -z_n]} \tag{3.5.7}$$

$i$번째 군의 조출량 $\delta_i$는 식 (3.5.6)을 $\delta_i$에 대해 정리하면 아래와 같이 얻을 수 있다.

$$[-z_1+f_1+\delta, k_2, \cdots, -z_{i-1}+\delta_i, k_i, -z_i-\delta_i, \cdots, k_n, -z_n]=0$$
$$[-z_1+f_1+\delta, k_2, \cdots, -z_{i-1}+\delta_i]k_i[-z_i-\delta_i, k_{i+1}, \cdots, k_n, -z_n]+E=0$$
$$E\equiv[-z_1+f_1+\delta, k_2, \cdots, -z_{i-1}-z_i, \cdots, k_n, -z_n]$$
$$([z_1+f_1+\delta, k_2, \cdots, k_{i-1}]\delta_i+[-z_1+f_1+\delta, k_2, \cdots, -z_{i-1}])k_i$$
$$\{[k_{i+1}, \cdots, k_n, -z_n](-\delta_i)+[-z_i, k_{i+1}, \cdots, k_n, -z_n]\}+E=0$$

그러므로 위의 식을 정리하면 $\delta_i$는 식 (3.5.8)과 같다.

$$A\equiv[-z_1+f_1+\delta, k_2, \cdots, k_{i-1}]$$
$$B\equiv[-z_1+f_1+\delta, k_2, \cdots, -z_{i-1}]$$
$$C\equiv[k_{i+1}, \cdots, k_n, -z_n]$$
$$D\equiv[-z_i, k_{i+1}, \cdots, k_n, -z_n]$$
$$(A\delta_i+B)k_i(-C\delta_i+D)+E=0$$

$$(A\delta_i + B)k_i(C\delta_i - D) - E = 0$$
$$(AC\delta_i^2 + BC\delta_i - AD\delta_i - BD)k_i - E = 0$$
$$ACk_i\delta_i^2 + (BCK_i - ADk_i)\delta_i - BDk_i - E = 0$$
$$\delta_i^2 + \left(\frac{B}{A} - \frac{D}{C}\right)\delta_i - \frac{BDk_i + E}{ACk_i} = 0 \tag{3.5.8}$$

## 5-3. 광학계의 배율이 주어지는 경우

조출량 또는 물체거리가 주어지는 경우에는 식 (3.5.2)의 두 번째 식만을 이용하여 구할 수 있었으나, 이 경우에는 식 (3.5.2)의 두 번째 식에서 조출량과 물체거리가 모두 미지수이므로, 식 (3.5.2)의 첫 번째 식도 사용해야 한다. 따라서 앞서 언급한 경우보다 약간 더 수식이 복잡하다. 그러나 배율이 주어지는 경우에는 대부분 물체거리가 유한값을 가지므로, 식 (3.3.2)를 사용하여 계산하는 것이 편리하다. 그리고 배율이 0인 경우에는 물체거리가 무한대로 주어지는 것으로 간주하여서 식 (3.5.7) ~ 식 (3.5.8)을 사용하면 된다.

먼저 맨 마지막 군인 $N$군이 AF군일 때의 계산방법을 살펴보기로 한다. 이때의 주밍방정식은 조출량을 고려한 식 (3.3.2)로부터 식 (3.5.9)와 같다. 여기에서의 미지수는 $N$군의 조출량 $\delta$과 물체거리 $z_0$이다.

$$\begin{aligned} &[-z_0, k_1, -z_1, \cdots, k_{N-1}, -z_{N-1}+\delta, k_N] = \frac{1}{m} \\ &[-z_0, k_1, -z_1, \cdots, k_{N-1}, -z_{N-1}+\delta, k_N, -z_N-\delta] = 0 \end{aligned} \tag{3.5.9}$$

식 (3.5.9)의 첫 번째 식은 식 (3.5.10)과 같이 변형할 수 있다.

$$[-z_0, k_1, -z_1, \cdots, k_{N-1}, -z_{N-1}+\delta, k_N] = \frac{1}{m}$$
$$[-z_0, k_1, -z_1, \cdots, k_{N-1}, -z_{N-1}, k_N] + [-z_0, k_1, -z_1, \cdots, k_{N-1}, -z_{N-1}]\delta k_N = \frac{1}{m}$$
$$Az_0 + B + \delta(Cz_0 + D) = \frac{1}{m}$$
$$A \equiv -[k_1, -z_1, \cdots, k_{N-1}, -z_{N-1}, k_N] \tag{3.5.10}$$
$$B \equiv [-z_1, \cdots, k_{N-1}, -z_{N-1}, k_N]$$
$$C \equiv -[k_1, -z_1, \cdots, k_{N-1}]k_N$$
$$D \equiv [-z_1, \cdots, k_{N-1}]k_N$$
$$C\delta z_0 + D\delta + Az_0 + B - \frac{1}{m} = 0$$

또한 식 (3.5.9)의 두 번째 식은 식 (3.5.11)과 같다.

$$
\begin{aligned}
&[-z_0,k_1,-z_1,\cdots,k_{N-1},-z_{N-1}+\delta]k_N(-z_N-\delta)+[-z_0,k_1,-z_1,\cdots,k_{N-1},-z_{N-1}-z_N]=0\\
&\{[-z_0,k_1,-z_1,\cdots,k_{N-1},-z_{N-1}]+[-z_0,k_1,-z_1,\cdots,k_{N-1}]\delta\}k_N(-z_N-\delta)\\
&\quad+[-z_0,k_1,-z_1,\cdots,k_{N-1},-z_{N-1}-z_N]=0\\
&\{A'z_0+B'+(C'z_0+D')\delta\}k_N(E'\delta+F')+(G'z_0+H')=0\\
&A'\equiv-[k_1,-z_1,\cdots,k_{N-1},-z_{N-1}]\\
&B'\equiv[-z_1,\cdots,k_{N-1},-z_{N-1}]\\
&C'\equiv-[k_1,-z_1,\cdots,k_{N-1}]\\
&D'\equiv[-z_1,\cdots,k_{N-1}]\\
&E'\equiv-1\\
&F'\equiv-z_N\\
&G'\equiv-[k_1,-z_1,\cdots,k_{N-1},-z_{N-1}-z_N]\\
&H'\equiv[-z_1,\cdots,k_{N-1},-z_{N-1}-z_N]\\
&C'E'\delta^2z_0+D'E'\delta^2+(A'E'+C'F')\delta z_0+(B'E'+D'F')\delta\\
&\qquad+(A'F'+f_NG')z_0+B'F'+f_NH'=0 \quad (3.5.11)
\end{aligned}
$$

여기에서 식 (3.5.10)과 식 (3.5.11)을 연립해서 물체거리 $z_0$를 소거하면 식 (3.5.12)와 같이 된다.

$$
\begin{aligned}
&C_1\delta z_0+D_1\delta+E_1z_0+F_1=0\\
&A_2\delta^2z_0+B_2\delta^2+C_2\delta z_0+D_2\delta+E_2z_0+F_2=0\\
&\therefore\ (A_2D_1-B_2C_1)\delta^3+(C_2D_1+A_2F_1-C_1D_2-B_2E_1)\delta^2\\
&\qquad+(E_2D_1+C_2F_1-C_1F_2-D_2E_1)\delta+E_2F_1-E_1F_2=0 \quad (3.5.12)
\end{aligned}
$$

식 (3.5.12)는 $N$군의 조출량 $\delta$에 관한 3차 방정식이므로, 이 식으로부터 구한 값을 식 (3.5.10)에 대입하면 물체거리 $z_0$도 구할 수 있다.

계속해서 $i$번째 군이 *AF*가 되는 경우에는 식 (3.5.13)과 같이 쓸 수 있다.

$$
\begin{aligned}
&[-z_0,k_1,-z_1,\cdots,-z_{i-1}+\delta,k_i,-z_i-\delta,\cdots,k_{N-1},-z_{N-1},k_N]=\frac{1}{m}\\
&[-z_0,k_1,-z_1,\cdots,-z_{i-1}+\delta,k_i,-z_i-\delta,\cdots,k_{N-1},-z_{N-1},k_N,-z_N]=0
\end{aligned} \quad (3.5.13)
$$

식 (3.5.12)를 구한 방법과 유사한 방법으로 식 (3.5.13)의 첫 번째 식과 두 번째 식을 $i$번째 조출량 $\delta$와 물체거리 $z_0$에 대해서 풀면, 각각 식 (3.5.14) 및 식 (3.5.15)와 같이 정리할 수 있다. 이 두 방정식에 대한 유도과정은 독자들의 연습문제로 남겨 놓기로 한다.

$$\begin{aligned}&\{Az_0+B+(Cz_0+D)\delta\}k_i(E\delta+F)+(Gz_0+H)=0\\&CE\delta^2z_0+DE\delta^2+(AE+CF)\delta z_0+(BE+DF)\delta+(AF+f_iG)z_0+BF+f_iH=0\end{aligned} \tag{3.5.14}$$

$$\begin{aligned}&\{Az_0+B+(Cz_0+D)\delta\}k_i(E'\delta+F')+(G'z_0+H')=0\\&CE'\delta^2z_0+DE'\delta^2+(AE'+CF')\delta z_0+(BE'+DF')\delta+(AF'+f_iG')z_0\\&\qquad+BF'+f_iH'=0\end{aligned} \tag{3.5.15}$$

식 (3.5.14)와 식 (3.5.15)의 각 계수의 정의는 식 (3.5.16)과 같다.

$$\begin{aligned}&A\equiv-[k_1,-z_1,\cdots,k_{i-1},-z_{i-1}]\\&B\equiv[-z_1,\cdots,k_{i-1},-z_{i-1}]\\&C\equiv-[k_1,-z_1,\cdots,k_{i-1}]\\&D\equiv[-z_1,\cdots,k_{i-1}]\\&E\equiv-[k_{i+1},\cdots,k_{N-1},-z_{N-1},k_N]\\&F\equiv[-z_i,\cdots,k_{N-1},-z_{N-1},k_N]\\&G\equiv-[k_1,-z_1,\cdots,-z_{i-1}-z_i,\cdots,k_{N-1},-z_{N-1},k_N]\\&H\equiv[-z_1,\cdots,-z_{i-1},-z_i,\cdots,k_{N-1},-z_{N-1},k_N]-\frac{1}{m}\\&E'\equiv-[k_{i+1},\cdots,k_{N-1},-z_{N-1},k_N,-z_N]\\&F'\equiv[-z_i,\cdots,k_{N-1},-z_{N-1},k_N,-z_N]\\&G'\equiv[k_1,-z_1,\cdots,-z_{i-1},-z_i,\cdots,k_{N-1},-z_{N-1},k_N,-z_N]\\&H'\equiv[-z_1,\cdots,-z_{i-1}-z_i,\cdots,k_{N-1},-z_{N-1},k_N,-z_N]\end{aligned} \tag{3.5.16}$$

식 (3.5.14)와 식 (3.5.15)의 각각 위의 식에서 다음과 같이 동일한 항으로 정리하면 식 (3.5.17)과 같다.

$$\begin{aligned}&\{Az_0+B+(Cz_0+D)\delta\}k_i=-\frac{Gz_0+H}{E\delta+F}=-\frac{G'z_0+H'}{E'\delta+F'}\\&(E'\delta+F')(Gz_0+H)=(E\delta+F)(G'z_0+H')\\&(E'G-EG')\delta z_0+(F'G-FG')z_0+(E'H-EH')\delta+F'H-FH'=0\end{aligned} \tag{3.5.17}$$

식 (3.5.17)은 식 (3.5.12)의 첫 번째 식과 유사하므로 식 (3.5.17)과 식 (3.5.14) 또는 식 (3.5.15)와 연립하면, 식 (3.5.12)와 같은 방법으로 해를 구할 수 있다.

# 6 종민감도와 횡민감도

## 6-1. 종민감도와 횡민감도의 계산

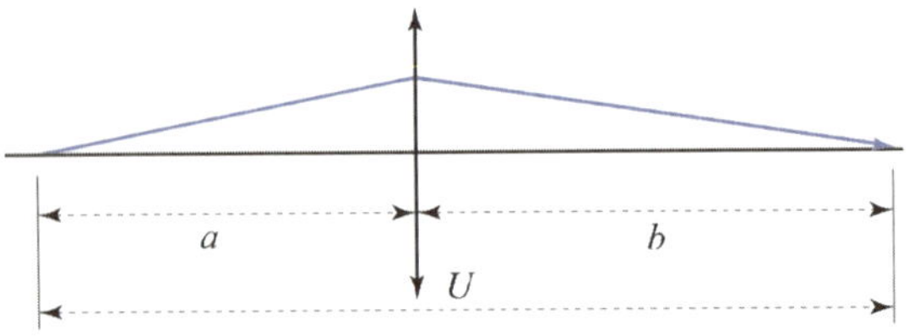


그림 3-6-1 임의의 렌즈에 대한 광로도

그림 3-6-1은 임의의 렌즈에 대한 광선의 굴절을 나타낸 광로도이다. 여기에서 $a$는 앞에 놓인 군들에 의해 만들어진 상에서부터의 물체거리이고, $b$는 이 임의의 군이 만드는 상까지의 상거리를 의미한다. 이때 $U$는 물체거리 $a$와 상거리 $b$를 더한 값으로 물상거리라 하며, 식 (3.6.1)과 같이 정의되는 값이다.

$$U \equiv a+b \tag{3.6.1}$$

이때 물체거리 $a$와 상거리 $b$의 부호규약을 광선의 출발점을 기준으로 하고, 이 임의의 군의 초점거리를 $f$라 하면 식 (3.6.2)와 같은 결상식이 만족되며, 이는 식 (1.2.4)와 동일하다.

$$\frac{1}{a}+\frac{1}{b}=\frac{1}{f} \tag{3.6.2}$$

한편 광학계의 횡배율 $m$은 상거리 $b$를 물체거리 $a$로 나눈 값인 $-b/a$로 정의하며, 식 (3.6.2)를 물체거리 $a$와 상거리 $b$에 대해 미분하여 구하는 종배율($\Delta b/\Delta a$)은 식 (3.6.3)과 같이 계산된다.

$$\begin{aligned} &\frac{1}{a}+\frac{1}{b}=\frac{1}{f} \\ &-\frac{\Delta a}{a^2}-\frac{\Delta b}{b^2}=0 \\ &\therefore\ \Delta b=-\left(\frac{b}{a}\right)^2\Delta a=-m^2\Delta a \\ &\left(\because\ m\equiv-\frac{b}{a}\right) \end{aligned} \tag{3.6.3}$$

여기에서 이 임의의 군이 광축방향으로 조금 움직인다면, 물상거리의 변화량은 식 (3.6.3)을 사용하여 식 (3.6.4)와 같이 주어진다.

$$\Delta U = \Delta a + \Delta b = \Delta a(1 - m^2) \tag{3.6.4}$$

즉 식 (3.6.3)에서 주어지는 $\Delta b$는 물체면 이동에 대한 상면의 이동량이고, 식 (3.6.4)에서 주어지는 $\Delta U$는 렌즈 이동에 대한 상면의 이동량으로 해석할 수 있다.

이제 여러 개의 군이 있는 경우, 임의의 군이 이동할 때의 상면이동량을 계산한다.

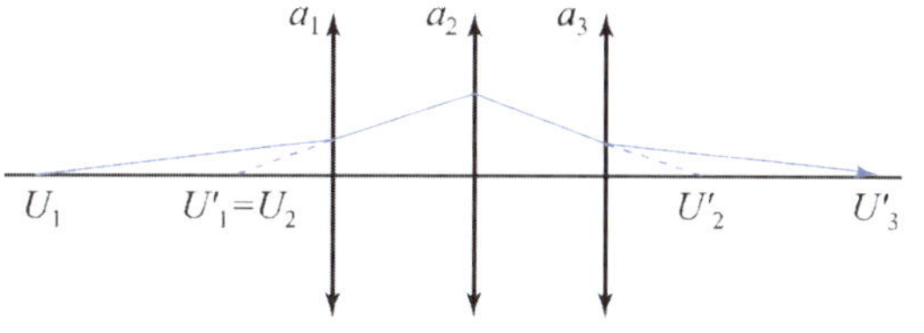


그림 3-6-2 임의의 여러 렌즈에 대한 광로도

그림 3-6-2는 3개의 군으로 이루어진 광학계를 얇은 렌즈계로 해석했을 때의 광로도이다. 여기에서 첫 번째 군이 $\Delta a_1$만큼 움직였을 때, 첫 번째 군의 물상거리 변화 $\Delta U'_1$은 식 (3.6.5)와 같다.

$$\Delta U'_1 = (1 - m_1^2)\Delta a_1 \tag{3.6.5}$$

이때 2군의 물체거리는 $\Delta U'_1$만큼 이동된 것이므로, 첫 번째 군의 이동에 따른 두 번째 군까지의 물상거리 변화 $\Delta U'_2$는 식 (3.6.6)과 같다.

$$\Delta U'_2 = m_2^2 \Delta U'_1 = (1 - m_1^2) m_2^2 \Delta a_1 \tag{3.6.6}$$

만약 세 번째 군이 있다면, 첫 번째 군의 이동에 따른 세 번째 군까지의 물상거리 변화 $\Delta U'_3$는 식 (3.6.7)과 같다.

$$\Delta U'_3 = m_3^2 \Delta U'_2 = (1 - m_1^2) m_2^2 m_3^2 \Delta a_1 \tag{3.6.7}$$

이를 일반화하여, 총 $N$개의 군으로 이루어진 광학계에서 $i$번째 군이 $\Delta a_i$만큼 움직였을 때, 상면 변화량 $\Delta U'_N$은 식 (3.6.8)과 같이 주어짐을 쉽게 알 수 있다.

$$\Delta U'_N = p_i \Delta a_i$$
$$p_i \equiv (1 - m_i^2) \prod_{k=i+1}^{N} m_k^2 \tag{3.6.8}$$

식 (3.6.8)의 $p_i$를 $i$번째 군의 핀트(punt) 민감도 또는 종민감도라고 한다.

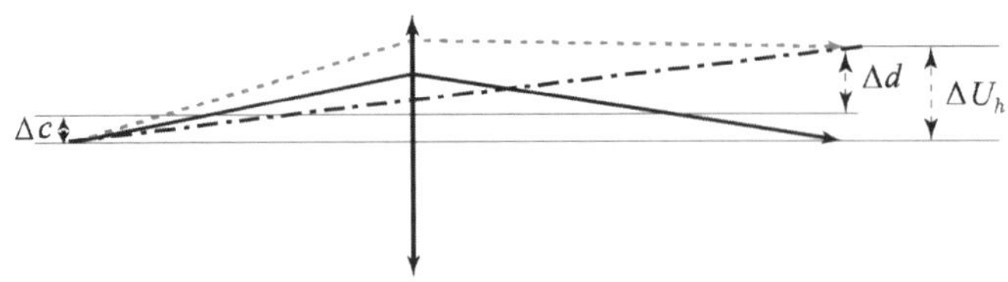


그림 3-6-3 렌즈가 수직으로 움직일 때의 상고변화

그림 3-6-3은 렌즈군이 광축에 대해 수직으로 디센터(decenter)가 발생했을 때, 축상 주광선의 상고변화량을 구하기 위한 그림이다. 실선은 디센터가 없는 축상광선이고, 점선과 파선은 디센터가 발생한 광학계의 축상광선을 의미한다. 이때 $\Delta c$는 렌즈군의 디센터양이며, 이 디센터양은 축상광선의 물체측 입사고가 된다. 이러한 축상광선의 상면에서의 입사고를 $\Delta d$라 하고, 렌즈군의 배율을 $m$이라 하면 다음과 같은 식 (3.6.9)가 성립한다.

$$\Delta d = -m\Delta c \tag{3.6.9}$$

이때 축상광선의 물체측과 상측의 입사고 변화량을 $\Delta U_h$라 하면, 디센터가 발생하지 않으면 0이 되나, 디센터가 발생하면 $\Delta U_h$는 식 (3.6.10)을 만족하게 된다.

$$\Delta U_h = \Delta c + \Delta d = (1-m)\Delta c \tag{3.6.10}$$

식 (3.6.10)은 $\Delta c$만큼의 렌즈군의 디센터가 발생하면 상면에서는 $(1-m)\Delta c$만큼 입사고가 변한다는 것을 의미한다. 여기에 추가 렌즈군이 있다면 $\Delta U_h$의 물체측 입사고를 가진 축상광선이 추가 렌즈군에 의해 $\Delta U_h{}'$의 만큼의 입사고로 상면에 결상될 것이다. 따라서 디센터가 발생한 렌즈군 뒤에 추가 렌즈군이 있다면 축상광선의 입사고의 총변화량 $\Delta U_h{}'$은 다음과 같이 식 (3.6.11)을 만족하게 된다.

$$\Delta U_h{}' = -m_2\Delta U_h = -(1-m_1)m_2\Delta c \tag{3.6.11}$$

여기에서 $m_1$은 디센터가 발생한 렌즈군의 배율이고, $m_2$는 추가 렌즈군의 배율이다.

식 (3.6.11)을 일반화하여 디센터가 발생한 렌즈군 뒤에 추가 렌즈군이 있어서 광학계 전체가 $N$군이라면 다음과 같이 식 (3.6.12)가 성립한다.

$$\Delta U_h{}' = -S_{decenter}\Delta c$$

$$S_{decenter} \equiv (1-m_1)\prod_{i=2}^{N} m_i \tag{3.6.12}$$

본 교재에서는 $S_{decenter}$를 **디센터 민감도** 또는 **횡민감도**라고 정의할 것이며, $S_{decenter}$는 단위 이동량만큼 렌즈군을 이동했을 때 축상 주광선의 상고변화량을 의미한다. 그리고 그림 3-6-3과 같이 앞서 설명한 손떨림에 의한 상고변화량과 $\Delta U_h{}'$이 같아지도록 디센터량 $\Delta c$를 결정하면 손떨림에 대한 보정

효과가 생긴다. 또한 디센터가 발생하는 군보다 물체쪽에 위치하는 군은 디센터 민감도에 전혀 영향을 주지 않는다.

## 6-2. 종민감도의 응용

제5절에서 물체거리 변화에 따른 AF군의 조출량을 계산하였다. 이 방법은 조출량을 정확하게 계산할 수 있는 방법이기는 하지만, 직관적으로 계산할 수 없는 단점이 있다. 종민감도를 이용하면 보다 단순한 방법으로 계산이 가능하다. 여기에서 몇 가지 특허 데이터를 이용해서 종민감도를 이용해서 AF의 조출량을 계산해 보고, 실제값과의 차이를 살펴보고자 한다.

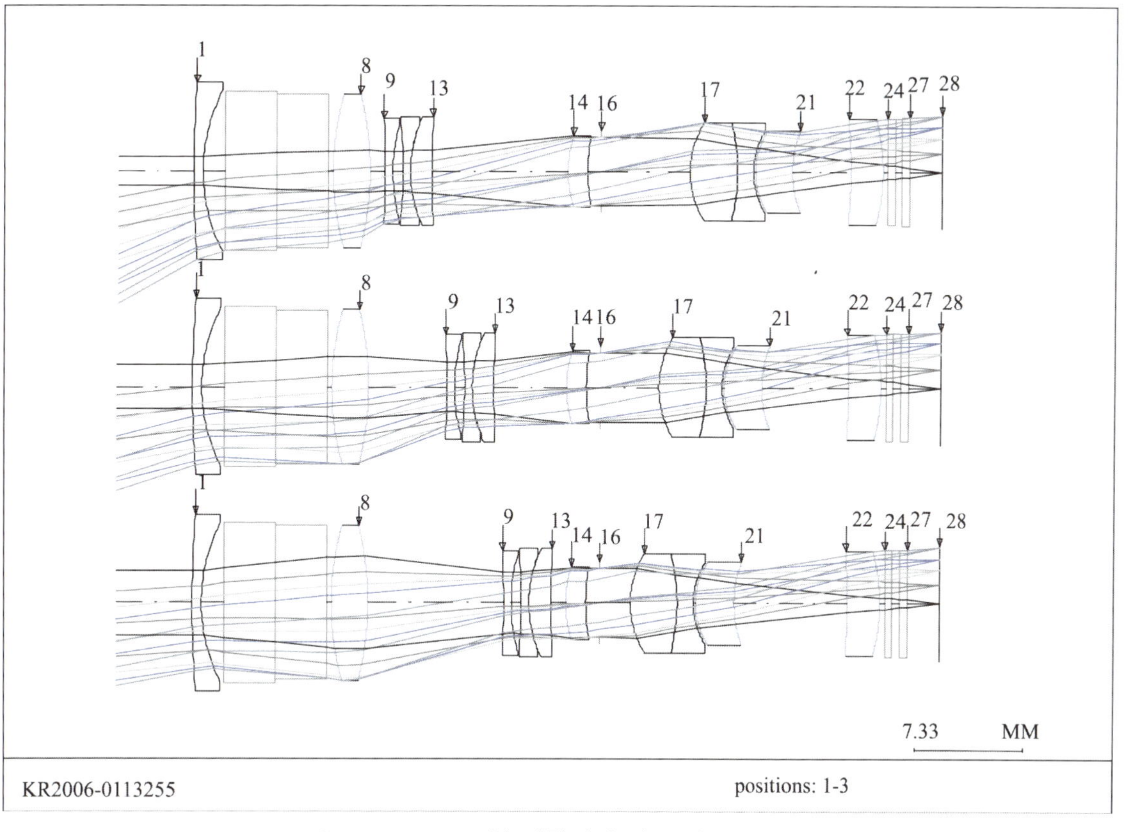


그림 3-6-4 굴곡형 광학계의 광로도(CodeV 사용)

그림 3-6-4는 굴곡형 광학계의 예[7]이며, 무한대에서 광각 및 망원단에서의 각 군 배율은 표 3-6-1과 같다.

표 3-6-1 KR2006-011 실시 예 1의 각군 배율

| Group | Wide | Tele |
|---|---|---|
| 1st | 0 | 0 |
| 2nd | −0.48535 | −0.87421 |
| 3rd | −25.9146 | 5.74040 |
| 4th | 0.02816 | −0.19764 |
| 5th | 0.94973 | 0.94973 |

만약 망원단에서 렌즈 첫 면에서 1 m 떨어진 피사체가 있다면, 무한대에 대해 상면이 약 +0.3638 mm만큼 이동하게 된다. 여기에서 '+'의 의미는 물체 반대인 상면쪽으로 이동함을 의미한다. 한편 망원단에서 4군과 5군의 배율이 주어졌으므로, 4군의 핀트 민감도를 구하면 +0.86676이 된다. 핀트 민감도에서 '+'의 의미는 상면의 이동방향과 AF군의 이동방향이 같음을 의미한다. 따라서 4군의 이동량은 0.4197(≈0.3638/0.86676)이 된다. 실제로 식 (3.5.8)에 의해 구하면 0.4280이 된다.

## 6-3. 손떨림 보정과 횡민감도의 응용

광학계에 손떨림에 의한 진동이 전달되면 그림 3.6.5 (a)와 같은 광학계에서 그림 3.6.5 (b)와 같이 진동에 의한 화각변화가 발생하게 된다. 이것은 그림 3.6.5 (c)와 같이 광학계가 고정되고 화각이 바뀌는 형태로 해석할 수 있다. 그러나 손떨림에 의해 렌즈의 곡률, 두께, 굴절률, 렌즈간 간격 등의 광학변수는 바뀌지 않으므로 *EFL*은 바뀌지 않는다. 따라서 손떨림에 의한 화각변화에 따라 바뀌는 변수는 최대화각의 주광선 입사고이다. 이때 촬상소자 이동(shift) 방식의 손떨림 보정은 변화되는 주광선의 입사고만큼 촬상소자를 이동시키면 보정효과를 얻을 수 있다. 이러한 손떨림 보정을 위한 촬상소자의 이동량은 광학계의 초점거리에 따라 비례하며, 식 (3.6.13)과 같이 계산된다.

$$\Delta y = f \tan \Delta\theta \quad (3.6.13)$$

여기에서 $\Delta y$는 촬상소자의 이동량이고, $f$는 광학계의 초점거리이고, $\Delta\theta$는 손떨림에 의한 화각변화를 의미한다. 실제로도 카메라 광학계에서 초점거리가 길수록 뷰파인더(view finder) 또는 액정(LCD; liquid crystal display)에서 떨림양($\Delta y$)이 커지는 것을 확인할 수 있다.

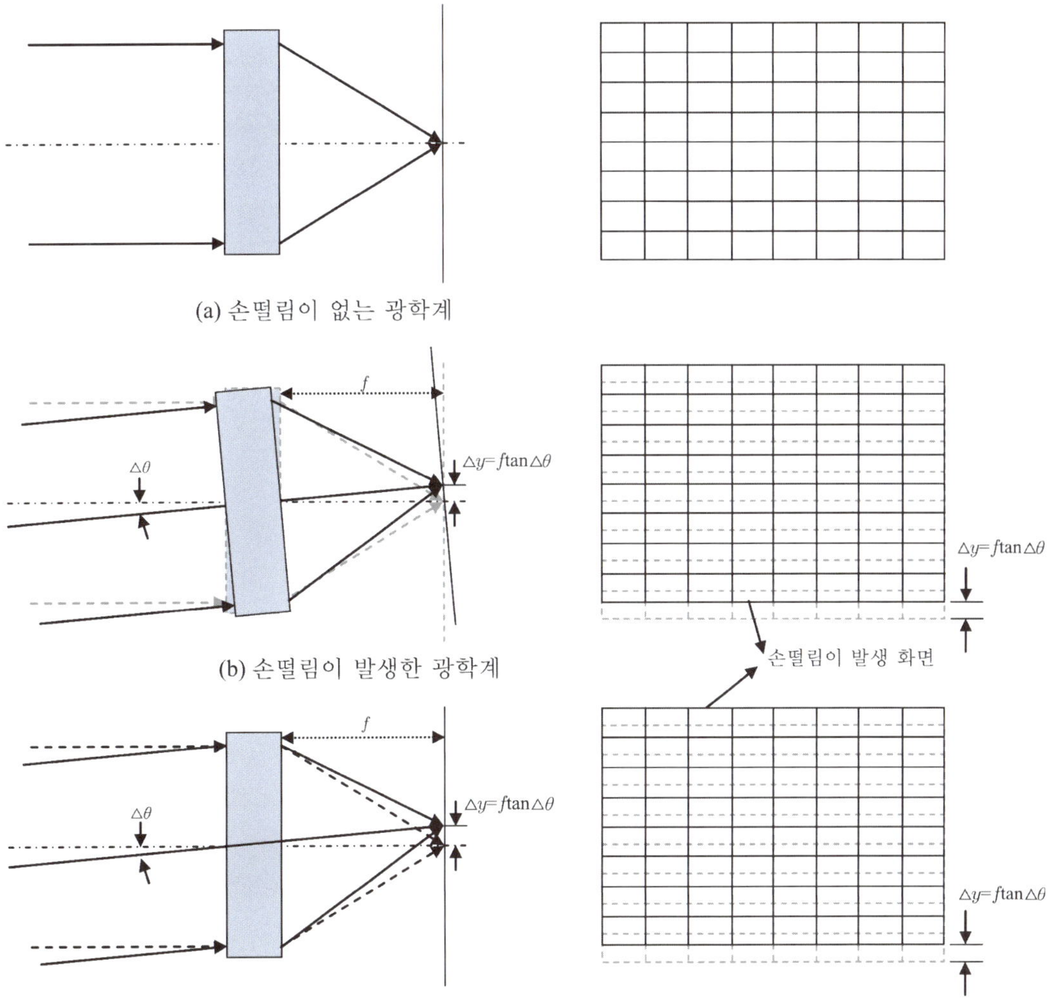


(a) 손떨림이 없는 광학계

(b) 손떨림이 발생한 광학계

(c) 화각변화가 발생한 광학계

그림 3-6-5 손떨림 보정에 의한 화각변화

광학계의 예제로는 그림 3-6-6에서 보는 것처럼 JP2006-284763의 실시 예 1번[8]을 사용하고자 한다. 이 광학계는 DSLR(digital single lens reflex)용 고배율 광학계로서 광각단에서 손떨림 보정각이 0.5도이다[9].

한편 이 광학계에서 군의 이동에 따른 배율변화가 가장 큰 군인 변배자(variator)는 2군이다. 일반적인 컴팩트 카메라(compact camera) 광학계에서는 보상자를 집광자로 사용하거나, DSLR용 교환렌즈 광학계에서는 제1군을 집광자로 사용한다. 그러나 이 광학계는 제2군인 변배자를 집광자로 사용하여 포커싱(focusing) 시에도 광학계의 전장이 바뀌지 않도록 하였다. 이러한 광학계를 설계할 때에는 광각단과 망원단 사이 변배자의 배율이 +1 또는 −1이 되지 않도록 설계해야 변배자를 집광자로 사용할 수 있다. 또한 제3-2군의 비구면은 손떨림 보정을 위해 광축이 수직으로 움직였을 때 발생하는 비대칭 수차를 보정하기 위한 목적으로 사용되었다.

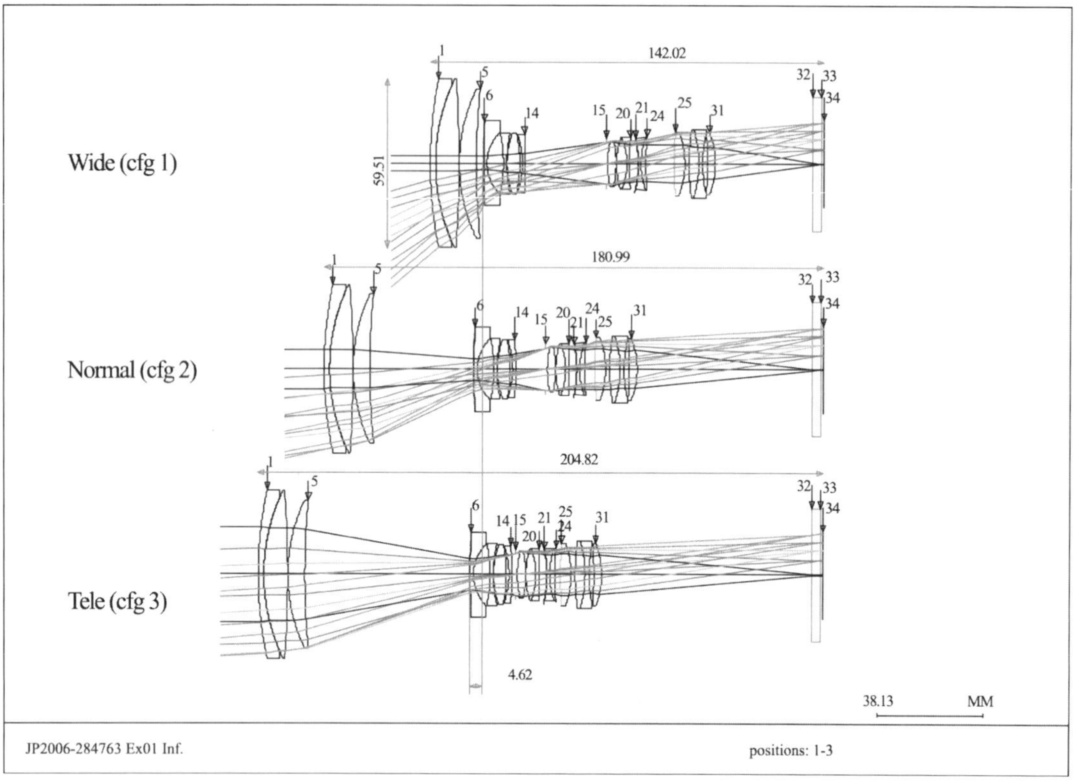


그림 3-6-6 JP2006-284763의 실시 예 1번에 대한 광로도(CodeV 사용)

표 3-6-2 JP2006-284763의 실시 예 1번에 대한 각 군의 초점거리와 배율

| Group | EFL | Magnification | | |
|---|---|---|---|---|
| | | Wide (cfg 1) | Normal (cfg 2) | Tele (cfg 3) |
| 1st | 101.141199 | 0.000000 | 0.000000 | 0.000000 |
| 2nd | −14.926878 | −0.196520 | −0.369879 | −0.838959 |
| 3rd−1 | 27.767048 | −0.985434 | −2.227566 | −2.785875 |
| 3rd−2 | −39.383124 | −5.502011 | −0.945612 | −0.689108 |
| 4th | 39.575562 | −0.171567 | −0.882879 | −1.194783 |

이 광학계에 대해 손떨림 보정량을 횡민감도를 이용해 구해 본다. 이러한 보정량은 광각단과 망원단의 계산방법이 유사하므로, 여기에서는 망원단에 대해서만 계산해 본다. 이 광학계의 망원단 초점거리는 194.628 mm이며, 0.5도에 대해 손떨림 보정을 대응하기 위한 센서의 이동량은 식 (3.6.13)에

의해 1.6985 mm이다. 또한 횡민감도는 −2.018117이다. 여기에서 '−'의 의미는 상면과 같은 방향으로 움직여야 보정이 된다는 의미이다.

```
=YDE Z4 S21 0
=YDE Z6 S21 0
=eva atanf((m z4 s0 f1 r1)/(n z4 s0 f1 r1))*180/3.141592;eva (y z4 si f1 r1)
     ATANF((M Z4 SO F1 R1)/(N Z4 SO F1 R1))*180/3.141592 = -0.500000104022
     (Y Z4 SI F1 R1) = -0.161261282543
=eva atanf((m z6 s0 f1 r1)/(n z6 s0 f1 r1))*180/3.141592;eva (y z6 si f1 r1)
     ATANF((M Z6 SO F1 R1)/(N Z6 SO F1 R1))*180/3.141592 = -0.500000104022
     (Y Z6 SI F1 R1) = -1.69721144425
=YDE Z4 S21 -0.144642
=YDE Z6 S21 -0.841625
=eva atanf((m z4 s0 f1 r1)/(n z4 s0 f1 r1))*180/3.141592;eva (y z4 si f1 r1)
     ATANF((M Z4 SO F1 R1)/(N Z4 SO F1 R1))*180/3.141592 = -0.500000104022
     (Y Z4 SI F1 R1) = -0.280065468e-4
=eva atanf((m z6 s0 f1 r1)/(n z6 s0 f1 r1))*180/3.141592;eva (y z6 si f1 r1)
     ATANF((M Z6 SO F1 R1)/(N Z6 SO F1 R1))*180/3.141592 = -0.500000104022
     (Y Z6 SI F1 R1) = -0.0004557702472
```

그림 3-6-7 CodeV에서 상면보정을 확인하기 위한 명령어

그림 3-6-7은 실제 CodeV에서 광각단과 망원단에 대해 상면보정을 확인하기 위한 명령들이다. −0.5도에 대해 이동량은 광각단과 망원단이 각각 −0.1613, −1.6972임을 의미하며, 이를 보정하기 위해 3-2군을 광축 아래로 각각 0.1446과 0.8416만큼 움직여야 함을 알 수 있다.

## 7 궤적계산의 예

앞서 계속해서 언급한 대로 궤적계산이 복잡하여 손으로 일일이 구하는 것은 대단히 비효율적인 작업이다. 따라서 궤적계산에 대한 응용 프로그램을 별도로 제작해서 사용하는 것이 현실적이다. 이러한 응용 프로그램은 어떠한 프로그래밍 언어를 사용해도 무방하다. 그러나 최근 CodeV, OSLO, ZEMAX와 같은 광학설계 S/W에서는 자체 프로그래밍 언어와 컴파일러(compiler)가 내장되어 있다. 이들 광학설계 S/W에 내장된 프로그래밍 언어를 사용하게 되면, 설계된 광학계의 광학변수들을 자유롭게 불러올 수 있으므로 상당히 편리하다. 특히 CodeV의 내장된 언어인 Macro-PLUS는 다른 광학설계 S/W의 내장 언어와 달리, 대화상자 입출력기능과 API(application programming interface)를 지원하여, EXCEL 또는 Matlab 등과 같은 S/W와 데이터를 주고받을 수 있다. Macro-PLUS에 대한 사용방법은 part 5를 참고하기 바란다.

본 교재에서는 Macro-PLUS로 작성한 궤적계산용 응용 프로그램의 보기를 소개한다. Macro-PLUS를 활용한 이 응용 프로그램은 2005년에 국내에서 처음 개발되었으며, 현재 카메라 개발업체의 실무에서 활발하게 사용되고 있다. 만약 다른 프로그래밍 언어로 작성할 때도 이와 비슷한 UI로 작성한다면 편리할 것이다. 그림 3-7-1은 CodeV의 명령행에서 실행하는 화면이다.

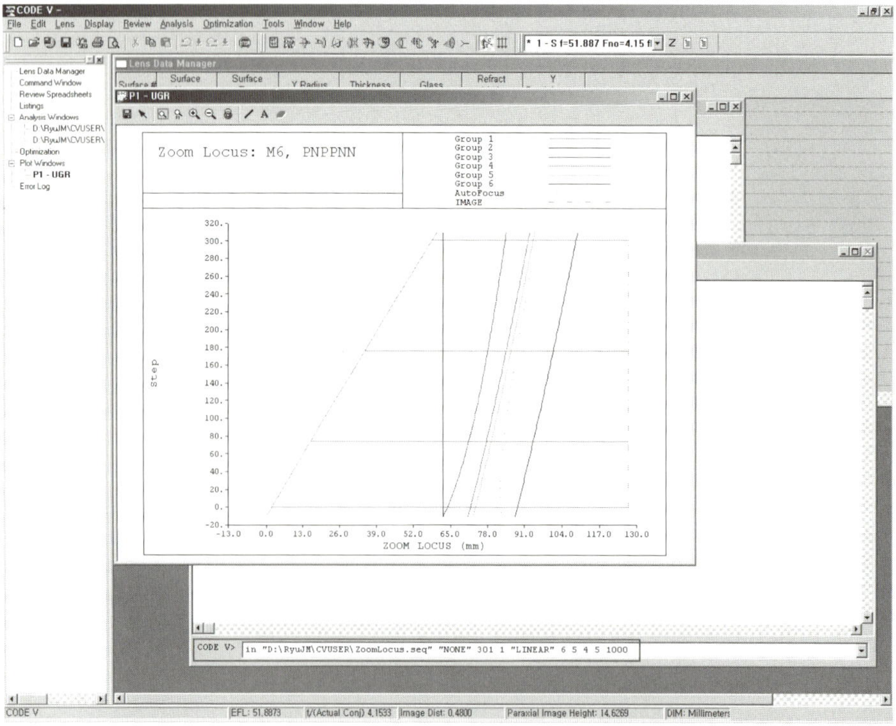


그림 3-7-1 CodeV에서 궤적계산용 응용 프로그램의 실행화면

앞서 잠시 언급했던 대로 CodeV의 Macro-PLUS에서는 대화상자 출력을 지원하여, 작성된 응용 프로그램을 그림 3-7-1과 같이 명령행에서도 실행할 수 있지만, 그림 3-7-2와 같이 최초에 대화상자로도 실행할 수 있다. 실행방법에 관한 내용은 CodeV 매뉴얼을 참고하기 바란다.

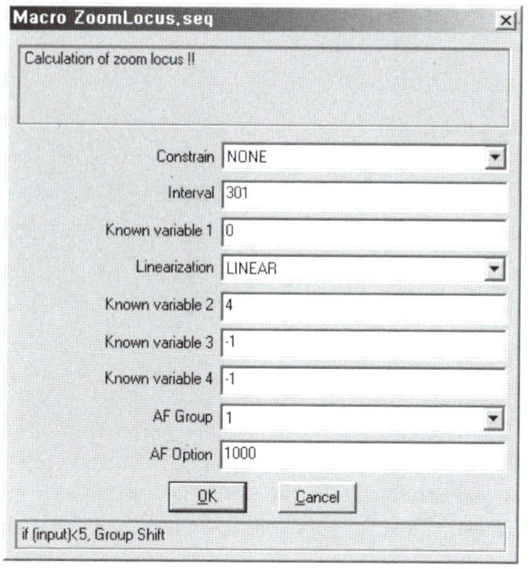


그림 3-7-2 CodeV에서 응용 프로그램을 대화상자로 실행하는 예

다만 CodeV에서 대화상자를 이용하는 경우, 최대 9개의 변수만 넘겨받을 수 있기 때문에 움직이는 군이 많은 광학계나 궤적을 보다 세밀하게 제어하기 위해서는 텍스트 파일(text file)로도 변수를 입력받을 수 있도록 프로그래밍해야 한다. 그림 3-7-2의 'Known variable'의 의미는 스플라인 보간으로 설계 줌 위치 이외의 중간단을 보간하겠다는 의미이다. 이 값에서 0은 초점거리를 의미하며, 'Known variable 2'가 4인 것은 4군에서 그 다음 군까지의 거리를 의미한다. 또한 −1의 의미는 입력이 없음을 의미한다. 단 'Known variable 1'에 대해서는 선형이 되도록 옵션을 줄 수도 있다. 그리고 응용 프로그램에서 고정된 군 또는 결합(coupling)된 군은 자동 판별되도록 프로그래밍이 되어 있다.

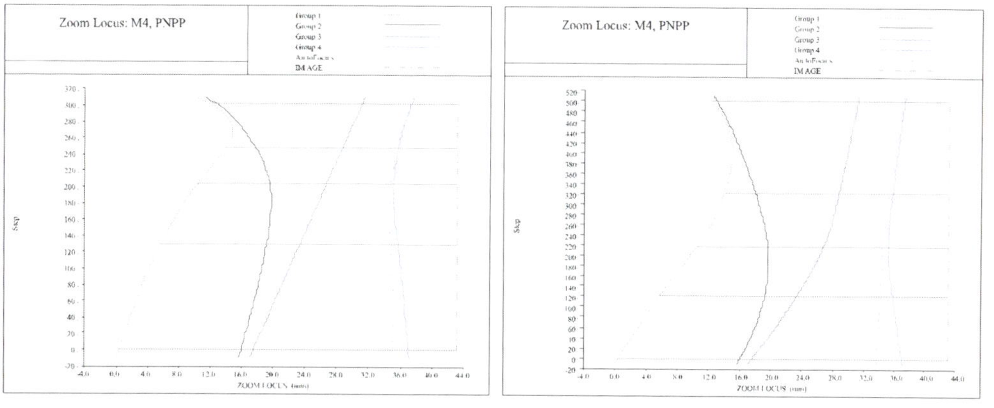


그림 3-7-3 궤적의 기울기를 제어한 예(좌: 1군 궤적이 급함. 우: 1군 궤적이 완만해짐. CodeV 사용)

그림 3-7-3은 4군 광학계의 궤적을 계산한 실제 제품의 예이다. 그림 3-7-3의 각 그림에서 상단쪽이 광각단, 하단쪽이 망원단이다. 그림 3-7-3의 왼쪽에서 보는 것처럼 광각단 근처에서 1군의 궤적이 급격하게 변하는 것을 볼 수 있다. 이 부분은 기구설계 시에 실제 문제가 되어 1군의 궤적을 완만하게 해야 하는데, 이를 광학설계에 반영하여 다시 설계하게 되면, 설계시간 및 광학성능 등에 문제가 생긴다. 이러한 경우에는 그림 3-7-3과 같이 스플라인 보간할 때, CAM 회전각에 대응하는 $x$축 간격을 조정하여 보간한다. 이 방법으로 그림 3-7-3의 오른쪽 궤적에서 보는 것처럼 1군의 궤적이 이전보다 훨씬 완만해진 것을 확인할 수 있다.

그림 3-7-4부터 그림 3-7-7까지의 궤적계산 예는 모두 실제 제품화된 광학계에 대한 궤적이다. 이들 궤적의 계산은 제3절에 언급된 수식으로 모두 계산한 것들이다. 그림 3-7-4는 $M_{4b}$ 형태 광학계이며, 그림 3.7.5는 2군과 4군이 결합된 $M_{4c}$ 형태 광학계이다. 그림 3-7-6은 2군이 고정된 $M_{4e}$ 형태의 4군 광학계의 궤적으로, 4군이 3개의 하위 군으로 구성되어 있고 4군 중 가운데 위치한 4-2군이 AF를 담당한다. 그림 3-7-7은 5군으로 구성된 굴곡형 광학계의 궤적계산 예이다. 각 그림에서의 점선은 특정 물체거리에 대한 AF군의 조출량을 나타낸 것이다.

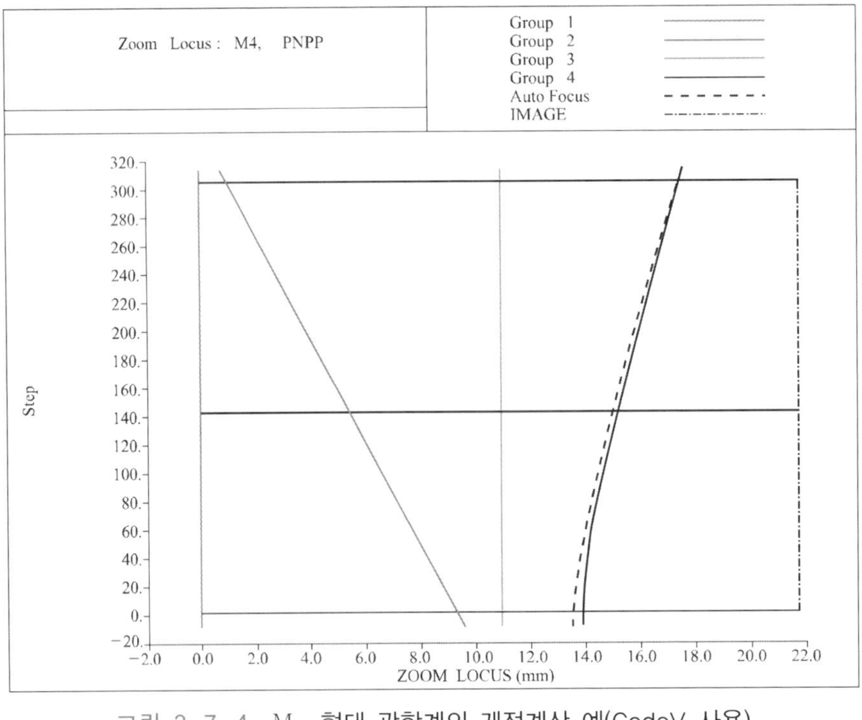


그림 3-7-4 $M_{4b}$ 형태 광학계의 궤적계산 예(CodeV 사용)

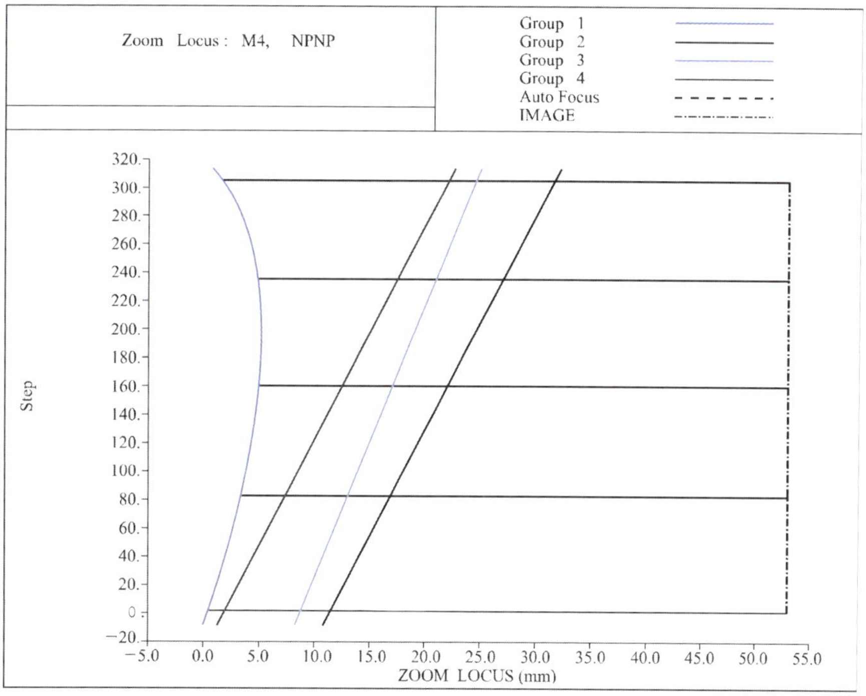


그림 3-7-5 $M_{4c}$ 형태 광학계의 궤적계산 예(CodeV 사용)

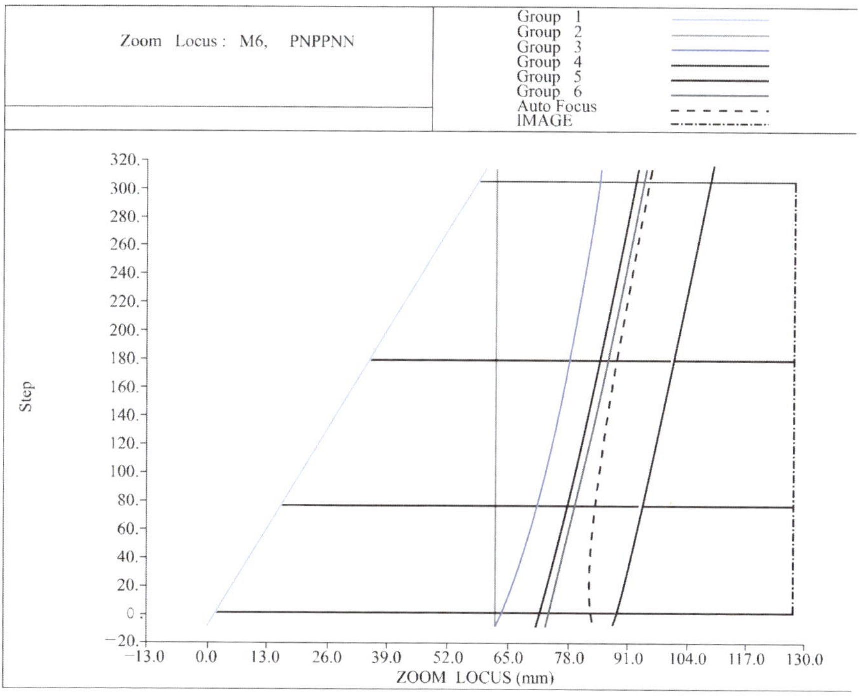


그림 3-7-6 $M_{4e}$ 형태 광학계의 궤적계산 예(CodeV 사용)

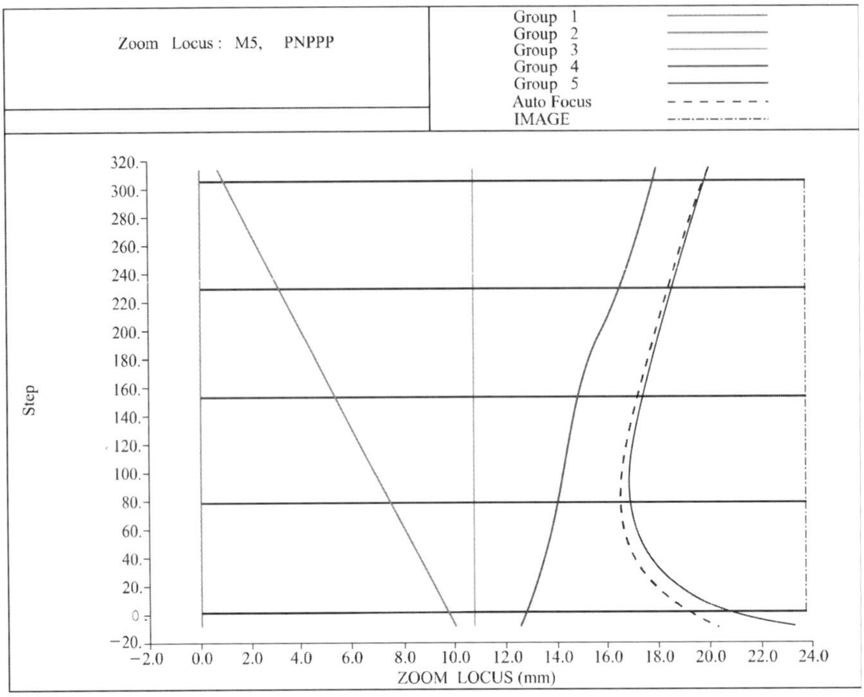


그림 3-7-7 5군 광학계의 궤적계산 예(CodeV 사용)

플로팅(floating) 광학계는 물체거리에 따른 상면 위치보정을 2개 이상의 군으로 하는 광학계를 말한다. 대표적으로는 교환렌즈의 매크로렌즈가 있다. 이 플로팅 광학계의 경우는 각 군간 간격을 이미 스플라인 보간으로 결정하기 때문에 선형 이동 또는 특별한 구속조건이 있는 군 1개에 대해서만 선택하면 된다. 나머지는 궤적계산용 응용 프로그램과 동일하게 입력 받도록 하면 된다. 그림 3-7-8은 플로팅 광학계의 궤적계산용 응용 프로그램을 실행시킨 대화상자이다.

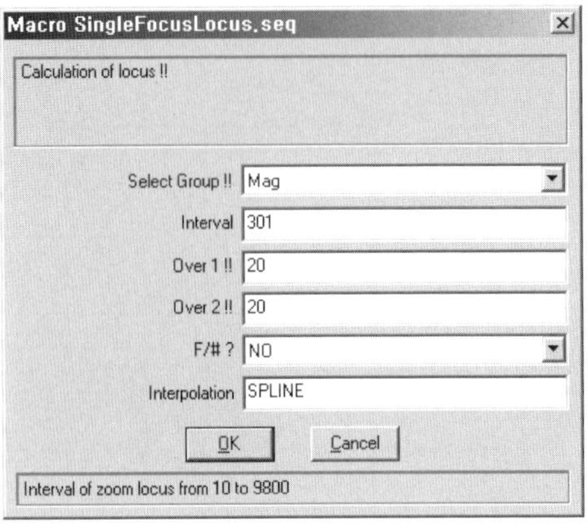


그림 3-7-8 플로팅 광학계의 궤적계산용 응용 프로그램의 실행 예(CodeV 사용)

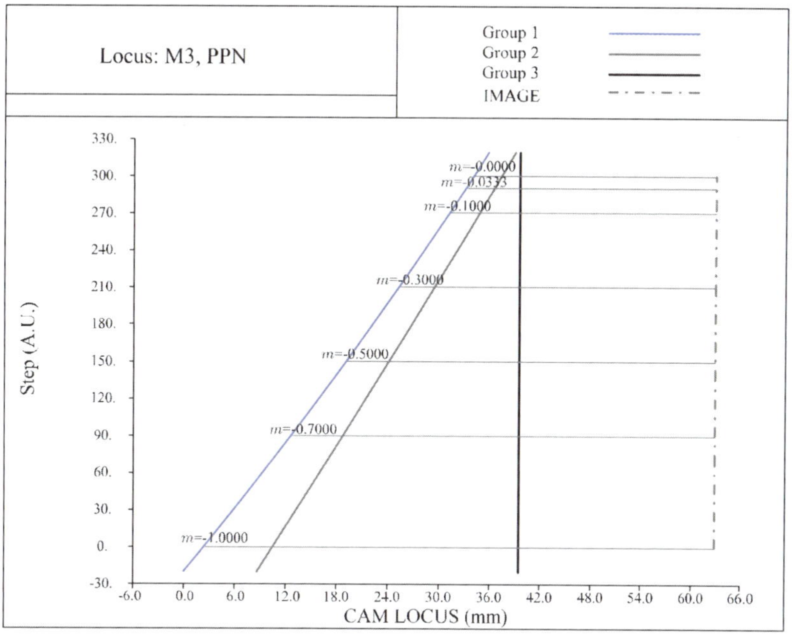


그림 3-7-9 3군으로 구성된 플로팅 광학계의 궤적계산의 예 (CodeV 사용)

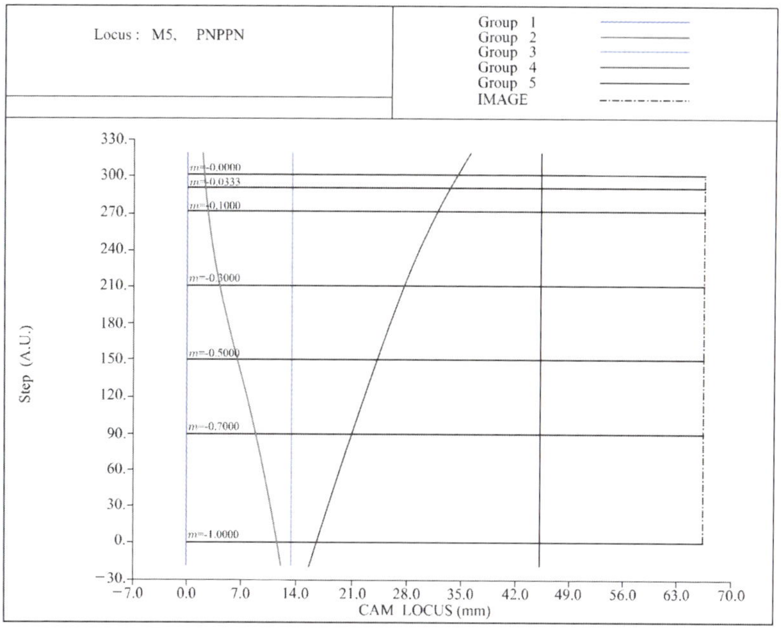


그림 3-7-10 5군으로 구성된 플로팅 광학계의 궤적계산의 예(CodeV 사용)

그림 3-7-9는 3개의 군으로 이루어진 플로팅 광학계의 궤적이고, 그림 3-7-10은 5개의 군으로 이루어진 플로팅 광학계의 궤적계산 예이다. 특히 그림 3-7-10의 궤적계산 예는 실제 제품화된 것의 궤적계산 예이다.

## 참고문헌


[1] K. Yamaji, *Design of Zoom Lenses*, in Progress in optics VI, edited by E. Wolf(North Holland, Amsterdam, 1971), Chap. 4.

[2] 류재명, 임천석, 조재흥, 정진호, 전영세, 이강배, "줌 구조를 이용하여 물체거리가 변해도 상면과 배율이 고정되는 현미경 광학계의 설계", 한국광학회지, 제14권 6호, pp. 613 ~ 622, 2003.

[3] S. Kuiper, B. H. W. Hendricks, L. J. Huijbergts, A. Hirschberg, C. A. Renders, M. A. J. van As, "Variable focus liquid lens for portable applications", Proc. SPIE 5523, pp. 100 ~ 109 (2004).

[4] 小倉, 寫眞レンズの基礎と發展 (朝日ソノラマ, 東京, 1995), 1章, pp. 44.

[5] 정진호, "줌렌즈계의 근축설계와 궤적해석", 경남대학교 박사학위논문(1994).

[6] 유남준, 김원섭, 조재흥, 류재명, 이해진, 강건모, "가우스 괄호법을 이용한 무한물점을 갖는 복잡한 줌렌즈의 수치해석적인 근축광선 줌궤적 추적법", 한국광학회지, 제18권 6호, pp. 410 ~ 420, 2007

[7] 김성우, "반사광학부재를 가진 줌렌즈", 대한민국 특허 2006 0113255, 2006.

[8] 鈴木剛司, 芝山敦史, 伊藤智希, "防振機能を有するズームレンズ", 日本 特許 2006 284763, 2006.

[9] T. Suzuki and K. Usui, "Development of The 18 ~ 200 mm High Zoom Ratio Lens System", 日本光学会光設計研究グループ, 2006.

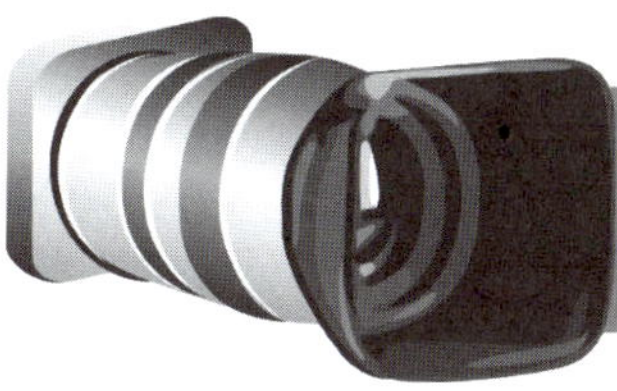

# Part 4

# 공차분석 이론

# 1 공차분석의 필요성

Part 2에서 광학설계에 대한 실습을 하였다. 광학설계자들의 역할이 설계자가 원하는 성능을 갖는 광학계의 설계까지라면 공차분석은 필요가 없다. 그러나 광학제품을 실물로 만들기 위해서는 도면과 부품제작을 해야 하기 때문에, 제작 시 제작자의 기술, 제작기계의 성능 한계, 생산일정의 한계, 생산대수, 조립의 편의성 등을 고려하여 설계자가 원하는 동일한 성능이 나오도록 설계값의 여유분을 주는 **공차**(tolerance)라는 것이 필요하다.

렌즈를 포함한 기구물은 기계 가공이나 사출 등으로 제작되는데, 이러한 부품들은 설계한 치수대로 완벽하게 가공될 수 없다. 이렇게 설계값 대비 실제 제품의 치수와의 차이를 **오차**(error)라고 한다. 물론 1 ~ 2대 정도를 많은 돈과 시간을 투자해서 오차 없이 만들 수 있을지는 모른다. 그러나 생산량이 늘어나거나, 1 ~ 2대를 만들더라도 비용을 최소화하기 위해서는 각종 부품의 오차를 받아들여야 한다. 또한 제품생산을 위한 도면이 작성되어야 하므로, 이때 도면에 허용 가능한 오차, 즉 공차를 표기해야 한다. 물론 비용을 고려하지 않는 경우라 하더라도 이러한 공차분석을 통해 조정점을 알 수 있고, 이를 통해서 우리가 설계한 광학성능을 내는 광학제품을 만들 수 있다.

이러한 조정점을 알면 대량생산이 이루어지는 광학제품에서 모든 제품들 간의 성능편차를 줄이는 데도 상당히 많은 도움이 된다. 즉 공차분석은 최소의 비용으로 최대의 효과를 얻기 위해 수행하는 광학설계의 일부이다. 공차분석은 광학설계 완료 후, 민감도 계산을 하고, 공차분석표를 만든다. 이 공차분석표의 결과를 보고, 그간의 양산 경험에 의해 제작가능성을 판단하여, 제작이 가능하다면 비로서 광학계의 마지막인 공차분석이 완료되는 것이다.

# 2 공차항목과 분포함수의 이해

1절에서 공차는 허용가능한 오차이고, 오차는 설계치 대비 부품의 치수차이임을 설명하였다. 이러한 공차를 부여해야 하는 항목(이하 공차항목)은 크게 회전 대칭성이 있는 것과 회전 비대칭적인 것으로 나뉜다. 그림 4-2-1과 같이 곡률, 두께, 굴절률 등은 대칭형(symmetry) 공차이고, 디센터(decenter)와 틸트(tilt)는 비대칭형(asymmetry) 공차이다. 비대칭형 공차에 대해서는 내용이 방대하고 분석도 매우 어렵기 때문에 본 교재에서는 주로 대칭형 공차에 대해서만 설명하기로 한다.

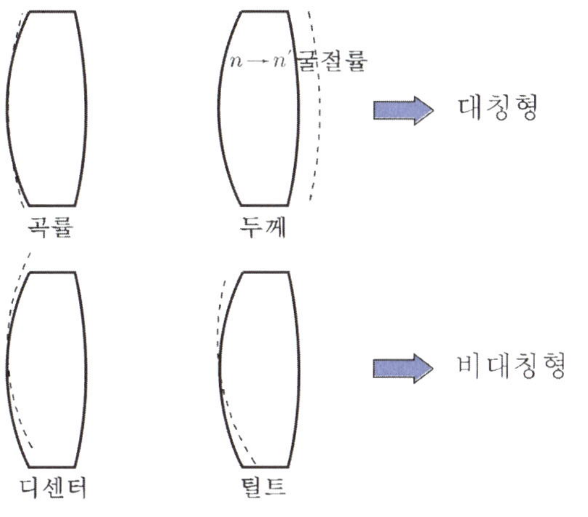


그림 4-2-1 공차항목의 종류

앞에서 언급한 대칭형 공차가 가장 많은 영향을 주는 것은 *EFL*과 *BFL*이다. 특히 *BFL*의 경우에는 적절히 보정되지 않으면, 중심해상력 자체가 나오지 않으므로 반드시 관리해야 하는 주요 성능지표이다. 따라서 *BFL*을 공차항목의 함수로 생각하여 식 (4.2.1)과 같이 테일러(Taylor) 전개를 할 수 있다.

$$\begin{aligned} BFL &= f_{BFL}(R,d,n) \\ &= f_{BFL_0} + \frac{\partial f_{BFL}}{\partial R}(R-R_0) + \frac{\partial f_{BFL}}{\partial d}(d-d_0) + \frac{\partial f_{BFL}}{\partial n}(n-n_0) + \cdots \end{aligned} \tag{4.2.1}$$

여기에서 $R$은 곡률반지름, $d$는 렌즈두께 또는 공기간격, $n$은 굴절률을 의미한다. 각 변수의 첨자 '0'은 설계값을 의미한다. 우리가 계산하고자 하는 것은 오차가 발생했을 때의 각 수차를 계산하는 것이 아니고, 해당 오차에 따른 변화량을 계산하는 것이 목적이다. 또한 식 (4.2.1)에 선형근사를 적용하면 식 (4.2.2)가 된다.

$$\Delta BFL = BFL - f_{BFL_0} \approx \frac{\partial f_{BFL}}{\partial R}\Delta R + \frac{\partial f_{BFL}}{\partial d}\Delta d + \frac{\partial f_{BFL}}{\partial n}\Delta n_{de} \tag{4.2.2}$$

$\Delta R$, $\Delta d$, $\Delta n$ 등은 각각 곡률반지름, 렌즈두께, 굴절률의 변화량으로 오차량을 의미한다. 그리고 각 수차함수의 미분값이 해당 공차항목의 민감도가 된다.

여기에서 언급한 오차량은 생산하는 제품의 수량에 따라 여러 가지 값을 가지게 되므로 통계학적 접근이 필요하다. 즉 $\Delta R$, $\Delta d$, $\Delta n$ 등의 변수는 특정 통계분포를 가지는 확률표본이 된다. 따라서 이러한 변수의 선형조합으로 표현되는 수차함수도 역시 오차량처럼 통계분포를 가지게 된다. 이때 통계분포를 설명하는 함수를 **확률밀도함수**(probability density function; PDF)라고 하며, 확률밀도함수의 누적값이 **분포함수**(distribution function)이다. 이러한 확률밀도함수는 매우 다양하지만, 광학 공차분석에서 필요한 것은 정규분포(normal distribution)와 균일분포(uniform distribution) 등이다. 그림 4.2.2는 정규분포와 균일분포의 확률밀도함수의 그래프의 예이다. 울퉁불퉁한 실선은 실제 분포를 보여 주며, 부드러운 실선 또는 점선은 이를 각각 근사한 함수의 형태로 보여 주는 것이다.

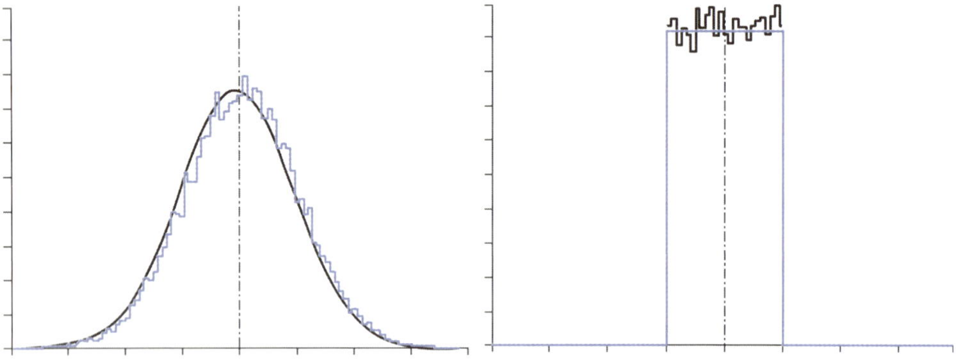

그림 4-2-2 정규분포(좌)와 균일분포(우)

이러한 정규분포와 균일분포의 확률밀도함수를 예를 들어 설명하면 다음과 같다. 렌즈의 두께를 맞춘다면, 작업자는 도면에 기입된 렌즈의 두께가 나오도록 가공을 하게 될 것이다. 이때 두께를 측정하여 도수분포도(histogram)를 그린다고 가정하자. 작업자가 숙련되어 있고, CG기(curve generator) 및 두께 측정기의 상태가 정상적이라면 발생되는 오차는 도면 치수에 기입된 값을 가진 렌즈가 가장 많이 나오고, 도면 기입량 대비 크거나 작은 것은 상대적으로 적게 나와서 도수분포도를 그리면 중심이 높고 주변이 낮은 종 모양의 그래프가 될 것이다. 여기에서 CG(curve generation) 공정이 충분히 안정되어 우리가 관리할 수 없는 우연에 의한 요소에 의해서만 가공정밀도가 결정된다면, 두께분포의 도수분포도는 거의 정규분포를 따르게 될 것이다. 그러나 작업자의 숙련도와 CG기 모두 문제가 있어서 전수검사를 해서 공차 이내의 것만 출하한다면, 그 분포는 두께에 관계없이 일정하여 확률밀도함수가 사각형 모양이 되는 균일분포를 따르게 될 것이다. 하지만 두께의 경우 불량 시 재작업을 생각하게 되므로, 보통 설계값에 비해 약간 두꺼운 쪽으로 이동한 분포가 생긴다. 이렇게 중앙값이 이동한 가공오차는 두께 외에 뉴턴 무늬 수 등이 있는데, 뉴턴 원 무늬는 주로 음의 방향으로 치우친다.

그림 4-2-3은 3개의 오차량으로 표현되는 수차함수에서 정규분포를 이루는 3개의 오차량에 대해 수차함수 역시 정규분포를 이루는 것을 표현한 것이다. 통계학 이론에 따르면 수차함수는 각 오차량의 표준편차의 기하평균값에 대한 표준편차를 갖는 정규분포를 따른다. 그러나 각 오차량이 정규분포를 따르지 않더라도 생산수량이 많아지면, 각 오차량의 선형결합으로 표현되는 수차함수는 중심극한정리[1]에 따라 정규분포를 따르게 된다. 하지만 각 오차량은 정규분포를 이루지 않아도 되는지를 검토할 필요가 있다.

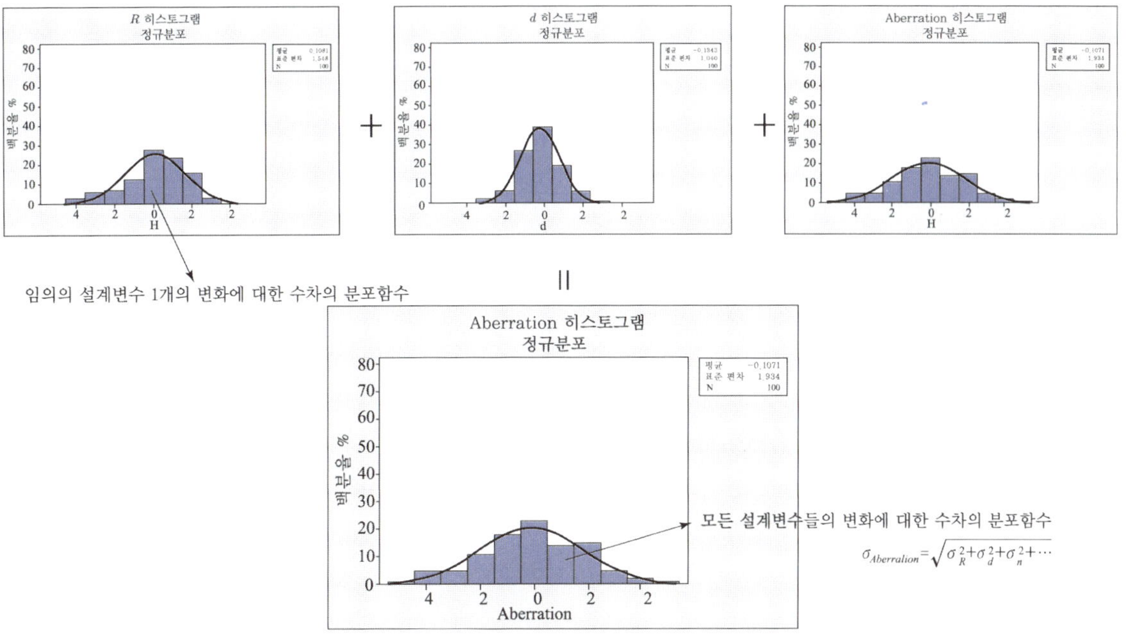


그림 4-2-3 오차분포의 조합에 따른 수차의 분포

그림 4-2-4는 두 확률변수의 결합에 따른 분포를 그린 것이다. (a)는 두 개의 확률변수가 균등분포를 따른 경우이고, (b)는 두 개 모두 정규분포를 따르는 것이다. 그림 4-2-4에서 보는 것처럼 두 확률변수가 모두 정규분포를 따르는 것이 산포(분포가 퍼져 있는 정도)가 훨씬 작다. 따라서 각 오차량을 정규분포가 되도록 관리하는 것이 필요하며, 가능하다면 $C_{PK}$(공정능력지수[2])를 관리해야 한다. 그러나 광학부품의 경우, 가공공정과 작업자의 특성에 따라 치우침도 발생하기 쉬워 $C_{PK}$를 관리하는 것이 쉽지 않다. 따라서 이러한 것이 공차분석에 반영되어야 한다.

각 부품의 공차 중, $C_{PK}$를 1.0 이상이 되도록 관리하는 경우도 있는데, 이는 부품의 치우침 정도와 산포를 고려하여 부품이 안정적으로 생산되고 있는지를 평가하는 중요 지표이다. 계산방법은 식 (4.2.3)과 같다.

$$K \equiv \left| \frac{\frac{USL+LSL}{2} - \bar{x}}{\frac{USL-LSL}{2}} \right|, \ C_P \equiv \frac{USL-LSL}{6\sigma}, \ C_{PK} = (1-K)C_P \tag{4.2.3}$$

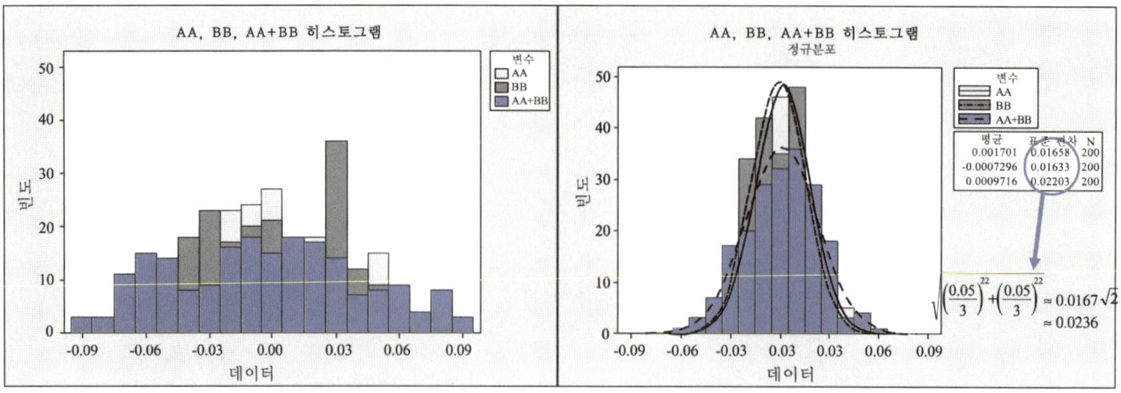


정규분포로A, B -0.05~0.05 사이의 난수를 200개 발생시켜 더한 것이 A+B

정규분포로A, B -0.05~0.05 사이의 난수를 200개 발생시켜 더한 것이 A+B

(a) 두 개의 확률변수가 균등분포를 따르는 경우 (b) 두 개 모두 정규분포를 따르는 경우

그림 4-2-4 공차분포의 중요성

여기에서 $\sigma$는 표준편차, $\overline{x}$는 평균, $USL$은 규격 상한값, $LSL$은 규격 하한값이다. 또한 $K$는 치우침 정도이며, 치우침이 없다면 $K$는 0이 된다. 그러나 투과 편심과 같이 한쪽 규격만 있는 경우에는 식 (4.2.4)를 사용해야 한다.

$$C_{PK} \equiv \frac{USL - \overline{x}}{3\sigma} \text{ 또는 } C_{PK} \equiv \frac{\overline{x} - LSL}{3\sigma} \tag{4.2.4}$$

# 3 보상자 선택과 *BFL* 보정량 계산

단초점 광학계의 경우, 대칭형 공차에 따라 *BFL*이 바뀌면 새로운 *BFL*에 맞도록 촬상소자의 위치를 옮겨 주면 된다. 그러나 줌렌즈의 경우에는 각 줌 위치별로 촬상소자의 위치가 고정되어 있어야 하며, 줌 양 끝단에서의 *BFL* 변화량이 달라서 일률적인 값으로 촬상소자를 이동시켜서 *BFL*의 변화량을 보정할 수는 없다. 이러한 경우에는 특정 렌즈군을 움직여서 이를 보정해야 한다. 이 절에서는 *BFL* 변화를 보정하기 위한 보상자의 이동량을 계산하는 방법에 대하여 설명하고자 한다.

위에서 언급한 것처럼 대칭형 오차요인이 발생하면 각 면의 곡률, 두께, 굴절률이 변하게 된다. 이로 인하여 각 군의 굴절능과 군내 주요점의 위치 등이 변하기 때문에 그림 4-3-1 (a)의 설계값에 의한 군간 간격과 *BFL*이 그림 4-3-1 (b)처럼 모두 변한다. 일반적으로 *BFL*은 렌즈 전체의 마지막 면에서 상면까지의 거리를 의미한다. 그러나 이 값은 마지막 군의 제2주요면 $H_2$에서 상면까지의 거리 $z_N$까지와는 다르다. 광학계 제작 시 가공오차에 의해 *BFL*은 물론 $z_N$도 변하게 되는데, 앞으로 모든 계산은 근축 광학적으로 하는 것이므로 *BFL*보다는 $z_N$을 사용할 것이다. 그러나 곡률, 두께, 굴절률 등의 오차에 의해 *BFL*과 $z_N$은 동시에 구해질 수 있는 값이다. 여기에서 $H_1$과 $H_2$는 제1주요면과 제2주요면이고, $z_N$은 제2주요면에서 상면까지의 거리이다. 각 기호의 프라임은 제작오차가 발생한 광학계에서의 각 양들이다. 그리고 $\varepsilon_N$은 이 광학계(여러 개의 군으로 이루어진 줌렌즈의 경우에는 마지막 군)에서 제2주요면의 변화량을 의미한다.

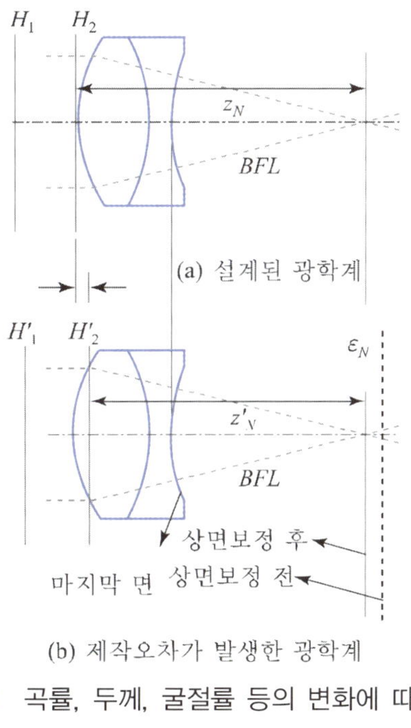


그림 4-3-1 곡률, 두께, 굴절률 등의 변화에 따른 상면이동

여기에서는 이러한 대칭형 오차요인에 의해 상면을 고정시키기 위한 조출량을 구해 보고자 한다. 구하는 과정은 조출군이 어디에 위치하는지에 따라 약간씩 다르기 때문에 1군이 조출군인 경우, 마지막 군의 바로 앞의 군이 조출군인 경우, 마지막 군이 조출군인 경우로 각각 나누어 설명한다.

### 3-1. 1군이 조출군인 경우

그림 4-3-2 (a)는 1군이 조출군인 경우의 광학계를 보여 주는 개략도이고, (b)는 오차요인이 발생하여 각 군의 위치가 설계값에서 벗어난 것을 나타낸 것이다. 원래 설계된 광학계의 *BFL*이 $z_N$일 때, 오차요인이 발생한 광학계의 *BFL*은 원래의 값과 달리 $z_N'$이 된다. 이때 CCD 면이 고정되므로 초점을 맞추기 위해 1군이 $\delta$만큼 이동하면 *BFL*은 $z_N''$이 된다. 그리고 마지막 군에서 제2주요면의 변화량을 그림 4-3-1과 같이 $\varepsilon_N$이라고 한다.

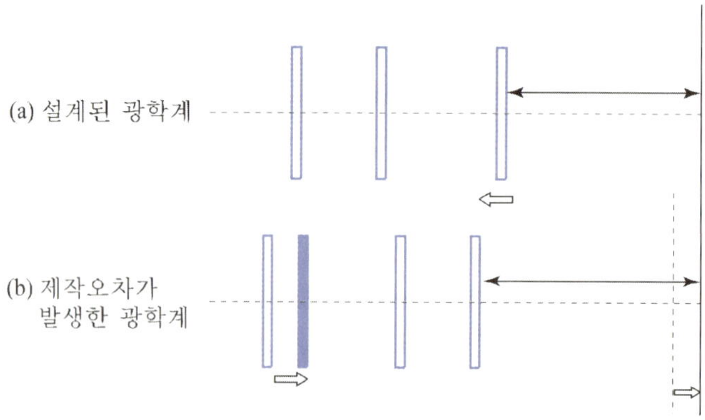


그림 4-3-2 각 면의 제작오차에 따른 상면이동을 막기 위한 1군 조출

원래 광학계에서 각 군의 굴절능을 $k_i$, 군간 간격을 $z_i$라 하면 전체 광학계의 굴절능 *K*와 *BFL*에 관한 방정식을 가우스 괄호법을 이용해 표현하면 다음과 같다.

$$
\begin{aligned}
&[K_1,-z_1,K_2,-z_2,\cdots,-z_{N-1},k_N]=K \\
&[K_1,-z_1,K_2,-z_2,\cdots,-z_{N-1}]=Kz_N
\end{aligned}
\qquad (4.3.1)
$$

이때 대칭형 오차요인이 발생하는 경우 식 (4.3.1)의 모든 값은 바뀌게 되며, 앞으로 설계값과 구분하기 위해 각 변수에 프라임 기호를 붙여서 표현하기로 한다. 한편 오차요인이 발생하면 상면에 결상(focusing)하기 위해서 1군이 이동하는데, 이때 전체 광학계의 굴절능은 $K''$으로, *BFL*은 $z_N''$으로 변한다. 또한 1군과 2군 사이의 거리에는 1군의 이동량 $\delta$를 고려해야만 한다. 따라서 1군이 이동하여 결상이 완료된 광학계에서는 식 (4.3.1)과 같은 원리로 다음과 같은 식이 성립한다.

$$
\begin{aligned}
&[k'_1, -z'_1-\delta, k'_2, -z'_2, \cdots, -z'_{N-1}, k'_N] = K'' \\
&[k'_1, -z'_1-\delta, k'_2, -z'_2, \cdots, -z'_{N-1}] = K''z''_N \\
&z''_N = z_N + \varepsilon_N + \delta_{CCD}
\end{aligned} \tag{4.3.2}
$$

식 (4.3.2)에서 $\delta_{CCD}$는 CCD 또는 CMOS 등의 디지털센서의 조립오차를 의미한다. 여기에서 미지수는 굴절능 $K''$과 1군의 이동량 $\delta$이고 나머지 변수들은 임의의 범위 내에서 난수발생에 의해 결정되는 값이다. 그러므로 식 (4.3.2)를 연립하여 1군의 이동량 $\delta$를 각 군의 굴절능($k_i'$)과 군간 간격($z_i'$)의 변수로만 나타내면 식 (4.3.3)과 같다.

$$
\begin{aligned}
&\delta = \frac{B_1 z''_N - B_2}{A_2 - A_1 z''_N} \\
&A_1 \equiv k'_1[k'_2, -z'_2, \cdots, -z'_{N-1}, k'_N] \\
&B_1 \equiv [k'_1, -z'_1, k'_2, -z'_2, \cdots, -z'_{N-1}, k'_N] \\
&z''_N = z_N + \varepsilon_N + \delta_{CCD} \\
&A_2 \equiv k'_1[k'_2, -z'_2, \cdots, -z'_{N-1}] \\
&B_2 \equiv [k'_1, -z'_1, k'_2, -z'_2, \cdots, -z'_{N-1}]
\end{aligned} \tag{4.3.3}
$$

## 3-2. *N*-1군이 조출군인 경우

$N-1$이라 함은 전체 군이 $N$개이고, 이때 조출군은 마지막 군의 바로 앞에 위치한다는 것을 의미한다. 그림 4-3-3 (a)는 $N-1$군이 조출군인 경우의 설계된 광학계를 나타내는 것이고, (b)는 오차요인이 발생하여 각 군의 위치가 설계치에서 벗어난 것을 표현해 놓은 것이다. 각 변수의 표기는 바로 앞의 3-1절에서 사용한 것과 같다.

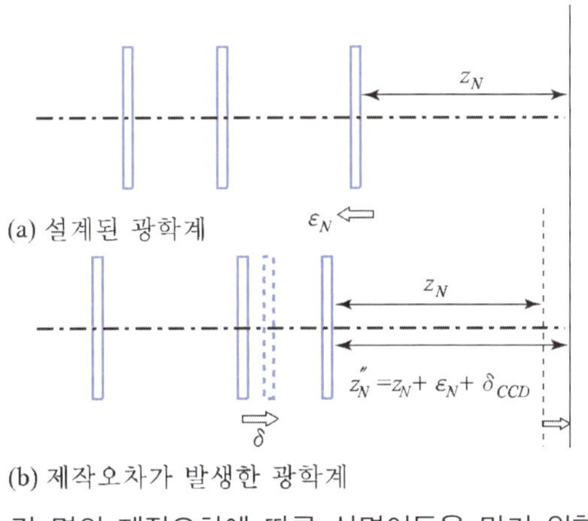


그림 4-3-3 각 면의 제작오차에 따른 상면이동을 막기 위한 $N$-1군 조출

대칭형 오차요인이 발생한 광학계에서 각 군의 굴절능을 $k'_i$, 군간 간격을 $z'_i$라 하면 $N-1$군이 이동된 전체 광학계의 굴절능 $K''$과 $BFL(z_N'')$에 관한 방정식을 가우스 괄호법을 이용해 표현하면 식 (4.3.4)와 같다. 다만 3-1절과 달리 $N-1$군의 이동량 $\delta$는 $N-1$군과 마지막 군의 군 간격뿐 아니라, $N-2$군과 $N-1$군 사이의 군 간격에도 영향을 주므로 식을 세울 때 주의해야 한다.

$$\begin{aligned}
&[k'_1, -z'_1, k'_2, -z'_2, \cdots, -z'_{N-3}, k'_{N-2}, -z'_{N-2}-\delta, k'_{N-1}, -z'_{N-1}+\delta, k'_N] = K'' \\
&[k'_1, -z'_1, k'_2, -z'_2, \cdots, -z'_{N-3}, k'_{N-2}, -z'_{N-2}-\delta, k'_{N-1}, -z'_{N-1}+\delta] = K''z''_N \\
&z''_N = z_N + \varepsilon_N + \delta_{CCD}
\end{aligned} \tag{4.3.4}$$

마찬가지로 미지수는 굴절능 $K''$과 $N-1$군의 이동량 $\delta$이고 나머지 변수들은 결정되는 값들이다. 그러므로 식 (4.3.4)를 연립하여 표현한 $N-1$군의 이동량 $\delta$는 식 (4.3.5)와 같다.

$$\begin{aligned}
&(A_3 - A_2 z''_N)A_1\delta^2 + \{A_1(B_3 - B_2 z''_N) - (A_3 - A_2 z''_N)B_1\}\delta \\
&\qquad\qquad - B_1(B_3 - B_2 z''_N) + \frac{C_1 z''_N - C_2}{k'_{N-1}} = 0 \\
&A_1 \equiv [k'_1, -z'_1, k'_2, -z'_2, \cdots, -z'_{N-3}, k'_{N-2}] \\
&B_1 \equiv [k'_1 - z'_1, k'_2, -z'_2, \cdots, -z'_{N-3}, k'_{N-2}, -z'_{N-2}] \\
&C_1 \equiv [k'_1 - z'_1, k'_2, -z'_2, \cdots, -z'_{N-3}, k'_{N-2}, -z'_{N-2} - z'_{N-1}, k'_N] \\
&A_2 \equiv k'_N \\
&B_2 \equiv [-z'_{N-1}, k'_N] \\
&C_2 \equiv [k'_1, -z'_1, k'_2, -z'_2, \cdots, -z'_{N-3}, k'_{N-2}, -z'_{N-2} - z'_{N-1}] \\
&A_3 \equiv 1 \\
&B_3 \equiv -z'_{N-1} \\
&z''_N = z_N + \varepsilon_N + \delta_{CCD}
\end{aligned} \tag{4.3.5}$$

## 3-3. 마지막 군이 조출군인 경우

그림 4.3.4 (a)는 마지막 군이 조출군인 경우의 설계된 광학계를 나타낸 것이고, (b)는 오차요인이 발생하여 각 군의 위치가 설계치에 벗어난 것을 표현해 놓은 것이다. 앞서와 마찬가지로 이 경우 식 (4.3.6)이 성립하는데, 마지막 군의 이동량(조출량) $\delta$에 대해 표현하면 식 (4.3.7)을 얻을 수 있다.

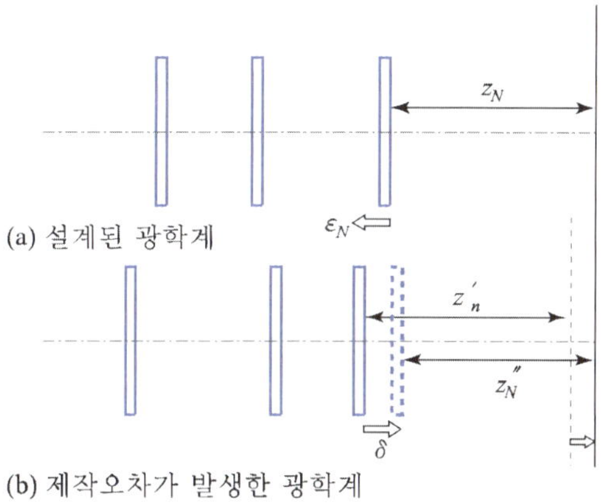


그림 4-3-4 각 면의 제작오차에 따른 상면이동을 막기 위한 $N$군 조출

$$\begin{aligned}&[k'_1, -z'_1, k'_2, -z'_2, \cdots, -z'_{N-1}-\delta, k'_N] = K'' \\ &[k'_1, -z'_1, k'_2, -z'_2, \cdots, -z'_{N-1}-\delta] = K''z''_N \\ &z''_N = z_N - \delta + \varepsilon_N + \delta_{CCD}\end{aligned} \tag{4.3.6}$$

$$\begin{aligned}&A_2A_3\delta^2 + (A_1 - A_2B_3 - A_3B_2)\delta + B_2B_3 - B_1 = 0 \\ &A_1 \equiv [k'_1, -z'_1, k'_2, -z'_2, \cdots, k'_{N-1}] \\ &B_1 \equiv [k'_1 - z'_1, k'_2, -z'_2, \cdots, k'_{N-1}, -z'_{N-1}] \\ &A_2 \equiv [k'_1, -z'_1, k'_2, -z'_2, \cdots, k'_{N-1}]k'_N = A_1 \cdot k'_N \\ &B_2 \equiv [k'_1, -z'_1, k'_2, -z'_2, \cdots, k'_{N-1}, -z'_{N-1}, k'_N] \\ &A_3 \equiv -1 \\ &B_3 \equiv z_N + \varepsilon_N + \delta_{CCD}\end{aligned} \tag{4.3.7}$$

## 3-4. 유한물체인 경우

앞의 식 (4.3.3), 식 (4.3.5), 식 (4.3.7)은 무한물체에 대해 가우스 괄호법으로 구한 식이다. 만약 물체가 유한거리에 있다면 총 조출량은 물체거리에 대한 양도 고려해야 한다. 그러면 식 (4.3.1)은 아래와 같이 식 (4.3.8)로 바뀐다.

$$\begin{aligned}&[-z_0, k_1, -z_1, k_2, -z_2, \cdots, -z_{N-1}, k_N] = \frac{1}{m} \\ &[-z_0, k_1, -z_1, k_2, -z_2, \cdots, z_{N-1}] = \frac{z_N}{m}\end{aligned} \tag{4.3.8}$$

여기에서 $z_0$는 물체에서 1군의 제1주요면까지의 거리이고, $m$은 광학계의 배율이다. 이러한 경우 식 (4.3.2), 식 (4.3.4), 식 (4.3.6)은 아래와 같이 각각 식 (4.3.9), 식 (4.3.10), 식 (4.3.11)로 바뀐다.

$$
\begin{aligned}
&[-z'_0+\delta, k'_1, -z'_1-\delta, k'_2, -z'_2, \cdots, -z'_{N-1}, k'_N] = \frac{1}{m''} \\
&[-z'_0+\delta, k'_1, -z'_1-\delta, k'_2, -z'_2, \cdots, -z'_{N-1}] = \frac{z''_N}{m''} \\
&z''_N = z_N + \varepsilon_N + \delta_{CCD}
\end{aligned}
\tag{4.3.9}
$$

$$
\begin{aligned}
&[-z'_0, k'_1, -z'_1, k'_2, -z'_2, \cdots, -z'_{N-3}, k'_{N-2}, -z'_{N-2}-\delta, k'_{N-1}, -z'_{N-1}+\delta, k'_N] = \frac{1}{m''} \\
&[-z'_0, k'_1, -z'_1, k'_2, -z'_2, \cdots, -z'_{N-3}, k'_{N-2}, -z'_{N-2}-\delta, k'_{N-1}, -z'_{N-1}+\delta] = K''z''_N \\
&z''_N = z_N + \varepsilon_N + \delta_{CCD}
\end{aligned}
\tag{4.3.10}
$$

$$
\begin{aligned}
&[-z'_0, k'_1, -z'_1, k'_2, -z'_2, \cdots, -z'_{N-1}, -\delta, k'_N] = \frac{1}{m''} \\
&[-z'_0, k'_1, -z'_1, k'_2, -z'_2, \cdots, -z'_{N-1}-\delta] = \frac{z''_N}{m''} \\
&z''_N = z_N - \delta + \varepsilon_N + \delta_{CCD}
\end{aligned}
\tag{4.3.11}
$$

식 (4.3.9)부터 (4.3.11)까지에서 미지수는 배율 $m''$과 조출량 $\delta$이고 나머지 값들은 난수발생으로 주어지는 값들이다. 따라서 식 (4.3.9)부터 식 (4.3.11)까지는 조출량 $\delta$에 대해 배율을 제외한 나머지 변수로만 전개할 수 있다. 한 가지 주의해야 하는 것이 있는데, 1군 조출의 경우에 대해서는 무한물점과 달리 유한물점에서는 조출량이 물체거리에 영향을 주므로 식의 형태가 식 (4.3.3)과 달라진다는 것이다.

### 3-5. 그 외의 핀트보정 방법[3]

앞에서 AF군으로 핀트보정을 하는 방법에 대하여 설명하였다. 하지만 AF군만으로 핀트보정이 불가능하여 조정점을 두 곳으로 하는 경우도 있다. 이러한 경우에 대한 상세한 언급은 참고문헌 [3]에서 하기로 하고, 여기에서는 조정점이 두 곳일 경우에 대한 보정량을 살펴보기로 한다.

일반적으로 렌즈의 가공오차와 조립오차에 의해 발생되는 *BFL*의 변화는 광각단에서의 값과 망원단에서의 값이 다르다. 1개의 군만을 일률적으로 움직이면 광각단 또는 망원단의 한 곳에서만 보정이 가능할 뿐이다. 이때 핀트보정의 목표는 광각단과 망원단에서 모두 설계치에 오도록 *BFL*의 변화량이 각각 0이 되도록 하는 것이다. 따라서 핀트조정 지점이 두 군데가 필요하다. 일반적으로 본 논문에서 언급한 광학계와 같은 positive leading type의 광학계는 1군과 2군 사이의 거리와 광학계의 마지막 면과 촬상소자 사이의 간격을 조정하여 어긋난 핀트를 보정한다. 이때 광학계의 마지막 면과 촬상소자 사이의 간격을 조정하면, 광학계 전체가 이동(shift)하는 것이며, JP2006-284763 실시 예 1번과 같은 교환렌즈용 광학계에서는 마운트(mount)면 간격을 조정하는 것과 같은 의미를 갖는다. Positive leading type의 모든 광학계에서 반드시 1군과 마운트면을 조정할 필요는 없으나, 광학계의 성능과 생산공정 등을 고려했을 때, JP2006-284763 실시 예 1번에서는 1군과 마운트면으로 조정하는 것이 유리하다.

그림 4-3-5는 핀트조정에 대한 그림이다. 여기에서 굵은 곡선은 왼쪽부터 차례대로 1군, 2군, 3-1군, 3-2군, 4군의 궤적이고, 가장 오른쪽 수직인 1점 파선은 설계된 광학계의 *BFL*이다. 광학계의 가공 및 조립오차에 의해 *BFL* 변화가 생겨서 가장 오른쪽 굵은 곡선과 같이 각 단에서 *BFL*이 변하게 된다. 만약 1군과 2군 사이에 간격변화를 주게 되면, 1군의 핀트 민감도가 광각단에서 작고 망원단에서 크기 때문에, 광각단 근처에서는 *BFL*이 작게 보정되고 망원단에서는 크게 보정되어 가는 점선과 같아진다. 여기에 광학계 전체를 광축방향으로 이동하면 광각단과 망원단에서의 *BFL* 변화가 0이 되므로 굵은 점선과 같게 된다. 그림 4-3-5에서 보는 것처럼 중간단에서는 핀트보정이 되지 않으므로, 잔류 핀트는 AF군인 2군으로 보정해야 한다. 우선 2군의 보정량을 구하기 전에 1군 조정량과 마운트면 조정량을 구해 보고자 한다.

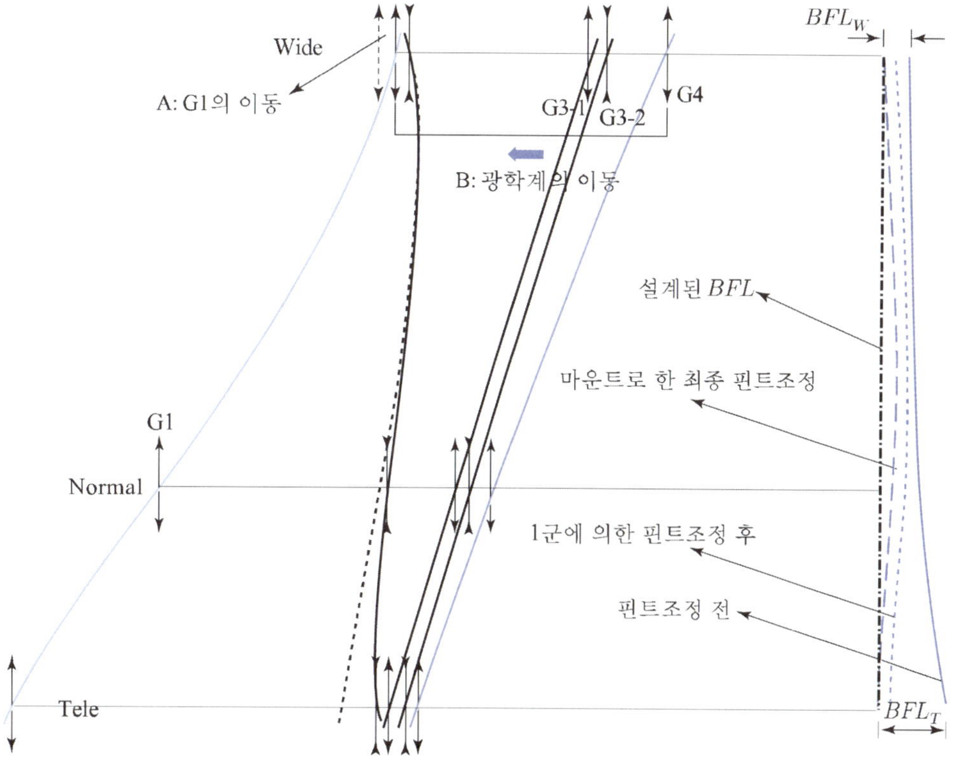


그림 4-3-5 JP2006-284763의 실시 예 1번에 대한 핀트보정

그림 4-3-5와 같이 광각단에서의 $BFL$이 $BFL_W$, 망원단에서의 $BFL$이 $BFL_T$이고, 1군의 핀트 민감도가 $p_1$, 마운트면의 민감도가 $p_M$이며, 1군의 조정량이 $A$이고, 마운트면의 조정량이 $B$라면, 다음과 같은 식 (4.3.12)가 성립한다. 여기에서 첨자 $W$는 광각단, $T$는 망원단에서의 값을 의미한다.

$$\begin{aligned} p_{1,W}A + p_{M,W}B &= BFL_W \\ p_{1,T}A + p_{M,T}B &= BFL_T \end{aligned} \tag{4.3.12}$$

식 (4.3.12)에서 미지수는 $A$와 $B$이다. 따라서 식 (4.3.12)을 $A$와 $B$에 대해 정리하면 식 (4.3.13)를 얻을 수 있다.

$$\begin{aligned} \begin{bmatrix} A \\ B \end{bmatrix} &= \frac{1}{p_{1,W}p_{M,T} - p_{1,T}p_{M,W}} \begin{bmatrix} p_{M,T} & -p_{M,W} \\ -p_{1,T} & p_{1,W} \end{bmatrix} \begin{bmatrix} BFL_W \\ BFL_T \end{bmatrix} \\ &= \frac{1}{p_{1,W}p_{M,T} - p_{1,T}p_{M,W}} \begin{bmatrix} p_{M,T}BFL_W - p_{M,W}BFL_T \\ -p_{1,T}BFL_W + p_{1,W}BFL_T \end{bmatrix} \end{aligned} \tag{4.3.13}$$

식 (4.3.13)에서 마운트면의 핀트 민감도 $p_M$은 1군부터 4군까지의 각 군의 핀트 민감도를 모두 더하면 되는데, 이는 각 군이 모두 같은 방향으로 마운트면의 이동량만큼 동일하게 움직이기 때문이다. 이렇게 해서 구하면 마운트면의 핀트 민감도 $p_M$은 모든 단에서 항상 1이 되며, 실제로 표 4-4-3과 같은 핀트 민감도를 모두 더하면 1이 됨을 확인할 수 있다. 어찌하였든 식 (4.3.13)에 따라 1군을 $A$만큼, 광학계 전체를 $B$만큼 이동시키면, $BFL$은 설계치값을 갖게 되어서 핀트는 0이 된다.

한편 매크로렌즈(macro lens)도 핀트보정을 하지만, 위와 같이 두 곳에서 조정하지 않고 무한대 한 곳에서만 조정을 한다. 그 이유는 최대배율 지점에서는 물체거리 변화로 핀트조정 효과를 얻을 수 있기 때문이다. 실제로 매크로렌즈의 최대배율 지점에서 물체거리를 정확하게 아는 것은 매우 힘들고, 핀트보정량이 큰 값이 아니므로 최대배율 지점에서의 핀트차이만큼 물체거리가 바뀌는지를 촬영자가 알 수 없다.

# 4 민감도 계산과 몬테카를로 전산시늉

여기에서 말하는 민감도는 곡률, 두께, 굴절률 등의 설계변수의 변화에 따라 $BFL$이 변하는 정도를 의미한다. 즉 식 (4.2.2)의 각 변수의 변화량에 대한 미분계수가 바로 민감도이다. 그런데 식 (4.2.2)에서 주어지는 $BFL$은 곡률, 두께, 굴절률 등의 설계변수에 대해 해석적으로 표현하는 것은 사실상 불가능하다. 따라서 이러한 민감도는 $BFL$을 실제 미분하여 얻는 것이 아니고, 단순히 설계변수의 변화량에 대한 $BFL$ 변화값을 사용하게 된다.

여기에서는 실제 광학계의 예를 들어 민감도를 계산하고, $BFL$ 보정방법을 설명한다. 표 4-4-1은 본 절에서 설명하게 될 광학계의 주요 사양이고, 이 광학계의 광로도가 그림 4-4-1이다.

표 4-4-1 이론을 적용하는 데 사용한 각 광학계의 사양

| | KR2003-0024550 실시 예 1[4] |
|---|---|
| *EFL* | 6.40 ~ 18.54 mm |
| *FOV* | 60.6 ~ 20.6도 |
| *F/#* | 2.84 ~ 5.01 |
| Sensor | 1/2.5″ CCD(대각 3.6 mm) |
| Zoom Ratio | 2.90 |
| Zoom Type | *NPP*(3군) |
| 렌즈 매수 | 6매(비구면 3매 포함) |
| *OAL* | 43.7 mm 이하 |

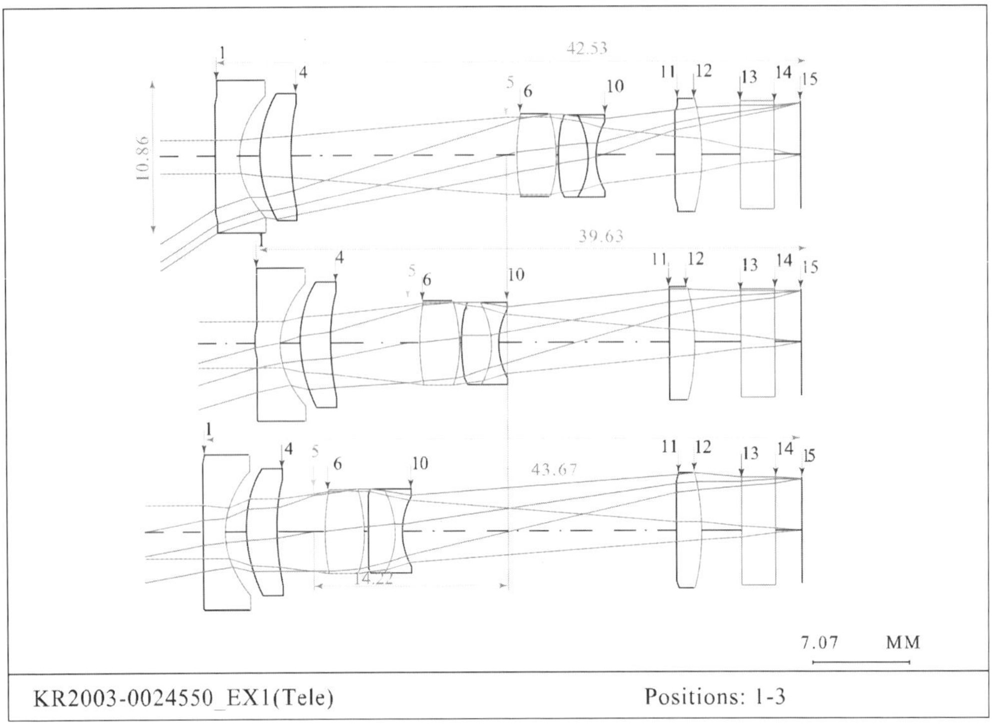


그림 4-4-1 KR2003-0024550 실시 예 1번의 광학계의 광로도(CodeV 사용)

이 광학계에서 Newton 본수 3개, 두께 0.03 mm, 굴절률 오차 0.0005에 대한 각 면의 민감도는 그림 4-4-2와 같다.

그림 4-2-2의 KR2003-0024550 실시 예 1번에 대한 CodeV에서의 민감도 계산결과는 단순히 각 설계변수의 변화에 따른 *BFL* 변화로만 생각할 수 있겠으나, 여기에는 통계적인 의미도 함께 가지고 있음을 알아야 한다. 예를 들면 망원단에서 9번째 면의 두께가 표준편차 0.03 mm인 정규분포를 따른다면 이 두께 변화에 따른 *BFL* 분포 역시 표준편차가 약 0.237 mm인 정규분포를 따른다는 의미도 함께 가지고 있나. 한편 표준편차가 각각 $\sigma_1$, $\sigma_2$, ⋯, $\sigma_n$인 정규분포의 합성분포는 역시 정규분포를 따르며, 새로운 정규분포의 표준편차는 식 (4.4.1)과 같은 각 표준편차들의 기하평균으로 주어진다[5].

$$\sigma_T = \sqrt{\sigma_1^2 + \sigma_2^2 + \cdots + \sigma_n^2} \tag{4.4.1}$$

만약 1~13번 면까지 모두 표준편차 0.03 mm인 정규분포를 이룬다면, 이들 여러 면의 두께가 동시에 변화할 경우의 *BFL* 분포의 표준편차는 각 면의 두께변화에 따른 *BFL* 분포의 표준편차는 식 (4.4.1)로 계산되어, 그림 4-4-2 (b)에서 보는 것처럼 약 0.372 mm가 된다. 이 값은 그림 4-4-2 (b)의 “RSS”와 같은 값이 되며, 만약 두께뿐 아니라, 곡률 및 굴절률의 변화를 모두 고려하면 *BFL* 분포의

| NOMINAL | DELTA FRINGE | DELTA CURVATURE | IMAGE DISTANCE 1.700000 |
|---|---|---|---|
| 1 | 3.000000 | 0.000065 | -0.001849 |
| 2 | 3.000000 | -0.000102 | -0.002856 |
| 3 | 3.000000 | 0.000096 | -0.004296 |
| 4 | 3.000000 | -0.000109 | -0.005141 |
| 6 | 3.000000 | 0.000235 | -0.025321 |
| 7 | 3.000000 | -0.000220 | -0.021300 |
| 8 | 3.000000 | 0.000222 | -0.032646 |
| 9 | 3.000000 | 0.000239 | 0.004919 |
| 10 | 3.000000 | -0.000310 | -0.023066 |
| 11 | 3.000000 | 0.000121 | -0.002824 |
| 12 | 3.000000 | -0.000119 | -0.002091 |
| 13 | 3.000000 | 0.000132 | -0.000722 |
| 14 | 3.000000 | -0.000140 | -0.000209 |
| RSS | | | 0.052784 |

| NOMINAL | DELTA THICKNESS | IMAGE DISTANCE 1.700000 |
|---|---|---|
| 1 | 0.030000 | -0.000040 |
| 2 | 0.030000 | -0.026516 |
| 3 | 0.030000 | -0.000456 |
| 4 | 0.030000 | -0.006417 |
| 5 | 0.030000 | -0.006417 |
| 6 | 0.030000 | -0.003578 |
| 7 | 0.030000 | -0.035091 |
| 8 | 0.030000 | -0.060339 |
| 9 | 0.030000 | -0.090696 |
| 10 | 0.030000 | -0.017123 |
| 11 | 0.030000 | -0.012564 |
| 12 | 0.030000 | -0.030000 |
| 13 | 0.030000 | -0.019753 |
| 14 | 0.030000 | 0.000000 |
| RSS | | 0.125051 |

| NOMINAL | DELTA INDEX | IMAGE DISTANCE 1.700000 |
|---|---|---|
| 1 | 0.000500 | 0.003400 |
| 3 | 0.000500 | -0.001980 |
| 6 | 0.000500 | -0.020960 |
| 8 | 0.000500 | -0.018026 |
| 9 | 0.000500 | 0.024935 |
| 11 | 0.000500 | -0.001188 |
| 13 | 0.000500 | 0.000509 |
| RSS | | 0.037459 |

(a) 광각단에서의 곡률(왼쪽), 두께(가운데), 굴절률(오른쪽)의 민감도

| NOMINAL | DELTA FRINGE | DELTA CURVATURE | IMAGE DISTANCE 1.700000 |
|---|---|---|---|
| 1 | 3.000000 | 0.000065 | -0.015503 |
| 2 | 3.000000 | -0.000102 | -0.023950 |
| 3 | 3.000000 | 0.000096 | -0.036014 |
| 4 | 3.000000 | -0.000109 | -0.043098 |
| 6 | 3.000000 | 0.000235 | -0.080086 |
| 7 | 3.000000 | -0.000220 | -0.072596 |
| 8 | 3.000000 | 0.000222 | -0.112188 |
| 9 | 3.000000 | 0.000239 | 0.017808 |
| 10 | 3.000000 | -0.000310 | -0.085527 |
| 11 | 3.000000 | 0.000121 | -0.002841 |
| 12 | 3.000000 | -0.000119 | -0.002106 |
| 13 | 3.000000 | 0.000132 | -0.000722 |
| 14 | 3.000000 | -0.000140 | -0.000209 |
| RSS | | | 0.189429 |

| NOMINAL | DELTA THICKNESS | IMAGE DISTANCE 1.700000 |
|---|---|---|
| 1 | 0.030000 | -0.000333 |
| 2 | 0.030000 | -0.221900 |
| 3 | 0.030000 | -0.003823 |
| 4 | 0.030000 | -0.053794 |
| 5 | 0.030000 | -0.053794 |
| 6 | 0.030000 | -0.001124 |
| 7 | 0.030000 | -0.063085 |
| 8 | 0.030000 | -0.147582 |
| 9 | 0.030000 | -0.236586 |
| 10 | 0.030000 | -0.017083 |
| 11 | 0.030000 | -0.012541 |
| 12 | 0.030000 | -0.030000 |
| 13 | 0.030000 | -0.019753 |
| 14 | 0.030000 | 0.000000 |
| RSS | | 0.372176 |

| NOMINAL | DELTA INDEX | IMAGE DISTANCE 1.700000 |
|---|---|---|
| 1 | 0.000500 | 0.028521 |
| 3 | 0.000500 | -0.016600 |
| 6 | 0.000500 | -0.068719 |
| 8 | 0.000500 | -0.065245 |
| 9 | 0.000500 | 0.090680 |
| 11 | 0.000500 | -0.001199 |
| 13 | 0.000500 | 0.000509 |
| RSS | | 0.135251 |

(b) 망원단에서의 곡률(왼쪽), 두께(가운데), 굴절률(오른쪽)의 민감도

그림 4-4-2 KR2003-0024550 실시 예 1번에 대한 CodeV에서의 민감도 계산결과(CodeV 사용)

표준편차는 광각단에서는 약 0.141 mm, 망원단에서는 0.439 mm가 된다. 한편 식 (4.2.3)로 주어지는 $C_{PK}$를 1.0 이상이 되도록 관리하려고 한다면, *BFL* 분포의 표준편차의 3배가 최소한 광각단에서 약 0.141 mm, 망원단에서 0.439 mm가 되도록 해야 한다. 이렇게 되면 각 부품의 표준편차는 최초의 주어진 값인 뉴턴 무늬 수 3개, 두께 0.03 mm, 굴절률 오차 0.0005의 1/3배의 값이 되도록 해야 한다. 보통 KR2003-0024550 실시 예 1과 같은 디지털카메라용 광학계에서는 촬상소자가 고정되므로, *BFL* 변화는 AF군의 이동으로 보상한다. 또한 가장 마지막 군이 AF군이면, AF군의 보정량은 식 (4.3.7)로 주어진다. 실제로 각 부품의 표준편차는 최초의 주어진 값인 뉴턴 무늬 수 3개, 두께, 0.03 mm, 굴절률 오차 0.0005 내에서 각 오차량이 균등분포를 이루도록 난수 발생을 시켜 AF군의 분포도를 도수분포표로 그린 것이 그림 4-4-3이다.

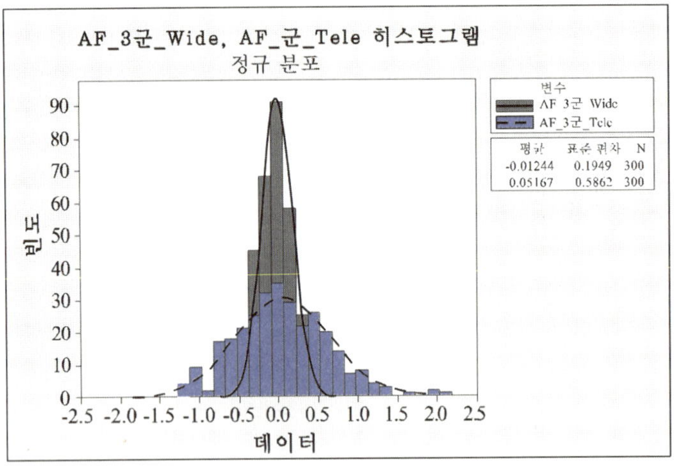


그림 4-4-3 KR2003-0024550의 실시 예 1번에 대한 광각단과 망원단에서의 보정량 분포

KR2003-0024550의 실시 예 1번에서 AF군의 핀트 민감도는 식 (3.6.8)에 따라 계산되며, 광각 및 망원단에서 각각 0.42978, 0.43109이다. 그림 4-4-3에서 보는 것처럼 AF군의 보정량 분포의 표준편차가 광각 및 망원단에서 각각 0.1949와 0.5862이므로, $BFL$의 분포의 표준편차는 광각 및 망원단에서 각각 0.0838과 0.2527이 된다. 이 값들의 3배는 광각 및 망원단에서 각각 0.2513과 0.7581이며 이 값은 그림 4-4-2은 같은 민감도 계산으로부터 예측한 $BFL$ 분포의 표준편차의 약 $\sqrt{3}$ 배가 됨을 알 수 있다. 여기에서 각 부품의 오차분포가 정규분포를 이루던 아니면 균등분포를 이루던 중심극한 정리에 따라 $BFL$ 분포는 항상 정규분포를 이루지만, 각 부품의 오차분포에 따라 $BFL$ 분포의 표준편차의 크기가 달라진다는 것을 알아야 한다. 즉 그림 4-4-2와 같이 민감도 계산결과에 따른 분포는 각 부품의 분포가 정규분포를 이루고, $BFL$ 분포가 $C_{pk}$ 1.0를 만족하는 조건임을 의미한다. 만약 각 부품의 분포가 정규분포가 아니고 최악의 분포인 균등분포라면, $\sqrt{3}$ 배만큼 곱한 만큼의 표준편차를 가지게 된다. 만약 AF 보정량에 대한 편차를 줄이기 위해서는 각 부품의 편차가 줄어들어야 하며, 민감도가 높은 항목에 대해 편차를 줄여야 AF 보정량을 줄일 수 있다.

하지만 AF군만으로 $BFL$ 보정이 불가능한 경우도 있는데, 이를 위해 JP2006-284763의 실시 예 1번[6]에서 주어진 광학계를 AF군으로만 상면보정을 했을 때의 문제점을 살펴본다. 이 광학계의 사양과 광로도는 Part 3 제6절의 표 3-6-2 및 그림 3-6-6을 참고하기 바란다. 앞 장에서 이 광학계의 모든 면에 대해 뉴턴 무늬 수는 5개, 두께는 0.05 mm, 굴절률은 0.0005의 범위 내에서 각 오차에 대한 민감도는 표 4.4.2와 같다.

표 4.4.2 JP2006-284763 실시 예 1번에 대한 민감도

| Nominal | Wide | | | Tele | | |
|---|---|---|---|---|---|---|
| | Fringe | Thickness | Index | Fringe | Thickness | Index |
| 1 | −0.000926 | −0.000345 | 0.001323 | −0.102606 | −0.038187 | 0.146672 |
| 2 | 0.000442 | −0.000007 | −0.002953 | 0.048976 | −0.000755 | −0.326910 |
| 3 | −0.000625 | −0.000068 | | −0.069266 | −0.007499 | |
| 4 | −0.000797 | −0.001545 | −0.002175 | −0.088261 | −0.171101 | −0.240837 |
| 5 | −0.000741 | −0.001672 | | −0.082121 | −0.185178 | |
| 6 | −0.002104 | −0.001307 | 0.000193 | −0.032668 | −0.128302 | 0.003099 |
| 7 | −0.000994 | −0.001290 | 0.008942 | −0.015373 | −0.116287 | 0.135591 |
| 8 | −0.005338 | −0.024566 | | −0.080500 | −0.113574 | |
| 9 | −0.008336 | −0.028997 | 0.009459 | −0.104500 | −0.194600 | 0.116669 |
| 10 | −0.009427 | −0.099860 | | −0.116198 | −0.801310 | |
| 11 | −0.009912 | −0.016950 | −0.013084 | −0.121868 | −0.091512 | −0.159912 |
| 12 | −0.012359 | −0.007623 | | −0.143535 | −0.011073 | |
| 13 | −0.011542 | −0.030208 | 0.008720 | −0.131282 | −0.196496 | 0.098792 |
| 14 | −0.012654 | −0.043206 | | −0.142247 | −0.262061 | |
| 15 | | −0.043206 | | | −0.262061 | |
| 16 | −0.076259 | −0.000046 | −0.076223 | −0.212276 | −0.013902 | −0.215108 |
| 17 | −0.073361 | −0.044221 | | −0.210575 | −0.036311 | |
| 18 | −0.055094 | −0.112230 | −0.089962 | −0.158453 | −0.187072 | −0.267679 |
| 19 | −0.033569 | −0.035577 | 0.051819 | −0.100864 | −0.037572 | 0.155742 |
| 20 | −0.077443 | −0.044572 | | −0.234998 | −0.033899 | |
| 21 | −0.039843 | −0.004544 | 0.000014 | −0.128801 | −0.001258 | −0.000011 |
| 22 | −0.015644 | −0.000661 | 0.061649 | −0.050632 | −0.010097 | 0.201448 |
| 23 | −0.002373 | −0.001303 | −0.028392 | −0.007778 | −0.006435 | −0.092227 |
| 24 | −0.051739 | −0.001471 | | −0.173112 | −0.071268 | |
| 25 | −0.033039 | −0.001420 | −0.045074 | −0.108633 | −0.007064 | −0.153560 |
| 26 | −0.031172 | −0.069705 | | −0.107804 | −0.084851 | |
| 27 | −0.021676 | −0.070333 | −0.030186 | −0.077478 | −0.109998 | −0.115546 |
| 28 | −0.012713 | −0.033616 | 0.036793 | −0.048165 | −0.036186 | 0.140125 |
| 29 | −0.030130 | −0.008304 | | −0.116421 | −0.002684 | |

| Nominal | Wide | | | Tele | | |
|---|---|---|---|---|---|---|
| | Fringe | Thickness | Index | Fringe | Thickness | Index |
| 30 | −0.020890 | −0.001419 | −0.018557 | −0.084749 | −0.012069 | −0.080035 |
| 31 | −0.019812 | −0.050000 | | −0.084265 | −0.050000 | |
| 32 | −0.000060 | −0.032922 | 0.000650 | −0.000060 | −0.032922 | 0.000650 |
| 33 | −0.000007 | 0.000000 | | −0.000007 | 0.000000 | |
| RSS | 0.176188 | 0.220991 | 0.162075 | 0.652732 | 1.020333 | 0.712714 |

모든 면의 표준편차가 뉴턴 무늬 수는 5개, 두께는 0.05 mm, 굴절률은 0.0005이고 정규분포를 이룬다면, 광각단의 $BFL$은 표 4.4.2의 $RSS$ 행의 기하평균인 0.326 mm의 표준편차를 갖고, 망원단은 1.405 mm의 표준편차를 갖는 정규분포를 이루게 된다. 만약 각 면의 분포가 최악의 분포인 균등분포가 된다면 광각단과 망원단의 $BFL$의 표준편차는 정규분포의 경우에 구한 값의 $\sqrt{3}$ 배인 0.188 mm와 0.811 mm가 된다.

만약 $BFL$ 변화, 즉 핀트오차에 대해 $6\sigma$ 수준으로 품질관리[7]를 한다고 가정하고, 중심치 이동 $1.5\sigma$ [8]을 허용한다고 가정하면 $BFL$ 분포의 표준편차의 4.5배에 해당하는 범위에 대해 보정이 가능해야 한다. 이때 공차분포를 관리하지 않고 공차범위만 관리한다면 핀트조정은 광각단 ±0.846 mm, tele단 ±3.651 mm 범위에서 조정되도록 해야 한다. 그러나 이러한 조정범위는 상당히 큰 값이므로 공차분포를 어느 정도 관리를 해야 한다. 이때 공차분포를 정규분포와 균등분포 사이가 되는 삼각형 분포(Triangle distribution)가 되도록 관리를 한다고 가정한다면 표준편차의 약 $\sqrt{2}$ 배의 $BFL$ 변화가 생기게 된다. 따라서 오차분포를 삼각형 분포(Triangle distribution)가 되도록 관리한다고 가정하고, 중심치 이동 $1.5\sigma$를 고려한 $6\sigma$ 수준의 품질관리를 목표로 한다면 $BFL$ 변화량은 광각단과 망원단은 각각 0.691 mm와 2.981 mm가 보정되도록 1군 및 마운트(mount)면의 조정량을 결정해야 한다. 만약 1군 및 마운트면 조정량을 더 줄이기 위해서는 $BFL$ 변화량을 작게 해야 하기 때문에 제작공차를 줄여야 한다.

이 변화량을 보정하기 위한 2군의 이동량은 각 군의 배율로부터 계산되는 2군의 핀트 민감도를 구하면 알 수 있다.

표 4-4-3 JP2006-284763의 실시 예 1번에 대한 각 군의 핀트 민감도

| | Wide | Normal | Tele |
|---|---|---|---|
| 1st | 0.03342 | 0.47316 | 3.70303 |
| 2nd | 0.83188 | 2.98535 | 1.55806 |
| 3rd-1 | 0.02577 | −2.76152 | −4.58321 |
| 3rd-2 | −0.86163 | 0.08248 | 0.74963 |
| 4th | 0.97056 | 0.22052 | −0.42751 |

표 4-4-4는 표 3-6-2와 같이 계산된 각 군의 배율을 이용하여 식 (3.6.8)로 계산한 핀트 민감도이다. 이 표에서 2군의 핀트 민감도는 광각단에서는 0.832이고, Tele단에서는 1.558임을 알 수 있다. 따라서 광각단에서는 0.744 mm(=0.619/0.832)이고, 망원단은 1.913 mm(=2.981/1.558)이다. 그러나 JP2006-284763의 실시 예 1번의 망원단에서 2군의 마지막 면에서 3군의 첫 면인 조리개까지의 거리가 불과 1.5 mm이므로 2군만으로는 망원단에서 보정량이 부족하다. 또한 이러한 문제 외에도 2군이 초점거리가 짧고 군배율이 높은 변배자이므로, 2군의 보정량이 많아지면 2군의 이동에 따른 광학계 전체 초점거리 변화가 커서 AF시 촬영자가 화각변화를 인지하게 되는 문제점도 있다. 따라서 2군의 보정량은 최소화하는 것이 필요하다.

일반적으로 렌즈의 가공오차와 조립오차에 의해 발생되는 $BFL$의 변화는 광각단에서의 값과 망원단에서의 값이 다르다. 이때 핀트보정의 목표는 광각단과 망원단에서 모두 설계치에 오도록 하기 위하여 $BFL$의 변화량이 각각 0이 되도록 하는 것이다. 그러므로 1개의 군만을 일률적으로 움직이면 광각단 또는 망원단의 한 곳에서만 보정이 가능하다. 따라서 조정지점이 두 군데가 필요하다. 일반적으로 본 절에서 언급한 광학계와 같은 positive leading type의 광학계는 1군과 2군 사이의 거리와 광학계의 마지막 면과 촬상소자 사이의 간격을 조정하여 어긋난 핀트를 보정한다. 이때 광학계의 마지막 면과 촬상소자 사이의 간격을 조정하는 것은 광학계 전체가 광축방향으로 이동하는 것이며, JP2006-284763의 실시 예 1번과 같은 교환렌즈용 광학계에서는 마운트면 간격을 조정하는 것과 같은 의미를 가진다. Positive leading type의 모든 광학계에서 반드시 1군과 마운트면을 조정할 필요는 없으나, 광학계의 성능과 생산공정 등을 고려하였을 때 JP2006-284763 실시 예 1번에서는 1군과 마운트면으로 조정하는 것이 유리하다.

그러므로 이를 위하여 JP2006-284763의 실시 예 1번에 대해 몬테카를로(Monte Carlo) 전산시늉으로 1군과 마운트 조정량을 결정한다. 사실 이에 앞서 각 렌즈면의 곡률과 두께, 굴절률 등에 대한 공차분석을 해야 하지만, 이를 위해서는 기구설계도 같이 반영되지 않으면 안 된다. 따라서 본 논문에서는 각 면에 대한 공차가 결정되었다고 가정하고자 한다. 이러한 공차량은 앞 장에서 예를 들었듯이 뉴턴 무늬 수 5개, 두께는 0.05 mm로 하기로 한다. 굴절률의 경우 특수한 경우가 아니면 소재업체로부터 제공받는 공차값을 사용하며, 최근 대다수의 소재업체는 0.0005 내에서 품질을 관리하고 있으므로 굴절률 공차는 0.0005로 하여 계산한다.

그림 4-4-4는 JP2006-284763의 실시 예 1번에 대해 뉴턴 무늬 수는 5개, 두께 0.05 mm, 굴절률 0.0005 내에 균등분포의 난수를 발생시켜서 $BFL$의 변화를 그린 것이다. 그림의 $x$축은 광각단에서의 $BFL$ 변화량을 그린 것이고, $y$축은 망원단에서의 변화량을 그린 것이다. 이러한 제작 및 조립오차에 따라 각 군의 군 배율이 변화하기 때문에 각 군의 핀트 민감도도 바뀌게 된다. 그러나 제조공정에서 핀트조정은 설계치 기준으로 1군과 마운트 조정량을 결정한다. 따라서 이론적인 핀트 민감도와 실제 제품에서의 핀트 민감도가 약간 다르므로 핀트조정 후에도 $BFL$ 변화량은 정확히 0이 되지 않는다. 그러나 잔류량은 AF군인 2군으로 보상이 가능하므로 큰 문제가 되지 않는다. 그림 4-4-5와 같은 결과에서 조정 전 광각단과 망원단에서의 $BFL$ 변화량의 표준편차는 각각 0.190 mm, 0.765 mm이다. 이 값은 균등분포를 가정한 이론적인 예측값인 0.188 mm, 0.811 mm와 상당히 비슷한 값임을 알

수 있다. 한편 핀트조정을 하면 광각단과 망원단에서의 $BFL$ 변화량의 표준편차는 각각 0.016 mm와 0.129 mm로 대폭 줄어드는 것을 알 수 있고, 그림 4-4-4에서 그 효과를 확인할 수 있다. 따라서 AF군인 2군에 의한 잔류 보정량은 핀트조정 전보다 많이 줄일 수 있음을 알 수 있다. 한편 1군 및 마운트 조정량 분포도는 그림 4-4-5와 같으며 표준편차는 각각 0.212 mm와 0.191 mm이다. 이는 균등분포로 전산 시늉했을 때의 값이다. 따라서 각 부품의 오차분포가 정규분포를 따른다면, 표준편차는 이 값의 $1/\sqrt{3}$ 배로 줄어든다. 만약 각 부품의 분포를 삼각형 분포를 이루도록 하고, 중심치 이동 $1.5\sigma$을 고려한 $6\sigma$ 수준의 품질관리를 한다면, 1군 및 마운트 조정량은 각각 약 ±0.9 mm와 ±0.7 mm로 결정하면 된다.

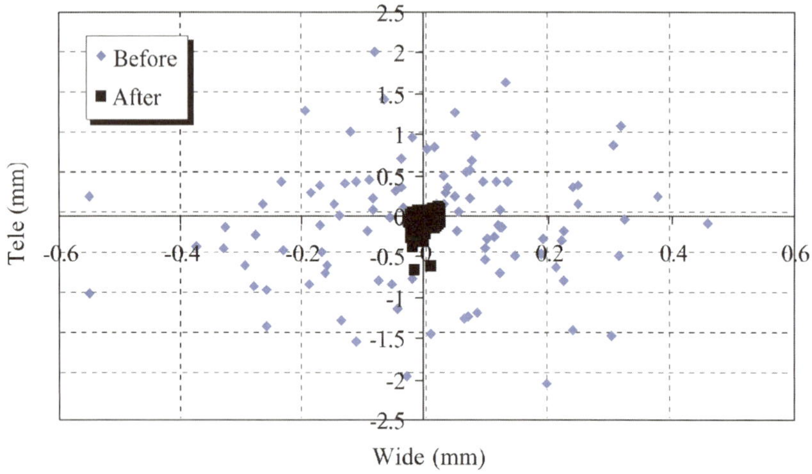


그림 4-4-4 핀트보정 전후의 비교

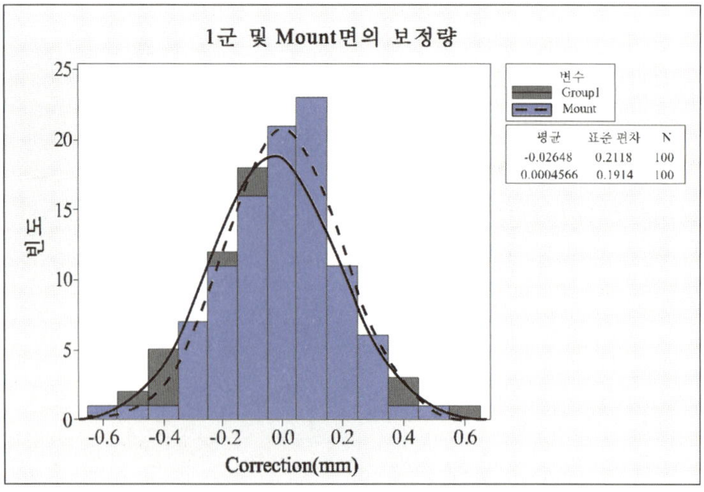


그림 4-4-5 핀트보정을 위한 1군과 마운트 조정량의 분포

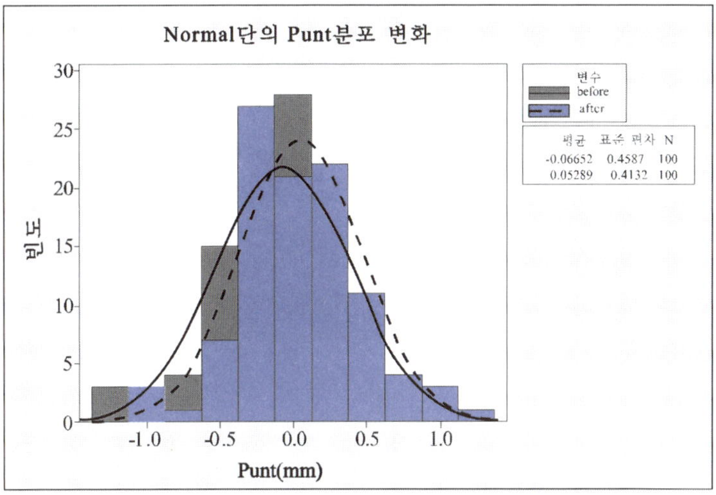


그림 4-4-6 중간단에서 핀트조정의 비교

그러나 중간단에서는 보정 전과 후에서의 *BFL* 변화량의 표준편차는 각각 0.459 mm와 0.413 mm로 큰 변화가 없으며, 그림 4-4-6과 같은 히스토그램에서도 큰 차이가 없음을 알 수 있다. 또한 중간단에서는 그림 3-6-6의 광로도에서 보는 것처럼 AF군의 앞뒤 공간이 충분하므로 문제가 되지 않는 것을 알 수 있다. 만약 이 광학계를 최근 많은 회사에서 발표하고 있는 미러리스(mirrorless) 카메라(또는 컴팩트 시스템 카메라(compact system camera))에 사용하기 위해서는 contrast AF를 해야 하며, 이를 위해서는 초점을 찾기 위한 여유량(searching margin)이 필요하다. 또한 온도변화에 따른 *BFL* 변화나 기구적 간섭량 등을 모두 감안해야 한다면 핀트보정량이 더 필요하다. 이를 위해서는 각 부품의 공차량을 조절해야 한다. 또한 이러한 문제 외에도 2군이 초점거리가 짧고 군 배율이 높은 변배자이므로, 2군의 보정량이 많아지면 2군의 이동에 따른 광학계 전체 초점거리 변화가 커져서 AF 시 촬영자가 화각변화를 인지하게 되는 문제점도 있다. 따라서 2군의 보정량을 최소화하는 것이 필요하다.

## 참고문헌


[1] W. Mendenhall, Robert J. Beaver and Barbara M. Beaver, *Introduction to Probability and Statistics* (Tomson, Co., 12th ed. 2006), Chap. 11.

[2] 안승철, 이재원, 김건호, 윤성필, 임성욱, 조태연, *MINITAB과 식스 시그마 경영* (자유아카데미, 서울, 2005).

[3] 류재명, 조재흥, 강건모, 이해진, 요네야마 슈지, "교환렌즈용 줌렌즈에서 대칭성 공차의 통계적 해석과 상면변화 보정방법", 한국광학회지, 제22권 5호, pp. 230 ~ 238, 2011.

[4] 박영우, "소형 줌렌즈", 대한민국 특허 10-2002-0025599, 2003.

[5] 배도선, 이낙영, 권혁부, 장중순, 차명수, 윤원영, 김명수, 이민구, *통계학 이론과 응용* (청문각, 서울, 2004), Chap. 6.

[6] G. Suzuki, A. Shibayama, and T. Ito, "Zoom lens with vibration insulation", Japan Patent 2006-284763 (2006).

[7] Anand M. Joglekar: Statistical Methods for Six Sigma (John Wiley & sons, Ind., 2003), Chap. 5.

[8] 김영선, 박상찬, 박영택, 서영호, 유한주, 이동규, *품질경영론* (박영사, 서울, 2006), 10장.

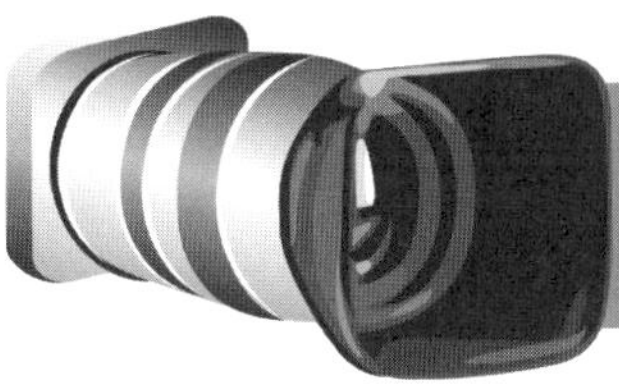

# Part 5

# 광학설계 소프트웨어용 프로그래밍 언어: Macro-PLUS와 CCL

01 서 론
02 프로그래밍 구조 및 변수선언 방법
03 출력문의 이해
04 제어문의 이해
05 데이터베이스 접근
06 명령인자 받기와 사용자함수의 사용
07 사용자 그래픽
08 버퍼 사용방법
09 외부 S/W와의 데이터 연동

# 1 서 론

지금까지 설명한 CodeV 및 OSLO는 상당히 잘 만들어진 S/W임에는 분명하나, 때로는 각 광학계의 특징에 따라 꼭 필요한 여러 가지 부가적인 계산을 할 수 없는 경우가 있다. 이러한 계산들은 앞서 살펴본 기초이론의 수식들로 계산이 가능하다. 물론 이러한 계산들은 주로 CodeV 및 OSLO에 입력된 RDN 데이터들을 사용한다. 만약 광학설계 S/W의 RDN을 사용하지 않는 독립적인 계산이라면 여러 가지 수학계산 전용 S/W들을 사용하면 될 것이다. 그러나 설계단계에서의 각종 계산에서는 RDN 데이터가 필요하게 되므로 별도 계산 S/W를 사용하는 것은 상당히 불편하다.

어찌하였든 광학설계의 일반적인 계산이 아닌 광학계의 특성에 따른 특별한 계산을 광학설계 S/W에서 모두 다 지원하기에는 무리가 있다. 이를 위해서 각 설계 S/W별로 CodeV에서는 Macro-PLUS, OSLO에서는 CCL(complied command language)이라 불리는 프로그래밍 언어를 제공하고 있으며, 설계자가 이를 이용하여 프로그래밍해서 각종 계산들을 수행할 수 있다. 이러한 설계 S/W의 내부 프로그래밍 언어는 설계 S/W에서 제공하는 기본계산 외에 설계자가 원하는 여러 가지 계산 및 반복 작업을 편리하게 수행할 수 있도록 확장기능을 구현하는 데 상당한 도움이 된다. 여기에서는 이러한 각 S/W에서 제공하는 프로그래밍 언어 작성방법에 대해서 설명한다.

한편 OSLO에서 제공하는 내부 프로그래밍 언어인 CCL은 C 언어와 문법이 거의 같기 때문에, 여기에서는 기본문법 설명은 생략하기로 하며, 실행방법 및 특이사항 정도만 설명하기로 하겠다. 따라서 CCL의 문법은 일반 C 언어 참고서적으로 공부하기 바라며, 다만 CodeV의 내부 언어인 Macro-PLUS는 기존 PC 프로그래밍 언어와 다른 점이 많기 때문에 여기에서 상세히 설명을 할 것이다.

마이크로소프트(Microsoft)사의 Visual BASIC 또는 Visual C를 사용해 본 사용자라면, 문법강조(syntax highlight) 기능을 알고 있을 것이다. 최근 쉽게 구할 수 있는 텍스트 편집기(Text editor) 중에서도 이러한 기능을 제공하는 것들이 많이 있다. 이러한 문법강조 기능은 명령어 오타 등을 방지하는 데 상당한 도움을 준다. 따라서 본격적인 프로그래밍 설명에 앞서 CodeV의 명령어에 대한 문법강조 기능이 있는 텍스트 편집기를 2개 정도 소개하고자 한다.

저자의 경우에는 텍스트 편집기로는 PSPad[1]와 AcroEdit[2]을 사용한다. 이 외에 여러 종류의 S/W가 있으므로 스스로 판단하여 어떤 편리한 S/W를 사용해도 무방하다. 심지어 윈도우(windows)의 기본 편집기인 NotePad를 사용해도 전혀 문제 없다. 그러나 PSPad와 AcroEdit 등의 편집 S/W들은 방금 언급한 문법강조 기능을 제공하기 때문에 편리하므로 이를 사용한다. 물론 CodeV에서도 자체 제공하는 간단한 텍스트 편집기가 있으나, PSPad는 문법강조 외에 간단한 함수 도움말도 제공하고 있어서 사용하기에 상당히 편리하다. 한편 편집기 자체의 편집기능은 AcroEdit 쪽이 더 막강하기 때문에 PSPad와 AcroEdit 모두 사용하는 것을 추천한다. 두 S/W는 모두 현재까지 무료 S/W라서 별도의 비용지불이 없이 누구나 사용이 가능하다.

본격적인 문법설명에 앞서서 PSPad와 AcroEdit의 문법강조 기능에 대한 등록방법을 설명하도록 한다. PSPad를 구동하고 나서 그림 5-1-1과 같이 메뉴의 "highlighters settings"를 선택한다. 이후에 별도 대화창이 생성되면 CodeV를 선택하고 'OK' 단추를 누른다.

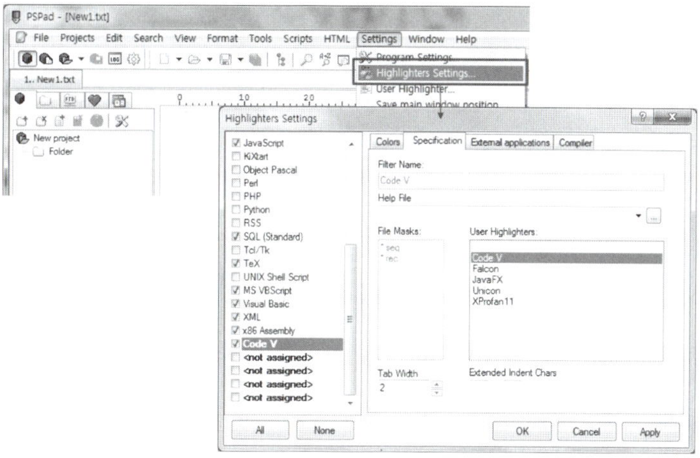

그림 5-1-1 PSPad에서 문법강조 설정

AcroEdit도 비슷하게 하면 되는데, 그림 5-1-2와 같은 순서로 "도구"의 "환경설정(E)"을 선택한 후, 환경설정 대화창에서 "문법강조"를 선택하고, '추가' 단추를 누르면, 문법강조 파일을 선택할 수 있다. 다만 PSPad는 Macro-PLUS의 문법강조 파일은 CodeV 제작사 홈페이지에서 쉽게 구할 수 있으나 AcroEdit은 이를 별도로 작성해야 한다.

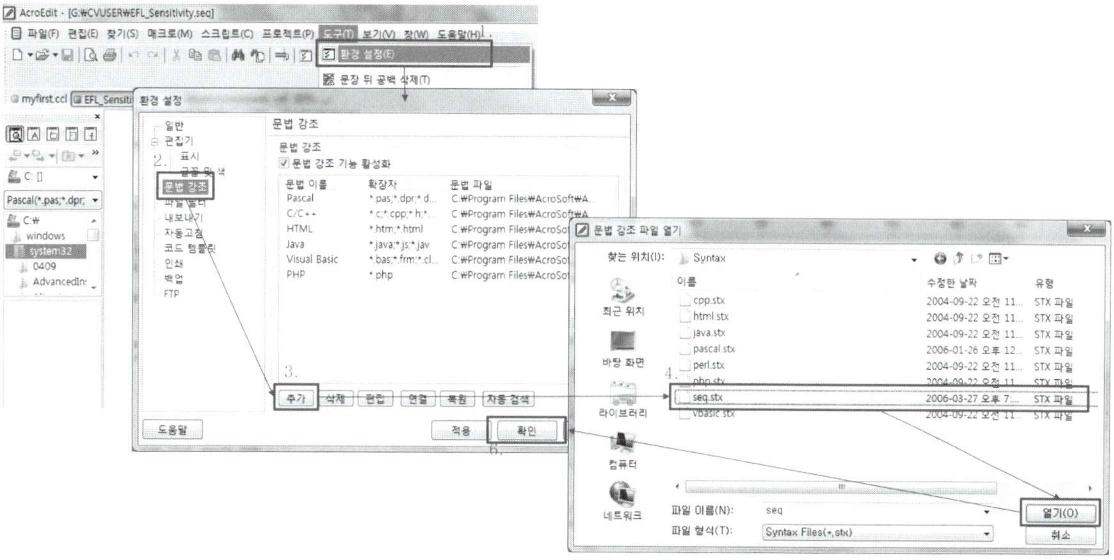

그림 5-1-2 AcroEdit에서 문법강조 설정

OSLO에서 그림 5-1-3과 같이 프로그램 코드를 입력하고, OSLO가 설치된 폴더 안인 "C:\Program Files\OSLO\Prm62\private\ccl"에 적당한 파일명으로 입력한다.

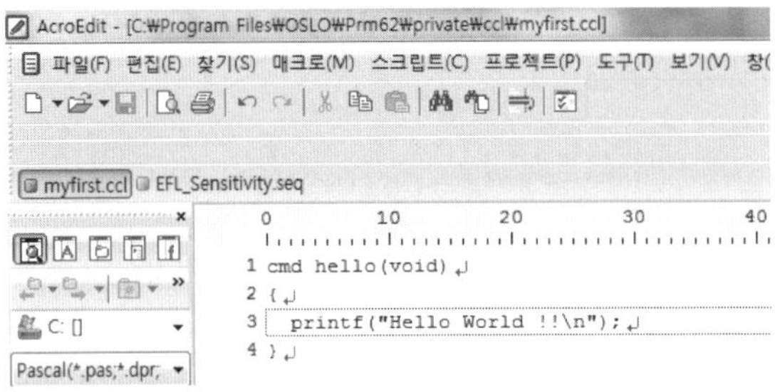


그림 5-1-3 CCL을 사용한 간단한 프로그램의 예("Hello World !!" 출력 예제임)

OLSO의 경우 작성된 프로그래밍 파일을 컴파일(compile)시켜야 한다. 이를 위해서 명령행에 'CCL'을 입력하고 나서, text창에 그림 5-1-4와 같이 에러 메시지(error message)가 없어야 한다.

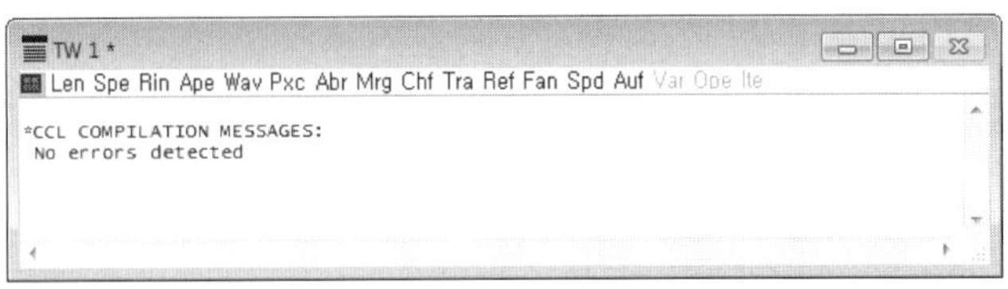


그림 5-1-4 에러가 없는 CCL 프로그램의 컴파일 결과

OSLO에서의 실행방법은 명령창에 그림 5-1-5와 같이 입력한 함수명을 명령창에 입력하면 그림 5-1-8과 같이 실행된다. 물론 "hello"를 입력한 후, Enter를 눌러야 하며, 누르고 나면 명령행은 빈칸으로 바뀐다. 그림 5-1-5에서는 독자의 이해를 돕기 위해 명령행 내용을 그대로 둔 것이다.

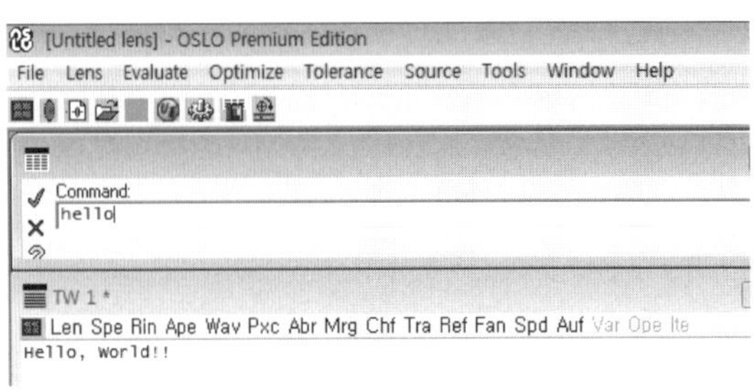


그림 5-1-5 그림 5-1-3과 같이 작성된 CCL 프로그램의 실행

그림 5-1-3과 같은 OSLO의 CCL 프로그램은 화면에 문자를 출력하는 것으로, 같은 작업을 하도

록 CodeV의 Macro-PLUS로 작성하면 그림 5-1-6과 같다. CodeV가 최초 설치될 때, 작업 폴더를 의미하는 CVUSER를 설정하게 되는데, 될 수 있으면 Macro-PLUS code(sequential file 또는 간단히 seq file이라 부름)는 CVUSER에 저장하는 것이 좋다.

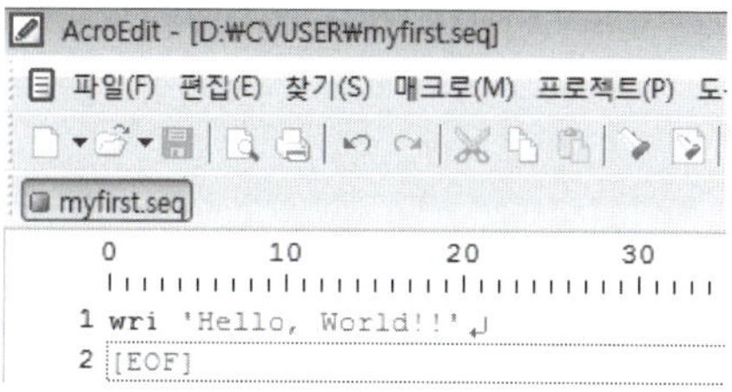


그림 5-1-6 Macro-PLUS의 문자열 출력 예제(그림 5-1-3의 예제를 Macro-PLUS로 작성한 예임)

CodeV는 OSLO와 같이 컴파일 방식이 아닌 인터프리터(interpreter) 방식이므로, 코딩(coding) 파일을 그대로 불러와서 실행시킨다. 실행시키는 방법은 "in CVUSER:[filename]"의 형식으로 그림 5-1-7과 같이 명령행에 입력하면 된다.

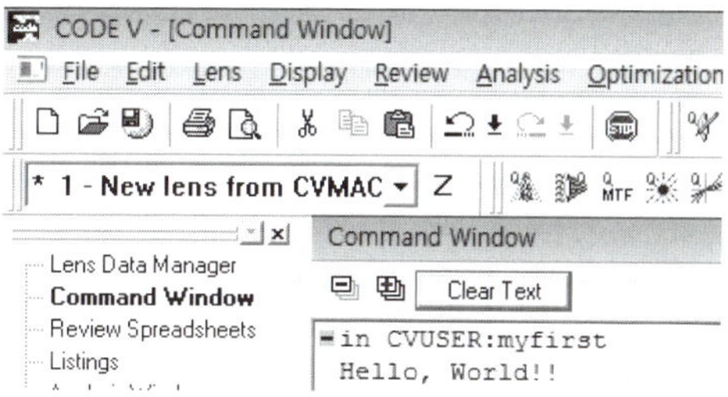


그림 5-1-7 그림 5-1-6과 같이 작성된 Macro-PLUS 프로그램의 실행 예

매번 "in CVUSER:[filename]" 형태로 실행할 수도 있지만 해당 seq file이 있는 폴더명를 입력하여 실행해도 된다. 또한 "CVUSER"를 생략하여 "in [filename]"로 실행이 가능하다. 이렇게 하기 위해서는 seq file을 CVUSER에 항상 저장하거나, seq file을 사용자가 임의로 정한 특정 폴더명을 CodeV 최초 실행 시 지정하면 된다. CodeV가 최초 실행되면 CodeV가 설치된 폴더 하위 "macro"의 "cvnewlens.seq"가 실행된다. 즉 CodeV 최초 실행 시, 이러한 내용이 자동으로 반영하기 위해서 그림 5-1-8과 같이 파일을 수정하면 된다. 그림 5-1-8에서 27번째 줄 이하의 내용은 필자가 입력한 코드로, 29번째 줄이 seq file을 모아 놓은 폴더명을 지정하는 명령이다.

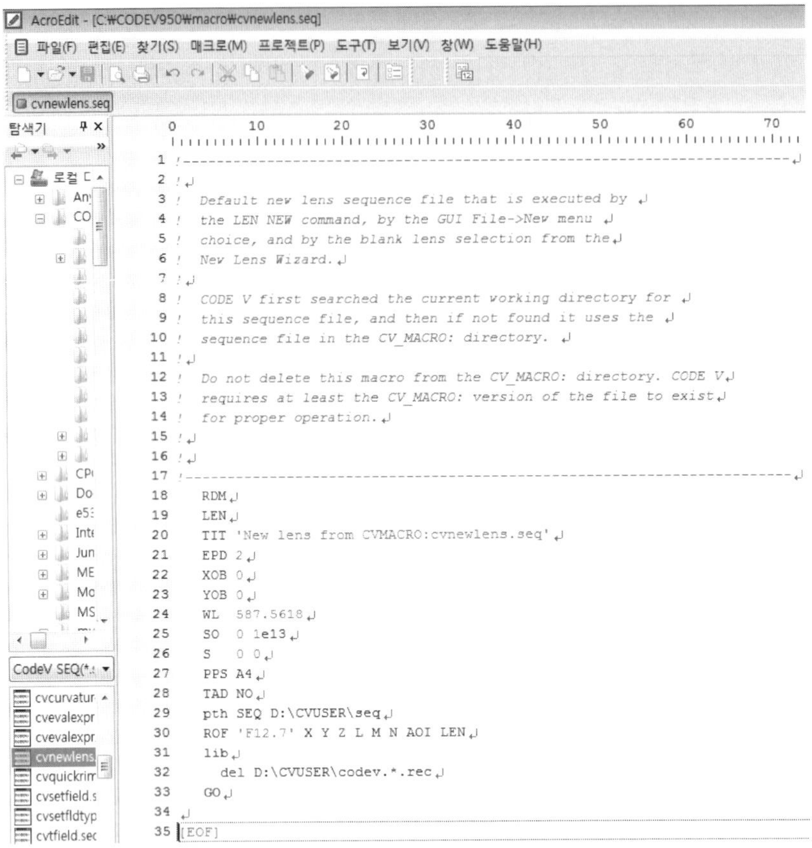


그림 5-1-8 “cvnewlens.seq”의 예제

# 2 프로그래밍 구조 및 변수선언 방법

일반적으로 프로그래밍의 구조는 맨 처음 적당한 함수명을 결정하고, 사용될 변수를 미리 선언하고, 그 뒤에 여러 가지 명령문들을 나열하게 된다. 단 Macro-PLUS의 경우, 변수선언 없이도 사용은 가능하지만 이는 올바른 프로그래밍 습관이 아니다.

Macro-PLUS에서 변수명은 반드시 '^'로 시작되어야 한다. 또한 변수명은 기본적으로 영문자와 숫자로 자유롭게 사용하면 되지만 숫자로 시작할 수 없다. 특수문자의 경우, '_' 이외에는 다른 문자는 사용할 수 없다. 또한 Macro-PLUS에서 영문자의 대문자와 소문자는 구분이 없다. 따라서 변수명에 사용될 수 있는 문자는 영문자 26개와 숫자 10개이고, 마지막으로 특수문자 1개로 총 37개의 문자만으로 구성되어야 한다. 특별히 변수명의 길이는 대부분 제약이 없다고 보면 된다. 윈도우 프로그래밍에서는 변수명을 정하는 규칙이 있는데, 접두문자를 사용해서 해당 변수가 문자변수인지, 아니면 숫자 변수인지를 구분하는 관습이 있다. 이를 사용하는 것도 좋은 방법이다. 또한 어떤 변수가 문자열변수인지, 또는 숫자변수인지를 지정하는 데이터 형식이 있는데, 표 5-2-1과 같다.

표 5-2-1 Macro-PLUS와 CCL에서의 변수형과 의미

| 의미 | Macro-PLUS(CodeV) | CCL(OSLO) | 비고 |
|---|---|---|---|
| 문자열 | STR | char의 배열로 사용 | |
| 문자 | | char | |
| 정수 | NUM | int | |
| 실수 | | double 또는 real | |
| 함수 | 없음 | void | |

이 외에도 표 5-2-1과 같은 형태의 변수에 대한 참조범위가 존재한다. Macro-PLUS의 경우에는 임의의 파일에서 지정된 변수는 기본적으로는 그 파일 내에서만 참조가 가능한데, 다른 파일에서도 참조가 가능하도록 해야 하는 경우가 있다. 해당 파일 내에서만 참조를 할 경우는 변수형 앞에 "LCL"을 붙이고, 다른 파일에서도 참조를 하고 싶다면, "GBL"이라고 하면 된다. 참고로 "LCL"로 선언된 변수를 **지역변수**(local variable)라고 하며, "GBL"로 선언된 변수를 **광역변수**(global variable)라고 한다. 그러나 경험상 혼란을 막기 위하여 "GBL"은 될 수 있는 대로 사용하지 않는 것이 좋다. 이는 "GBL"로 선언된 변수는 사용된 파일에서 변수형이 생략된 채 사용되는 경우가 많아서 프로그램이 길어지면, 중복선언 또는 변수형이 다르게 데이터값이 입력되는 실수가 발생할 수 있기 때문이다.

이제 간단한 예제를 통해 변수선언의 예를 살펴보기로 하자. 그림 5-2-1은 Macro-PLUS에서 변수선언 및 사용에 대한 예이다. 그림 5-2-1의 왼쪽이 코딩된 예인데, 첫 번째 줄에서 4개의 변수에 대해

숫자형으로 선언을 한 것을 볼 수 있다. 이때 각 변수 사이에 쉼표 없이 공백으로만 구분됨을 주의해야 한다. 그리고 제3열 ~ 제6열은 선언된 변수에 값을 할당하는 방법을 나타내고 있다. 예를 들면 제3열은 숫자변수 "^R"에 100을 대입해 두라는 의미이다. 여기에서 대입연산자는 "=="임을 주의해야 하며, "="는 비교연산자로서 제3절에서 설명하고자 한다. 이렇게 선언되고 값이 지정된 후에는 여러 가지 사칙연산자로서 원하는 계산을 할 수 있다.

그림 5-2-1과 그림 5-2-2에서 계산한 예제는 곡률이 100이고 원추계수가 2인 비구면에서 반지름 10에 대한 새그(sag)값을 계산하는 예이다. "sag" 변수가 선언되었지만 사용되지는 않았는데, 이 예제에서는 변수선언을 한다고 해서 반드시 사용해야 하는 것이 아님을 보이기 위해 일부러 선언만 한 것이다. 실제 실무에서 사용할 경우 될 수 있으면 선언된 변수는 사용하고 사용하지 않을 변수라면 선언하지 않는 것이 원칙이다.

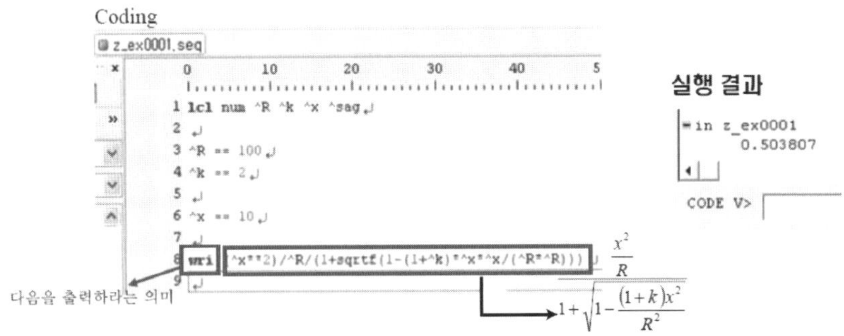


그림 5-2-1 Macro-PLUS에서 변수선언 및 사용에 대한 예

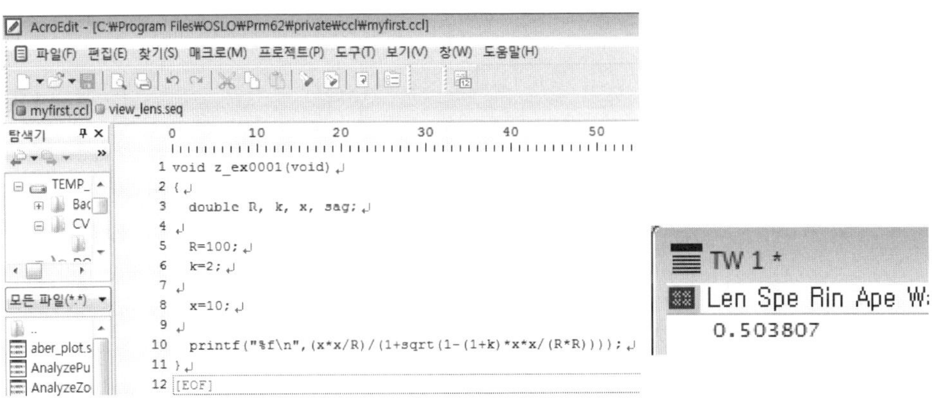


그림 5-2-2 CCL에서 변수선언 및 사용에 대한 예

그림 5-2-2는 같은 예제를 CCL로 작성한 예이다. 일반 C 언어와 완전히 같은 것을 알 수 있으나, 일반 C 언어와 달리 메인(main) 함수 개념이 없는 것이 차이점이다. 여기에서 "wri" 및 "printf"는 각각 Macro-PLUS와 CCL에서의 출력문인데, 바로 다음 절에서 설명하도록 하겠다.

# 3 출력문의 이해

프로그래밍의 목적 중 하나는 사람이 해야 하는 일을 컴퓨터를 통해 빠르고 정확하게 하기 위함이다. 여러 가지 계산을 수행했다면, 결과는 당연히 어떠한 형태로든 출력이 되어야 한다. 이번 절에서는 출력문에 대해 알아보기로 한다.

C 언어 또는 CCL에서는 여러 가지 출력문이 존재하지만, Macro-PLUS에서는 출력명령어는 “wri”로 유일하다. 사용방법은 “WRI [U^unit_number] [Q^format_picture] [expression_list]” 형태로 쓰면 된다. 여기에서 “[U^unit_number]”은 파일에 출력할 때 사용하는 것이며, 변수 “^unit_number”는 반드시 “GBL”을 사용하여 광역변수로 선언해야 한다. 이것이 생략되면 화면으로 출력된다. “[Q^format_picture]”는 출력양식 지정을 의미하며, “[expression_list]”는 출력하고자 하는 변수, 문자열, 수식 등의 열거이다. 이때 출력할 변수, 문자열, 수식 등은 공백으로 구분되어야 한다. 만약 “wri” 단독으로만 사용되면 빈 줄이 출력된다. 이제 예제를 보면서 설명을 한다.

**예제**

```
lcl num ^R ^k ^x ^sag

^R == 100
^k == 2

^x == 10

^sag == (^x**2)/^R/(1+sqrtf(1-(1+^k)*^x*^x/(^R*^R)))

wri ^sag
wri ^x ^sag
wri Q"'3d.8d'" ^sag
wri Q"'3d.8d' '3d.8d'" ^x ^sag
wri Q"sag = '3d.8d'" ^sag

```

**실행 결과**

```
-in z_ex0002
      0.503807
           10        0.503807
   0.50380733
  10.00000000   0.50380733
 sag =   0.50380733
```

그림 5-3-1  Macro-PLUS에서 출력문의 예

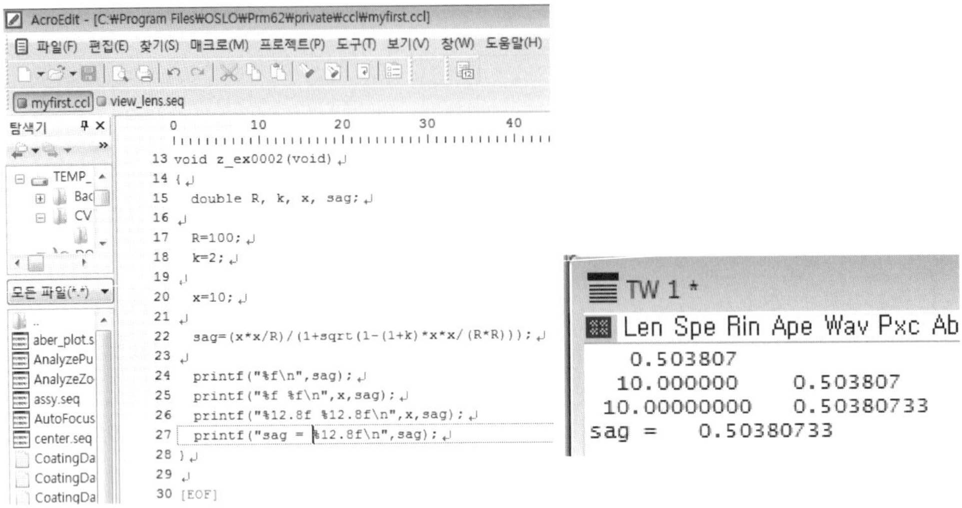


그림 5-3-2 CCL에서 출력문의 예

그림 5-3-1의 제10열에서는 변수 "^sag"의 값을 출력하는 예이다. 한편 그림 5-2-1에서는 수식의 결과를 그대로 출력하도록 했는데, 둘 다 가능한 방법이다. 제11열은 두 개의 변수 "^x"와 "^sag"를 한꺼번에 출력하는 예이다. 제10열과 제11열은 별도 형식이 지정되지 않은 출력방법이나, 제12열의 "^sag"는 유효자리를 원하는 자릿수로 출력하는 방법이다. 제12열은 "^sag"의 정수부분은 3자리로, 소수점 아래는 8자리로 출력하라는 의미이다. 기본적인 실수 출력양식은 '[n]d.[n]d' 형태로 사용하며, [n]은 자릿수를 의미한다. 여기에서 그림 5-3-1과 같이 코딩이 되어 있다면, 변수 "^sag"의 값은 약 0.50380733이 되는데 정수부분은 "0"으로 한 자리이다. 이때 제12열과 같이 3자리로 출력한다면, 부족한 두 자리는 공백으로 출력된다. 이 외에도 제14열과 같이 다른 문자열과 함께 출력할 수도 있다. 출력양식은 접두어 "Q"를 붙이게 되는데, 제12열에서 출력양식의 접두어 "Q"가 생략되면 출력양식이 문자열로 인식되어 그림 5-3-3과 같이 출력된다. 그림 5-3-3의 위쪽 실행결과는 접두어 "Q"가 생략되지 않은 그림 5-3-1과 같이 입력된 결과이고, 아랫부분은 접두어 "Q"가 생략된 것이다. 앞서 언급한 바와 같이 Macro-PLUS에서는 대소문자 구분을 하지 않기 때문에 접두어를 소문자로 표기해도 결과의 차이는 전혀 없다.

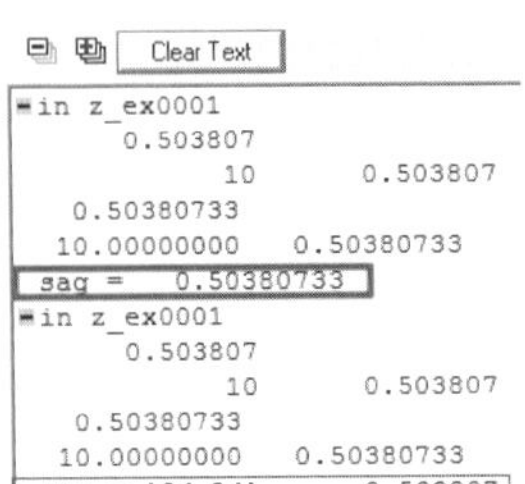


그림 5-3-3 접두어 "Q" 생략에 따른 실행결과 차이의 예

이러한 출력양식은 문자열변수로 저장하여 사용할 수도 있는데, 그림 5-3-4를 참고하기 바란다. 또한 Macro-PLUS에서 문자열은 큰따옴표와 작은따옴표를 모두 사용할 수 있는데, 출력양식 문자열은 큰따옴표를, 형식지정 부분은 작은따옴표를 사용하였음을 주의하기 바란다. 반대로 사용하면 에러가 발생한다. 또한 형식지정 부분의 개수와 출력하려는 변수의 수는 같아야 한다.

```
lcl num ^R ^k ^x ^sag
lcl str ^my_string

^R==100
^k==2

^x==10

^sag==(^x*^x/^R)/(1+sqrtf(1-(1+^k)*^x*^x/(^R*^R)));

wri ^sag
wri ^x ^sag
wri Q"'3d.8d'" ^sag
wri Q"'3d.8d' '3d.8d'" ^x ^sag

^my_string == "sag = '3d.8d'"

wri Q^my_string ^sag
[EOF]
```

그림 5-3-4 문자열변수에 문자열 출력형식을 저장하여 사용하는 예

그림 5-3-4는 문자열변수에 문자열 출력형식을 저장하여 사용하는 예이다. 그림 5-3-4와 같이 코딩하여 실행하면 그림 5-3-1과 같은 결과를 얻을 수 있다. 출력양식인 "[Q^format_picture]"에서 지금까지 숫자 출력양식만을 설명하였으나, 지수형태로 출력할 때는 'e', 문자열 출력양식은 'c'를 각각 사용한다.

그림 5-3-4에서 제곱근을 구하기 위해 수학함수를 사용하였다. Macro-PLUS와 CCL의 수학함수를 정리하면 표 5-3-1과 같고, 각 수학함수의 실행 예는 그림 5-3-5와 같다.

표 5-3-1 Macro-PLUS와 CCL의 수학함수

| Macro-PLUS | CCL | 비고 |
|---|---|---|
| ABSF(expr) | fabs(expr) | expr의 절댓값 |
| MODF(expr1, expr2) | | expr1을 expr2로 나눈 나머지 |
| ROUNDF(expr) | | expr을 소수 첫째자리에서 반올림 |
| | round(expr,prec) | expr을 소수 prec 자리에서 반올림 |
| RANDF | rand(expr) | 난수발생 |
| expr**exponent | pow(expr, exponent) | expr의 거듭제곱 |
| EXPF(expr) | exp(expr) | exponential function |
| LOGF(expr) | log(expr) | Returns the natural logarithm of expr |

| Macro-PLUS | CCL | 비고 |
|---|---|---|
| LOG10F(expr) | log10(expr) | Returns the base-10 logarithm of expr |
| SQRTF(expr) | sqrt(expr) | expr의 제곱근 |
| SINF(expr) | sin(expr) | sine function |
| COSF(expr) | cos(expr) | cosine |
| TANF(expr) | tan(expr) | tangent |
| ACOSF(expr) | acos(expr) | cosine함수의 역함수 |
| ASINF(expr) | asin(expr) | sine함수의 역함수 |
| ATANF(expr) | | tan함수의 역함수 |
| | atan2(y_expr, x_expr) | y_ expr/x_expr의 tan값의 역함수 |
| MAXF(expr1, expr2) | max(expr1, expr2) | expr1, expr2 중 최댓값 |
| MINF(expr1, expr2) | min(expr1, expr2) | expr1, expr2 중 최솟값 |
| | j0(expr) | 제0종 Bessel 함숫값 |
| | j1(expr) | 제1종 Bessel 함숫값 |

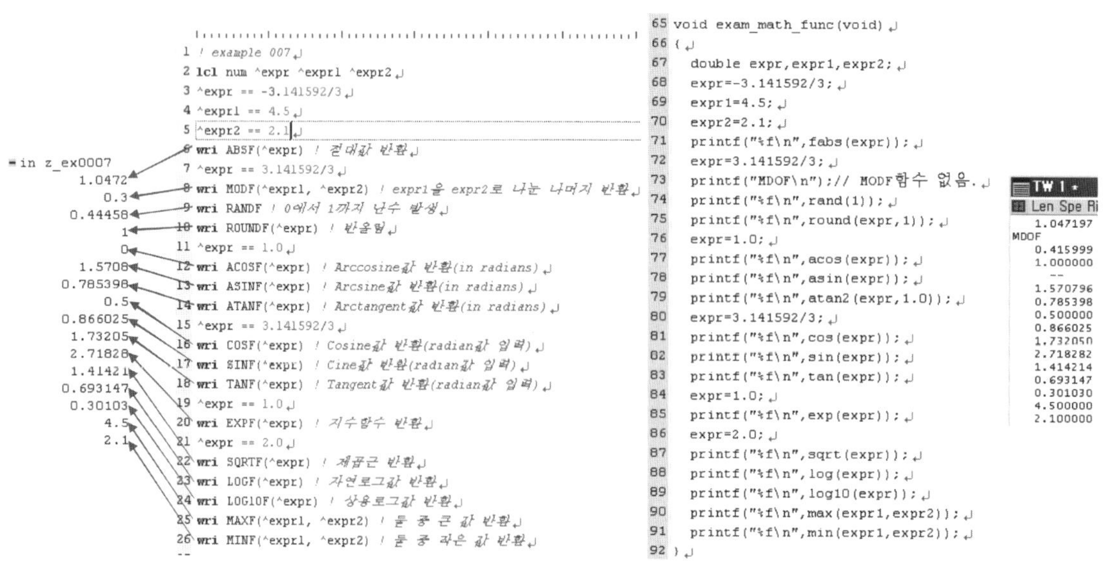


그림 5-3-5 Macro-PLUS와 CCL의 수학함수 비교

# 4 제어문의 이해

단순한 반복작업 및 조건을 판별하여 적절한 작업을 수행하기 위해 제공되는 명령문을 제어문이라고 하며, CodeV에서는 "if~end if"문, "for~end for"문, "whi~end whi"문, "unt~end unt"문, "got"문 등의 총 5가지만 있다.

"if~end if"문은 특정조건을 판단하여 참과 거짓을 판단하여 조건에 따라 지정된 명령어를 실행하는 제어문이다. 이 제어문에서는 각종 연산자를 사용한다.

표 5-4-1 Macro-PLUS와 CCL의 연산자들

<table>
<tr><th>연산자 종류</th><th>Macro-PLUS</th><th>CCL</th><th>의미</th><th>비고</th></tr>
<tr><td rowspan="5">일반계산</td><td colspan="2">+</td><td>덧셈</td><td></td></tr>
<tr><td colspan="2">−</td><td>뺄셈</td><td></td></tr>
<tr><td colspan="2">*</td><td>곱셈</td><td></td></tr>
<tr><td colspan="2">/</td><td>나눗셈</td><td></td></tr>
<tr><td>**</td><td>pow</td><td>거듭제곱</td><td></td></tr>
<tr><td>대입</td><td>==</td><td>=</td><td>오른쪽의 값을 왼쪽 변수에 대입</td><td></td></tr>
<tr><td rowspan="3">논리</td><td>AND</td><td>&&</td><td>앞뒤 조건이 모두 참일 경우에만 참, 나머지 모두 거짓</td><td></td></tr>
<tr><td>OR</td><td>||</td><td>앞뒤 조건 중 어느 하나라도 참일 경우에는 참</td><td></td></tr>
<tr><td>NOT</td><td>!</td><td>뒤에 오는 조건의 반대</td><td>안 써도 무관함</td></tr>
<tr><td rowspan="3">비교</td><td colspan="2"><, ></td><td>보다 작다, 보다 크다.</td><td></td></tr>
<tr><td colspan="2"><=, >=</td><td>같거나 작다, 같거나 크다.</td><td></td></tr>
<tr><td>=, <></td><td>==, !=</td><td>같다, 같지 않다.</td><td></td></tr>
</table>

표 5-4-1은 Macro-PLUS와 CCL에서 사용되는 모든 연산자를 나타낸 것이다. C 언어에서는 대입연산자가 "="이고, 비교 연산자가 "=="이나, Macro-PLUS에서는 반대이므로 주의해야 한다. 나머지 논리연산자와 비교연산자는 C 언어와 동일하다. 논리연산자 중 "NOT"이 있으나, 이를 쓰지 않아도 프로그래밍을 하는 데 전혀 문제가 없다. 이제 if문과 표 5-4-1의 연산자를 활용하여 예제를 작성해 보도록 한다.

그림 5-4-1은 제3절에서 언급한 새그값을 계산하는 예제이다. 쌍곡면과 포물면이 아닌 다른 곡면에서는 렌즈 반지름에 따라 새그값이 주어지지 않는 경우가 있다. 이는 식 (1.4.5)와 같이 주어지는

비구면식의 제곱근 안이 0보다 작은 경우, 허수가 되므로 새그값이 계산되지 않는 것이다. 그림 5-4-1의 예제는 렌즈 반지름이 커서 새그값이 계산되지 않는 예이다. 그림 5-4-1에서 문장 앞에 "!" 표시는 실행되지 않는 주석문임을 의미하며, 보통 프로그래밍의 각 코드에 대한 설명을 추가할 때 또는 사용자가 특정명령을 실행하고 싶지 않을 때도 사용한다. 그림 5-4-1의 첫 번째 줄의 주석은 프로그램에 대한 설명을 위한 것이고, 10번째 줄과 13번째 줄은 특정명령을 실행시키고 싶지 않을 때 사용하는 예이다. 이러한 주석문은 입력하지 않아도 실행결과에 영향이 전혀 없다.

```
1 ! example 003
2 lcl num ^R ^k ^x ^sag ^det
3
4 ^R == 100
5 ^k == 2
6
7 ^x == 100
8
9 ^det == 1-(1+^k)*^x*^x/(^R*^R)
10 !if ^det >=0
11   ^sag == (^x**2)/^R/(1+sqrtf(^det))
12   wri Q"'3d.8d' '3d.8d'" ^x ^sag
13 !end if
14
```

주석문이므로 실행되지 않는다.

^det값이 음수이므로 제곱근을 구하는 함수인 sqrtf 안의 값이 음수가 되어 Error message가 출력되었음.

```
in z_ex0003
ERROR: arithmetic fault - floating point exception.
19:09:35  Warning: Sequence aborted
```

그림 5-4-1 새그값 계산 예제(에러가 발생하는 예)

그림 5-4-1과 같이 시퀀스 파일을 만들어서 실행하게 되면, 제곱근 안의 값이 음수가 되어 CodeV에서 에러 메시지가 출력된다. 이 예제를 수정해서 제곱근 안의 값이 0보다 클 때만 새그값이 계산되도록 한다.

```
1 ! example 003
2 lcl num ^R ^k ^x ^sag ^det
3
4 ^R == 100
5 ^k == 2
6
7 ^x == 100
8
9 ^det == 1-(1+^k)*^x*^x/(^R*^R)
10 if ^det >=0
11   ^sag == (^x**2)/^R/(1+sqrtf(^det))
12   wri Q"'3d.8d' '3d.8d'" ^x ^sag
13 end if
14
```

```
in z_ex0003
```

^det값이 양수일 때만 계산되므로 이 예제의 실행 결과는 아무것도 출력하지 않음.

그림 5-4-2 새그값 계산 예제(에러가 발생하지 않는 예)

그림 5-4-2와 같이 입력하여 실행하면 CodeV에는 아무런 메시지가 출력되지 않는다. 그 이유는 그림 5-4-2의 9번째 줄의 "^det"값이 0보다 클 때만 새그값을 계산하고(11번째 줄) 출력(12번째 줄) 하도록 if문을 사용했기 때문이다. 같은 예제에서 7번째 줄의 "^x"에 10을 대입하여 실행하면 그림 5-4-3의 9번째 줄과 같이 계산되는 "^det"의 값이 0보다 크므로 정상적으로 출력될 것이다. 그림 5-4-2에서 "^det"값이 음수일 때, "Error !!" 문자열을 출력하도록 조금 더 수정한 것이 그림 5-4-3이다. If문에서 else가 있는 경우, if문 이후 조건이 거짓이면 else문과 end if문 사이의 명령어들을 실행하고, 참인 경우는 if문과 else문 사이의 명령어를 실행한다. 또한 if문으로 시작했다면 반드시 "end if"문을 사용해서 처음과 끝을 지정해야 한다.

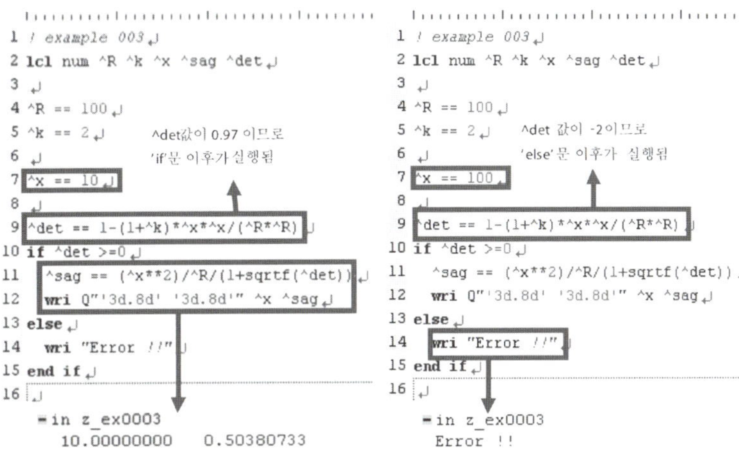


(a) "^det"가 0보다 크거나 같아 조건이 참인 경우 (b) "^det"가 0보다 작아서 조건이 거짓인 경우

그림 5-4-3 새그값 계산 예제(정상실행의 예)

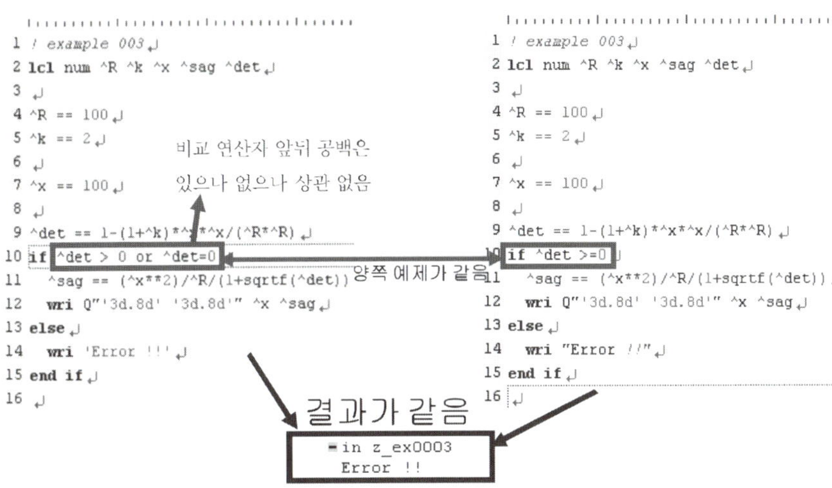


그림 5-4-4 새그값 계산 예제-비교연산자를 논리연산자와 함께 표현한 예

한편 비교연산자 ">="는 크거나 같다는 의미이므로, 그림 5-4-3의 10번째 줄의 조건은 "^det>0 or ^det=0"과 같이 표현한 것과 동일하다. 이를 그림 5-4-4에서 확인할 수 있다. 또한 논리연산자의 앞뒤 공백의 유무 및 개수와는 상관이 없다.

그림 5-4-1에서 그림 5-4-4까지의 새그값 계산 예제는 특정지점에서만 계산한 예이고, 일정한 간격으로 특정지점까지 출력하도록 그림 5-4-4의 예제를 조금 수정해 보도록 한다. 이때 사용하는 제어문이 "for~end for"문이며, 이를 사용한 예제가 그림 5-4-5이다. for문의 사용방법은 그림 5-4-5와 같이 "for ^변수 시작값 끝값 증가량"으로 사용하며, if문과 마찬가지로, "end for"문과 짝을 이루어 사용해야만 한다. 이때 증가량이 생략되면 1.0으로 기본 설정된다. 그림 5-4-5의 예제는 0부터 10까지 1씩 증가하면서 반복적으로 "for"문과 "end for"문 사이의 실행문인 새그값을 계산하고 출력하는 예제이다.

```
! example 004
lcl num ^R ^k ^x ^sag ^det

^R == 100
^k == 2

for ^x 0 10
  ^det == 1-(1+^k)*^x*^x/(^R*^R)
  if ^det > 0 or ^det=0
    ^sag == (^x**2)/^R/(1+sqrtf(^det))
    wri Q"'3d.8d' '3d.8d'" ^x ^sag
  else
    wri 'Error !!'
  end if
end for

```

! 기본 문법, 증가량이 생략되면 1.0이 됨

FOR ^변수 시작값 끝값 증가량

실행문

END FOR

Example 004의 실행 예

```
in z_ex0004
   0.00000000   0.00000000
   1.00000000   0.00500038
   2.00000000   0.02000600
   3.00000000   0.04503042
   4.00000000   0.08009623
   5.00000000   0.12523526
   6.00000000   0.18048864
   7.00000000   0.24590705
   8.00000000   0.32155092
   9.00000000   0.40749073
  10.00000000   0.50380733
```

그림 5-4-5 "for~end for"문 예제

보통은 for문에서 시작값이 끝값보다 작아 그림 5-4-5처럼 변수가 점점 증가하면서 for문이 실행되나, 반대로 시작값이 끝값보다 크고 증가량이 음의 부호를 갖는 경우에도 그림 5-4-6과 같이 실행될 수 있다. C 언어와 CCL에서는 증가량이 0이 되어도 되지만, Macro-PLUS에서는 증가량이 0이 되면 에러가 발생한다.

Source Code

```
! example 004
lcl num ^R ^k ^x ^sag ^det

^R == 100
^k == 2

for ^x 10 0 -1
  ^det == 1-(1+^k)*^x*^x/(^R*^R)
  if ^det>=0
    ^sag == (^x**2)/^R/(1+sqrtf(^det))
    wri Q"'3d.8d' '3d.8d'" ^x ^sag
  else
    wri 'Error!!'
  end if
end for
[EOF]
```

실행결과

```
in z_ex0004.seq
10.00000000    0.50380733
 9.00000000    0.40749073
 8.00000000    0.32155092
 7.00000000    0.24590705
 6.00000000    0.18048864
 5.00000000    0.12523526
 4.00000000    0.08009623
 3.00000000    0.04503042
 2.00000000    0.02000600
 1.00000000    0.00500038
 0.00000000    0.00000000
```

그림 5-4-6 시작값이 끝값보다 작은 경우의 "for~end for"문 예제

```
! example 004
lcl num ^R ^k ^x ^sag ^det

^R == 100
^k == 2

for ^x 0 10 0.5
  ^det == 1-(1+^k)*^x*^x/(^R*^R)
  if ^det > 0 or ^det=0
    ^sag == (^x**2)/^R/(1+sqrtf(^det))
    wri Q"'3d.8d' '3d.8d'" ^x ^sag
  else
    wri 'Error !!'
  end if
end for
wri ^x

```

^x값이 10이 된 다음, 0.5 만큼 증가 된 뒤 'for'문을 빠져 나온다.

```
in z_ex0004
 0.00000000    0.00000000
 0.50000000    0.00125002
 1.00000000    0.00500038
 1.50000000    0.01125190
 2.00000000    0.02000600
 2.50000000    0.03126466
 3.00000000    0.04503042
 3.50000000    0.06130638
 4.00000000    0.08009623
 4.50000000    0.10140424
 5.00000000    0.12523526
 5.50000000    0.15159471
 6.00000000    0.18048864
 6.50000000    0.21192367
 7.00000000    0.24590705
 7.50000000    0.28244664
 8.00000000    0.32155092
 8.50000000    0.36322903
 9.00000000    0.40749073
 9.50000000    0.45434646
10.00000000    0.50380733
      10.5
```

그림 5-4-7 for문이 종료되었을 때, for문 변수의 값을 출력하는 예제

그림 5-4-7은 for문이 종료되었을 때, for문의 변수 "^x"의 값을 출력하는 예제이다. 이 예제에서의 증가량은 0.5인데, for문이 종료되면 변수 "^x"는 끝값 10에 증가량 0.5를 더한 10.5가 됨을 알 수 있다. 경우에 따라 for문 종료 후에도 loop 변수(그림 5.4.7의 경우는 "^x"를 말함)를 사용하는 경우에는 이를 잘 알아둘 필요가 있다. 마지막으로 for문 실행 중에 조건에 따라 강제로 빠져나가는 경우도 필요하다. 이를 위해 C 언어에서는 break 명령어를 제공하고 있으나, Macro-PLUS에는 이러한

기능의 명령어가 없으므로, 무조건 분기 명령어인 “got”를 써야 한다. 그림 5-4-8은 “^det”이 음수이면 “^sag”가 계산되지 않으므로, 에러 메시지를 출력하고 강제로 for문을 빠져나가는 예제이다. 일반적으로 “got”문을 쓰지 않고도 얼마든지 프로그래밍이 가능하지만, Macro-PLUS에서는 제어문과 함께 사용되는 강제 탈출 명령어가 없기 때문에 “got”문을 쓸 수밖에 없다.

Source Code

```
! example 004
lcl num ^R ^k ^x ^sag ^det

^R == 100
^k == 2

for ^x 0 100
  ^det == 1-(1+^k)*^x*^x/(^R*^R)
  if ^det>=0
    ^sag == (^x**2)/^R/(1+sqrtf(^det))
    wri Q"'3d.8d' '3d.8d'" ^x ^sag
  else
    wri 'Error!!'
    got EXIT_FOR
  end if
end for
lbl EXIT_FOR
[EOF]
```

실행 결과

```
in z_ex0004.seq
   0.00000000   0.00000000
   1.00000000   0.00500038
   2.00000000   0.02000600
   3.00000000   0.04503042
   4.00000000   0.08009623
   5.00000000   0.12523526
   6.00000000   0.18048864
   7.00000000   0.24590705
   8.00000000   0.32155092
   9.00000000   0.40749073
  10.00000000   0.50380733
        중간 출력 결과 생략
  49.00000000  15.70444290
  50.00000000  16.66666667
  51.00000000  17.70927781
  52.00000000  18.84962601
  53.00000000  20.11297866
  54.00000000  21.53879599
  55.00000000  23.19539578
  56.00000000  25.22298329
  57.00000000  28.03134209
Error!!
```

그림 5-4-8 for문 실행 중, 종료하고 강제로 for문을 빠져나오는 예제

for문의 특징은 반복실행 횟수가 결정된다는 것이나, 경우에 따라서는 프로그래머가 원하는 조건을 만족할 때까지 실행시켜야 하는 경우도 있다. 이때 사용하는 제어문이 “whi~end whi”문, “unt~end unt”문이다. 두 제어문의 차이는 whi문의 경우는 조건을 판단한 후에 반복실행을 하고, unt문은 우선 루프(loop)문 안의 명령들을 실행한 뒤, 조건을 판단하여 그 다음 실행여부를 결정하는 것이다. 따라서 whi문은 조건에 따라 루프문 안의 명령어들을 전혀 실행하지 않을 수 있지만, unt문은 루프문 안의 명령어들을 최소한 한 번은 실행시킨다. 그러면 그림 5-4-8과 같이 for문을 사용한 예제를 그림 5-4-9와 같이 whi문과 unt문을 사용하는 예제로 바꿀 수 있다. 그림 5-4-9와 같은 예제의 실행결과는 그림 5-4-8과 완전히 같다.

(a) whi문의 예

```
! example 004
lcl num ^R ^k ^x ^sag ^det

^R == 100
^k == 2

^x ==0
^det == 1-(1+^k)*^x*^x/(^R*^R)
whi ^det >= 0
  ^sag == (^x**2)/^R/(1+sqrtf(^det))
  wri Q"'3d.8d' '3d.8d'" ^x ^sag
  ^x == ^x + 1
  ^det == 1-(1+^k)*^x*^x/(^R*^R)
end whi
if ^det < 0
  wri 'Error!!!'
end if
[EOF]
```

(b) unt문의 예

```
! example 004
lcl num ^R ^k ^x ^sag ^det

^R == 100
^k == 2

^x == 0
^det == 1-(1+^k)*^x*^x/(^R*^R)
unt
  ^sag == (^x**2)/^R/(1+sqrtf(^det))
  wri Q"'3d.8d' '3d.8d'" ^x ^sag
  ^x == ^x + 1
  ^det == 1-(1+^k)*^x*^x/(^R*^R)
end unt ^det < 0
if ^det < 0
  wri 'Error!!!'
end if
[EOF]
```

그림 5-4-9 whi문과 unt문 예제 (a) whi문의 예 (b) unt문의 예

지금까지 작성한 Macro-PLUS 예제와 같은 프로그램을 CCL로 작성하면 각각 그림 5-4-10, 그림 5-4-11, 그림 5-4-12이며, 각 그림의 왼쪽은 Macro-PLUS로 작성된 것이고, 오른쪽은 CCL로 작성된 것이다. 또한 그림 5-4-10, 그림 5-4-11, 그림 5-4-12부터 차례로 for문, whi문, unt문 사용한 예제이며, 실행결과는 모두 동일하다.

(a) Macro-PLUS의 예

```
! example 004
lcl num ^R ^k ^x ^sag ^det

^R == 100
^k == 2

for ^x 0 100
  ^det == 1-(1+^k)*^x*^x/(^R*^R)
  if ^det>=0
    ^sag == (^x**2)/^R/(1+sqrtf(^det))
    wri Q"'3d.8d' '3d.8d'" ^x ^sag
  else
    wri 'Error!!'
    got EXIT_FOR
  end if
end for
lbl EXIT_FOR
[EOF]
```

(b) CCL의 예

```
void exam_for_loop(void)
{
  double R,k,x,sag,det;

  R=100;
  k=2;

  for(x=0;x<=100;x++) {
    det=1-(1+k)*x*x/(R*R);
    if(det>=0) {
      sag=x*x/R/(1+sqrt(det));
      printf("%12.8f %12.8f\n",x,sag);
    } else {
      printf("Error !!\n");
      break;
    }
  }
}
```

그림 5-4-10 for문을 사용하는 예제 (a) Macro-PLUS의 예 (b) CCL의 예

(a) Macro-PLUS의 예

```
! example 004↵
lcl num ^R ^k ^x ^sag ^det↵
↵
^R == 100↵
^k == 2↵
↵
^x ==0↵
^det == 1-(1+^k)*^x*^x/(^R*^R)↵
whi ^det >= 0↵
  ^sag == (^x**2)/^R/(1+sqrtf(^det))↵
  wri Q"'3d.8d' '3d.8d'" ^x ^sag↵
  ^x == ^x + 1↵
  ^det == 1-(1+^k)*^x*^x/(^R*^R)↵
end whi↵
if ^det < 0↵
  wri 'Error!!'↵
end if↵
[EOF]
```

(b) CCL의 예

```
void exam_while_loop(void)↵
{↵
  double R,k,x,sag,det;↵
↵
  R=100;↵
  k=2;↵
↵
  x=0;↵
  det=1-(1+k)*x*x/(R*R);↵
  while(det>=0) {↵
    sag=x*x/R/(1+sqrt(det));↵
    printf("%12.8f %12.8f\n",x,sag);↵
    x++;↵
    det=1-(1+k)*x*x/(R*R);↵
  }↵
  if(det<0) {↵
    printf("Error !!\n");↵
  }↵
}↵
```

그림 5-4-11 whi문을 사용하는 예제 (a) Macro-PLUS의 예 (b) CCL의 예

(a) Macro-PLUS의 예

```
! example 004↵
lcl num ^R ^k ^x ^sag ^det↵
↵
^R == 100↵
^k == 2↵
↵
^x == 0↵
^det == 1-(1+^k)*^x*^x/(^R*^R)↵
unt↵
  ^sag == (^x**2)/^R/(1+sqrtf(^det))↵
  wri Q"'3d.8d' '3d.8d'" ^x ^sag↵
  ^x == ^x + 1↵
  ^det == 1-(1+^k)*^x*^x/(^R*^R)↵
end unt ^det < 0↵
if ^det < 0↵
  wri 'Error!!'↵
end if↵
[EOF]
```

(b) CCL의 예

```
void exam_do_whi_loop(void)↵
{↵
  double R,k,x,sag,det;↵
↵
  R=100;↵
  k=2;↵
↵
  x=0;↵
  det=1-(1+k)*x*x/(R*R);↵
  do {↵
    sag=x*x/R/(1+sqrt(det));↵
    printf("%12.8f %12.8f\n",x,sag);↵
    x++;↵
    det=1-(1+k)*x*x/(R*R);↵
  } while(det>=0);↵
  if(det<0) {↵
    printf("Error !!\n");↵
  }↵
}↵
```

그림 5-4-12 unt문을 사용하는 예제 (a) Macro-PLUS의 예 (b) CCL의 예

# 5 데이터베이스 접근

제4절까지 임의의 광학면의 새그값 계산 예제를 통해 프로그래밍에 필요한 기본적인 제어문을 살펴보았다. Macro-PLUS와 CCL의 장점은 설계 S/W 내에서 광학계의 여러 가지 변수값을 자유롭게 불러와서 쓸 수 있다는 것이다. 만약 이러한 광학계의 RDN 데이터와 같은 값을 불러오지 못한다면, 설계 S/W의 내부 언어를 사용할 이유가 없다. 설계 S/W의 내부 언어는 별도 디버깅 도구를 지원하지 않으므로, 차라리 일반 C 언어나 BASIC 등의 컴퓨터 언어를 사용하는 것이 훨씬 편하다. 이번 절에서는 제4절의 예제를 더 개선하여 설계 데이터로부터 광학변수를 읽어와서 새그값을 출력하는 방법을 살펴본다. 또한 이번 절에서는 Part 2의 표 2-2-2의 2매 접합렌즈를 설계 S/W에 입력하였다고 가정한다.

한편 본 교재에서의 데이터베이스(database)라 함은 LDW를 통해 입력하는 광학계의 각 데이터(RDN 데이터) 외에 필드, *EFL* 등의 광학계 변수를 모두 통칭하는 것이다. 본격적인 프로그래밍 실습 전에 데이터베이스에 대한 활용방법을 먼저 설명할 것이다. 단 OSLO에서 최적화 시 쉽게 사용이 가능하나 명령창에는 사용이 불가능한 경우가 있으므로, 여기에서는 주로 CodeV에 대해서 설명하고자 한다. 표 5-5-1은 CodeV와 OSLO에서의 데이터베이스 항목을 비교한 것이다. CodeV에서는 "eva" 명령어와 조합해서 사용하면 해당 값을 문자창에 출력해 준다.

입력된 예제의 망원비를 계산해 보기로 하자. 망원비는 광학계 전장인 첫 면 정점에서부터 결상점까지의 거리를 광학계의 초점거리로 나눈 값으로 정의한다. 망원비를 계산하기 위해서 광학계의 전장과 초점거리를 알아야 하는데, 광학계의 초점거리와 전장은 그림 5-5-1과 같이 설계 S/W에서 계산할 수 있다. CodeV에서는 간단히 명령행에 "eva (oal s1..i)/(efl)"과 같이 입력하면 망원비가 계산되나, OSLO에서는 앞서 언급한 바와 같이 명령행에서는 계산이 불가능하다. 따라서, 그림 5-5-2와 같이 구속조건 형태로 입력한 뒤, 명령창에 "ope"를 입력하면 그림 5-5-1의 결과를 얻을 수 있다. 그림 5-5-2에서 첫 줄은 초점거리, 둘째 줄은 광학계의 길이이며, 그림 5-5-2의 경우는 면이 6개이고, 상면이 7번째 면인 광학계의 경우이다. 이때 세 번째 줄은 초점거리와 전장을 이용해서 망원비를 계산하는 방법을 나타낸다.

표 5-5-1 CodeV와 OSLO의 데이터베이스 항목

| CodeV | OSLO | 비 고 |
|---|---|---|
| (efl [z^i]) | | 줌 위치 k의 광학계 전체의 초점거리 |
| (efy s^i..j [z^k]) | efl(i, j[, k]) | 줌 위치 k에서 *i*번째부터 *j*번째까지 면의 초점거리 계산 |
| | tmag(i, j[, k]) | 줌 위치 k에서 *i*번째부터 *j*번째까지 면의 배율 계산 |
| (red [z^i]) | | 줌 위치 k의 광학계 전체의 배율 |
| (oal s^i..j [z^k]) | ln(i, j[, k]) | 줌 위치 k에서 *i*번째부터 *j*번째까지 면의 축상 누적 길이 계산 |
| | eth(i, j[, k]) | 줌 위치 k에서 *i*번째부터 *j*번째까지 면의 edge 두께 계산 |
| (et s^i [z^k]) | | 줌 위치 k에서 *i*번째 면의 edge 두께 계산 |
| (th s^i [z^k]) | th(i[, k]) | 줌 위치 k에서 *i*번째 면의 중심 두께 계산 |
| (cuy s^i [z^k]) | cv(i[, k]) | 줌 위치 k에서 *i*번째 면의 곡률 계산 |
| (k s^i [z^k]) | cc(i[, k]) | 줌 위치 k에서 *i*번째 면의 원추계수 계산 |
| (ind s^i [z^k] [w^j]) | rn(i[, k]) | 줌 위치 k에서 *i*번째 면의 굴절률 계산 |
| (hmy s^i z^k) | py(i[, k]) | 줌 위치 k에서 *i*번째 면에서 주변광선의 근축상고 계산 |
| (umy s^i z^k) | pu(i[, k]) | 줌 위치 k에서 *i*번째 면에서 주변광선의 근축각 계산 |
| (hcy s^i z^k) | pyc(i[, k]) | 줌 위치 k에서 *i*번째 면에서 주광선의 근축상고 계산 |
| (ucy s^i z^k) | puc(i[, k]) | 줌 위치 k에서 *i*번째 면에서 주광선의 근축각 계산 |
| (y [z^cfg] [s^srf] [f^fpt] [r^ray] [w^wvn]) | y(fpt, ray, wvn, srf, cfg) | 광선의 *y* 방향 위치(유한광선추적) |
| (m [z^cfg] [s^srf] [f^fpt] [r^ray] [w^wvn]) | rvl(fpt, ray, wvn, srf, cfg) | 광선의 *y*축 방향 코사인(유한광선추적)<br>단, CodeV는 optical 방향 cosine값임 |
| (ax s^i [z^k]) | pac(i, k) | 줌 위치 k에서 *i*번째 면에서 3차 종색수차 |
| (lat s^i [z^k]) | plc(i, k) | 줌 위치 k에서 *i*번째 면에서 3차 횡색수차 |

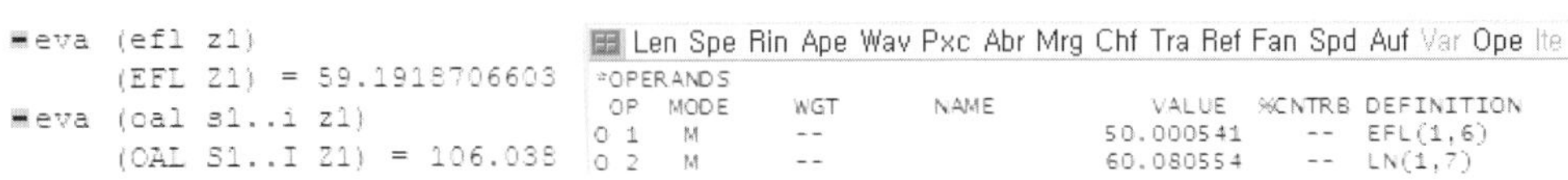


그림 5-5-1 CodeV 및 OSLO에서의 데이터베이스의 계산 예(그림 왼쪽은 CodeV, 오른쪽은 OLSO)

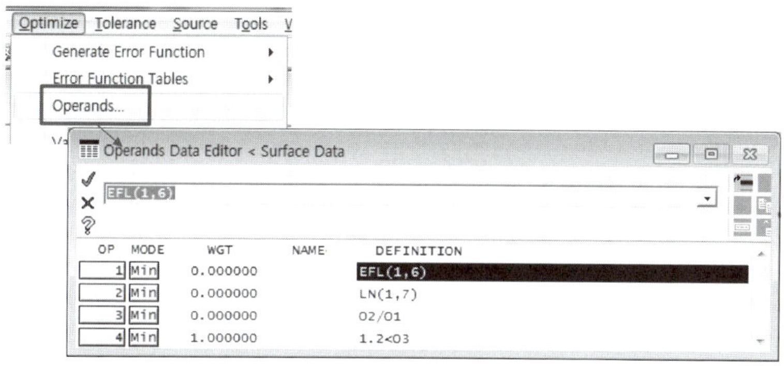


그림 5-5-2 OSLO에서 최적화 구속조건 입력방법

이제 제4절에서 살펴보았던 예제를 변형해서 현재 입력된 광학계의 실제 곡률과 원추계수를 읽어와서 새그값을 계산하도록 한다.

(a) Macro-PLUS의 예

```
lcl num ^R ^k ^x ^sag ^det

^R==(rdy s1)
^k==(k s1)

for ^x 0 100
  ^det==1-(1+^k)*^x*^x/(^R*^R)
  if ^det>=0
    ^sag==(^x*^x/^R)/(1+sqrtf(^det));
    wri Q"'3d.8d' '3d.8d'" ^x ^sag
  else
    wri 'Error !!'
    got EXIT_FOR
  end if
end for

lbl EXIT_FOR

```

(b) CCL의 예

```
void exam_database(void)
{
  double R,k,x,sag,det;

  R=rd[1];
  k=cc[1];

  for(x=0;x<=100;x++) {
    det=1-(1+k)*x*x/(R*R);
    if(det>=0) {
      sag=(x*x/R)/(1+sqrt(det));
      printf("%12.8f %12.8f\n",x,sag);
    } else {
      printf("Error !!\n");
      break;
    }
  }
}
```

그림 5-5-3 데이터베이스를 사용하는 예제 (a) Macro-PLUS의 예 (b) CCL의 예

그림 5-5-3에서 보는 것처럼 표 5-5-1의 명령어를 그대로 사용해서 광학계의 첫 번째 면의 곡률반지름과 원추계수를 불러와서 사용하는 것을 확인할 수 있다. 단 OSLO에서는 곡률반지름(rd), 두께(th), 굴절률(rn), 원추계수(cc), 고차비구면계수(ad, ae, af, ag), 구경(ap) 등 계산이 필요 없는 광학계의 RDN 데이터를 제외한 다른 것은 CCL에서는 인식이 불가능하므로, 이를 위해서는 별도로 프로그래밍을 해야 한다. 또한 이러한 데이터베이스 외에도 각 설계 S/W의 고유명령어는 모두 인식하므로, 고급 프로그래밍 시에 이를 적절히 활용하면 훨씬 유연한 프로그램을 만들 수 있다.

# 6 명령인자 받기와 사용자함수의 사용

제5절의 예제에서 설계 S/W에 입력된 광학계의 정보를 받아서 처리하는 프로그램의 예를 살펴보았다. 그림 5-5-3과 같은 예제로, 이 예제는 첫 번째 면에 대한 새그값만을 계산하는 예제였다. 이번 절에서는 이를 더 개선해서 설계자로부터 면번호를 입력받도록 수정한다.

Macro-PLUS에서는 'rfd' 명령어를 사용해서 인자를 받을 수 있으며, 최대 9개까지만 받을 수 있다. 반면 CCL은 일반 C 언어와 인자를 받는 방법이 동일하며 별도 개수 제한은 없다. 그림 5-6-1은 면번호를 입력받아 새그값을 계산하는 예제이다.

(a) Macro-PLUS의 예

```
rfd 1

lcl num ^srf ^R ^k ^x ^sag ^det

^srf == #1

^R==(rdy s^srf)
^k==(k s^srf)

for ^x 0 100
  ^det==1-(1+^k)*^x*^x/(^R*^R)
  if ^det>=0
    ^sag==(^x*^x/^R)/(1+sqrtf(^det));
    wri Q"'3d.8d' '3d.8d'" ^x ^sag
  else
    wri 'Error !!'
    got EXIT_FOR
  end if
end for

lbl EXIT_FOR
```

(b) CCL의 예

```
void exam_database2(int srf)
{
  double R,k,x,sag,det;

  R=rd[srf];
  k=cc[srf];

  for(x=0;x<=100;x++) {
    det=1-(1+k)*x*x/(R*R);
    if(det>=0) {
      sag=(x*x/R)/(1+sqrt(det));
      printf("%12.8f %12.8f\n",x,sag);
    } else {
      printf("Error !!\n");
      break;
    }
  }
}
```

그림 5-6-1 명령인자를 받는 예제 (a) Macro-PLUS의 예 (b) CCL의 예

Macro-PLUS 프로그램에서 명령인자를 받기 위해서는 주석을 제외한 프로그램 첫 줄에 "rfd" 명령어를 쓰고, 그 다음에 입력받고자 하는 인자의 기본값을 나열하면 된다. 또한 입력은 그림 5-6-1 (a)와 같이 첫 번째 인자는 "#1", 두 번째 인자는 "#2"와 같은 방법으로 입력을 받는다. 이때 기본값의 데이터 형식과 입력을 받는 변수의 데이터 형식은 당연히 일치해야 한다. 그림 5-6-1 (a)에서는 기본값이 "1"로 숫자이며, 입력받는 변수의 형식도 숫자형임을 알 수 있다. 그림 5-6-1과 같이 작성된 프로그램을 실행시켜 명령인자를 넣는 방법은 그림 5-6-2와 같다.

(a) Macro-PLUS의 예

```
CODE V> in z_ex0011 2
```

(b) CCL의 예

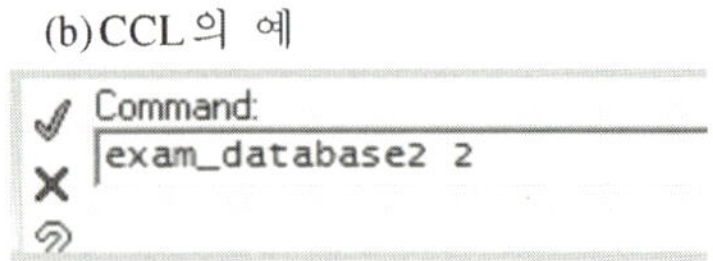


그림 5-6-2 명령인자를 입력하여 실행하는 예 (a) Macro-PLUS의 예 (b) CCL의 예

그림 5-6-2와 같이 실행하면 광학계의 두 번째 면에 대한 새그값을 계산해서 출력하게 된다. 또한 Macro-PLUS에서 인자를 생략하여 "in z_ex0011"과 같이 입력하면, 기본값인 1로 "^srf"에 입력되어 첫 번째 면에 대한 새그값을 계산하게 된다. 반면 CCL에서는 기본값의 개념이 없으므로 인자 없이 "exam_database2"와 같이 실행하면, "srf"값을 입력하라는 메시지가 그림 5-6-3과 같이 출력된다. 그림 5-6-3에서 보는 것처럼 명령창의 프롬프트가 "Command"에서 "Enter srf"로 바뀌었음을 조심해야만 한다.

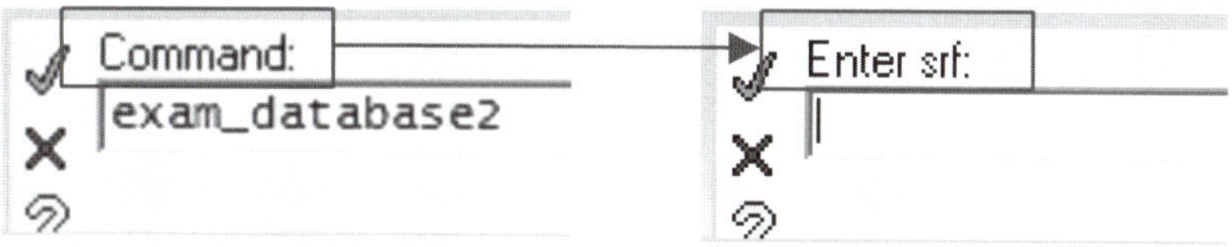


그림 5-6-3 OSLO에서 그림 5-6-2 (b)의 예제를 명령인자 없이 실행시킨 예

5절에서 OSLO의 경우에는 초점거리와 광학계 전장과 같이 계산이 필요한 데이터베이스는 명령행 및 CCL에서는 직접 불러와서 사용할 수 없음을 여러 차례 설명하였다. 이러한 데이터베이스들을 CodeV에서 불러와서 사용할 수는 있기는 하지만, 경우에 따라서 데이터베이스 항목 외의 계산을 수행할 때도 있다. 예를 들면 Part 3에서 설명한 줌궤적을 계산할 경우에는 각 군의 초점거리 외에 각 군 사이의 주요점을 반드시 계산해야 한다. 이러한 주요점의 경우에는 CodeV에서도 별도의 데이터베이스 명령어를 지원하지 않으므로 따로 프로그래밍을 해야 한다. 줌궤적 계산의 경우에는 이러한 주요점의 위치를 여러 번 반복해서 계산하므로, 별도의 함수를 만들어서 사용한다면 프로그램의 코드를 줄일 수 있고 프로그램의 유지보수 측면에서 상당히 유리하다. 이때 사용하는 것이 사용자 함수인데, 이 사용자함수를 설명할 것이다.

Macro-PLUS에서 함수는 반드시 변수 선언문과 최초 실행문 또는 명령문 사이에 위치해야 하며, 함수명 앞에는 "@" 기호를 사용한다. 이는 2절에서 언급한 바와 같이 변수명 앞에 항상 "^" 기호가 있는 것과 유사하다. 그림 5-6-4와 같이 사용자 함수를 사용한 예제를 보기 바란다. 그림 5-6-4에서 7 ~ 26번째 행이 가우스 괄호의 계산코드이다. 단 이렇게 함수선언을 하게 되면, CodeV가 실행되는 동안 메모리에 사용자함수 코드가 남아 있게 된다. 따라서 실행이 종료되면, 그림 5-6-4의 85번째 행과 같이 "dro" 명령어를 이용해서 메모리에서 해제를 시켜야 한다. 그렇지 않으면 사용자 함수가 포함된 프로그램이 비정상 종료가 되는 경우 메모리에 함수코드가 남아 있다는 에러 메시지를 출력하고 더 이상 프로그램이 실행되지 않는다. 이를 방지하려면 별도 시퀀스 파일을 만들어서 자주 사용하는 사용자함수만을 모아서 CodeV 최초 구동 시에 이를 실행시키는 방법을 이용해도 된다. 한편 33 ~ 37번째 행은 두 번째 면번호가 가장 마지막 면보다 큰 값이 입력될 때, 마지막 면 값으로 바꾸는 코드이다. 여기에서 "(nums s)"는 상면의 면번호를 의미한다. 비슷하게 41번째 행에 사용한 "(nums z)"는 zoom 개수를 의미한다. 또한 "(nums f)"는 최대 필드 개수, "(nums w)"는 파장 개수이다. 64번째 행에서 “(zpr thi s^j)”는 *j*번째 두께가 줌 위치별 값이 있는지를 알려주는 변수이며, 이 값이 1이면 줌 위치별 값이 있다는 뜻이다. 49 ~ 58번째 행은 식 (1.2.14)의 A 및 C를 계산하기 위해 각 면의 굴절능과 광학적 두께를 면번호별로 차례로 배열에 입력하는 코드이다. 이렇게 배열로 면 정보를 만들어 59 ~ 60번째 행과 같이 사용자함수로 만들어 놓은 “@GaussianBracket” 함수를 호출하면 각각 A와 C를 계산한다. 한편 일반 컴퓨터 프로그래밍 언어를 이용하면 재귀호출을 이용하여 가우스 괄호 계산코드를 더 줄일 수 있지만, Macro-PLUS에서는 재귀호출은 불가능하다. 이렇게 해서 A, B, C, D를 모두 계산하면 Part 1 제3절의 표 1-3-1과 같은 광학계의 특이점과 초점거리 등을 모두 계산할 수 있다.

```
 1 rfd 1 0 1↵
 2 ↵
 3 lcl num ^surf1 ^surf2 ^cur_zoom↵
 4 lcl num ^hp1 ^hp2 ^AA ^BB ^CC ^DD↵
 5 lcl num ^arr_for_GB_001(100)↵
 6 ↵
 7 fct @GaussianBracket(num ^array(100),num ^array_num)↵
 8   lcl num ^i_fct ^sum_fct ^temp1_fct ^temp2_fct↵
 9   if ^array_num < 0↵
10     ^sum_fct == 0↵
11   else if ^array_num = 0↵
12     ^sum_fct == 1↵
13   else if ^array_num = 1↵
14     ^sum_fct == ^array(1)↵
15   else if ^array_num = 2↵
16     ^sum_fct== ^array(1)*^array(2)+1↵
17   else↵
18     ^temp1_fct == ^array(1)*^array(2) + 1↵
19     ^temp2_fct == ^array(1)↵
20     for ^i_fct 3 ^array_num↵
21       ^sum_fct == ^array(^i_fct) * ^temp1_fct + ^temp2_fct↵
22       ^temp2_fct == ^temp1_fct↵
23       ^temp1_fct == ^sum_fct↵
24     end for↵
25   end if↵
26 end fct ^sum_fct↵
27 ↵
28 ^surf1 == #1↵
29 if ^surf1 <= 0↵
30   ^surf1 == 0↵
31 end if↵
32 ^surf2 == #2↵
33 if ^surf2 <= ^surf1↵
34   ^surf2 == ^surf1↵
35 else if ^surf2 >= (nums s)-1↵
36   ^surf2 == (nums s)-1↵
37 end if↵
38 ^cur_zoom == #3↵
39 if ^cur_zoom <= 1↵
40   ^cur_zoom == 1↵
41 else if ^cur_zoom >= (nums z)↵
42   ^cur_zoom == (nums z)↵
43 end if↵
44 ↵
45 ^hp1 == 0.0↵
46 ^hp2 == 0.0↵
47 wri Q"  from '2d' to '2d'" ^surf1 ^surf2↵
48 ^k == 1↵
49 for ^j ^surf1 ^surf2↵
50   ^arr_for_GB_001(^k) == (cuy s^j)*((ind s^j)-(ind s^j-1))↵
51   ^k == ^k + 1↵
52   if (zpr thi s^j) = 1↵
53     ^arr_for_GB_001(^k) == -(thi s^j z^cur_zoom)/(ind s^j)↵
54   else↵
55     ^arr_for_GB_001(^k) == -(thi s^j)/(ind s^j)↵
56   end if↵
57   ^k == ^k + 1↵
58 end for↵
```

```
^AA == @GaussianBracket(^arr_for_GB_001,^k-3)
^CC == @GaussianBracket(^arr_for_GB_001,^k-2)

^k == 1
for ^j ^surf1 ^surf2
  if (zpr thi s^j) = 1
    ^arr_for_GB_001(^k) == -(thi s^j z^cur_zoom)/(ind s^j)
  else
    ^arr_for_GB_001(^k) == -(thi s^j)/(ind s^j)
  end if
  ^k == ^k + 1
  ^arr_for_GB_001(^k) == (cuy s^j+1)*((ind s^j+1)-(ind s^j))
  ^k == ^k + 1
end for
^k == ^k - 1
^BB == @GaussianBracket(^arr_for_GB_001,^k-1)
^DD == @GaussianBracket(^arr_for_GB_001,^k-2)
^hp1 == ((ind s^surf1-1)/(ind s^surf2)-^DD)/^CC
^hp2 == (^AA-1)/^CC

wri ^AA ^BB ^CC ^DD
wri q"OAL = '3d.6d'" (oal s^surf1..^surf2 z^cur_zoom)
wri q"H1  = '3d.6d'" ^hp1
wri q"H2  = '3d.6d'" ^hp2
wri q"EFL = '3d.6d'" 1/^CC

ver n;out n;dro fct @GaussianBracket;out y;ver y

```

그림 5-6-4 Macro-PLUS에서 사용자함수의 사용 예제

```
double GaussianBracket(double array[],int array_num)
{
  double sum_fct,temp1_fct,temp2_fct;
  int i_fct;
  if(array_num<0) sum_fct = 0.0;
  else if(array_num==0) sum_fct = 1.0;
  else if(array_num==1) sum_fct = array[1];
  else if(array_num==2) sum_fct = 1.0+array[1]*array[2];
  else {
    temp1_fct = array[1]*array[2] + 1;
    temp2_fct = array[1];
    for(i_fct=3;i_fct<=array_num;i_fct++) {
      sum_fct = array[i_fct] * temp1_fct + temp2_fct;
      temp2_fct = temp1_fct;
      temp1_fct = sum_fct;
    }
  }
  return(sum_fct);
}

void exam_user_func(int surf1,int surf2,int cur_zoom)
{
  double hp1,hp2,AA,BB,CC,DD,oal;
  double arr_for_GB_001[100];
  int i,j,k;

  if(surf1 <= 0) surf1 = 0;
  if(surf2 <= surf1) surf2 = surf1;
  else if(surf2 >= ims-1) surf2 = ims-1;

  switch configuration cur_zoom;

  hp1 = 0.0;
```

```
72   hp2 = 0.0;↵
73   printf("  from %d to %d\n",surf1,surf2);↵
74   oal=0.0;↵
75   k = 1;↵
76   for(j=surf1;j<=surf2;j++) {↵
77     arr_for_GB_001[k] = cv[j]*(rn[j][1]-rn[j-1][1]);↵
78     k++;↵
79     arr_for_GB_001[k] = -th[j]/rn[j][1];↵
80     k++;↵
81     oal=oal+th[j];↵
82   }↵
83   AA = GaussianBracket(arr_for_GB_001,k-3);↵
84   CC = GaussianBracket(arr_for_GB_001,k-2);↵
85 ↵
86   k = 1;↵
87   for(j=surf1;j<=surf2;j++) {↵
88     arr_for_GB_001[k] = -th[j]/rn[j][1];↵
89     k++;↵
90     arr_for_GB_001[k] = cv[j+1]*(rn[j+1][1]-rn[j][1]);↵
91     k++;↵
92   }↵
93   k = k - 1;↵
94   BB = GaussianBracket(arr_for_GB_001,k-1);↵
95   DD = GaussianBracket(arr_for_GB_001,k-2);↵
96   hp1 = (rn[surf1-1][1]/rn[surf2][1]-DD)/CC;↵
97   hp2 = (AA-1)/CC;↵
98 ↵
99   printf("%f %f %f %f\n",AA,BB,CC,DD);↵
100  printf("OAL = %10.6f\n",oal);↵
101  printf("H1  = %10.6f\n",hp1);↵
102  printf("H2  = %10.6f\n",hp2);↵
103  printf("EFL = %10.6f\n",1/CC);↵
104 }↵
105 ↵
```

그림 5-6-5 CCL에서 사용자함수의 사용 예제

CCL은 기본적으로 C 언어와 문법이 같으며, 그림 5-6-4과 같은 예제를 CCL로 구현한 것이 그림 5-6-5이다. OSLO에서는 줌 위치별로 곡률, 두께, 굴절률 등의 값을 직접 얻을 수는 없고, 69번째 행과 같이 줌 위치를 강제로 바꾼 후에 광학 데이터를 얻어야 한다.

# 7 사용자 그래픽

설계 S/W가 기본적으로 계산 S/W이므로, 계산결과는 문자로 출력이 되지만 주로 광로도, 수차도, MTF 등에 대해서는 그래픽으로 출력되는 것이 기본이다. 그러나 모든 계산결과를 그래픽으로 출력해 주지는 않으며, 특히 설계자가 S/W에서 기본으로 지원하는 것 이외의 계산을 한다면 설계 S/W에서 이를 출력해 주지 않는다. 하지만 CodeV 및 OSLO에서는 원하는 데이터를 화면에 출력해 주는 기능이 있다. 이번 절에서는 이를 활용하여 지금까지 살펴보았던 새그값 계산 프로그램을 더 개선하여 새그값을 그래픽으로 출력하도록 한다.

그림 5-7-1은 Macro-PLUS로 새그값을 사용자 그래픽으로 출력한 예제이며, 그림 5-7-2는 같은 예제를 CCL로 프로그래밍한 예제이다. 그림 5-7-1에서 11번째 행은 해당 면의 형태를 판단하는 구문이며, 이 면이 구면이라면 $k$값을 0으로 놓고, 그렇지 않으면 원추계수를 읽어 $k$에 저장하는 코드이다. "(map s^srf)"는 srf번째 면의 최대 구경을 구하는 명령어이며, 비슷한 명령어로는 cir과 sd가 있는데, cir은 사용자가 구경정보를 입력한 경우에만 사용 가능하고, sd는 구경정보를 입력하지 않은 경우에만 사용가능하다. 따라서 cir과 sd는 사용자가 구경정보를 입력했는지에 대해 판단을 한 뒤에 사용해야 에러 메시지가 출력되지 않는다. 또한 줌 위치마다 면의 구경이 다른데, map은 각 줌 위치에서 구경정보 입력에 관계없이 최대 구경값을 구해 준다. 38 ~ 44번째 줄은 그래프의 출력범위를 지정하기 위해 최댓값 또는 최솟값을 정하는 코드이다. 일반적인 렌즈의 새그값은 최대 구경에서 최댓값 또는 최솟값을 가지므로 이에 맞게 프로그래밍이 되어 있다. 여기까지는 제6절까지 살펴본 예제와 크게 다르지 않으며, 사용자 그래픽으로 출력하는 부분은 47번째 줄 이후이다. Macro-PLUS에서는 사용자 그래픽을 출력하기 위한 명령어는 "ugr"이며, 이는 65번째 줄과 같이 "go" 명령어와 항상 짝을 이루어 사용되어야 한다. 48번째 줄은 그래픽 화면의 제목을 입력하는 것이고, 49번째 줄과 50번째 줄은 각각 $x$축과 $y$축 제목을 입력하는 것이다. 그 다음에 51 ~ 54번째 행은 그래프의 출력범위를 지정하는 것이다. 55번째 줄과 56번째 줄은 각각 $x$축과 $y$축의 증분치를 입력하는 것이고, 57번째 줄과 58번째 줄은 각각 $x$축과 $y$축의 표시에 대한 자릿수 표기를 입력하는 것이다. 실제 새그값에 대한 그래픽을 그리는 것은 59번째 줄의 "dpo" 명령어이며, 이는 64번째 줄과 같은 "end" 명령어와 짝을 이루어 사용해야 한다. "dpo" 다음에 오는 것은 그래프 선에 대한 제목이다. 60번째 줄은 그 다음에 오는 데이터에 대한 그래프 출력방법으로, 그림 5-7-1과 같은 경우에는 데이터들을 스플라인 보간해서 그리라는 의미이다. 만약 스플라인 보간을 하지 않고, 각 데이터를 직선으로 이어서 그리고 싶다면, "spl" 대신 "lin" 명령어를 사용한다. 60번째 줄에서 "spl" 이후의 "pnt"는 데이터점의 표시 여부이며, "pnt"를 생략하면 데이터점이 표시되지 않는다. "pnt" 이후의 숫자는 선 스타일이며, 1이면 실선, 2이면 점선, 3이면 1점 파선이며, 그 외의 값은 CodeV 매뉴얼을 참고하기 바란다. "spl" 또는 "lin" 명령어 뒤에는 출력하고자 하는 각각의 점 데이터를 나열하면 나열된 순서대로 그래프를 알아서 그려 준다. "spl" 명령어에서 선 스타일 지정 뒤에는 그래프의 색을 지정하는 세 글자

명령어가 온다. 여기에서는 파란색으로 지정되어 있고, 표 5-7-1에서 Macro-PLUS 및 CCL에서의 색을 의미하는 값을 정리하였다.

```
rfd 1

lcl num ^srf ^R ^k ^x ^det
lcl num ^xpos(101) ^sag(101)
lcl num ^xmin ^xmax ^ymin ^ymax
lcl num ^i ^nData

^srf == #1

^R == (rdy s^srf)
if (typ sur s^srf) = 'SPH'
  ^k == 0
else
  ^k == (k s^srf)
end if

^i == 0
for ^x 0 100
  ^det == 1-(1+^k)*^x*^x/(^R*^R)
  if ^det >= 0 and ^x <= (map s^srf)
    ^i == ^i+1
    ^xpos(^i) == ^x
    ^sag(^i) == (^x*^x/^R)/(1+sqrtf(^det));
    wri Q"'3d.8d' '3d.8d'" ^x ^sag(^i)
  else
    if ^det < 0
      wri 'Error !!'
    end if
    got EXIT_FOR
  end if
end for

lbl EXIT_FOR

^nData == ^i
^xmin == 0.0
^xmax == ^xpos(^nData)
if ^sag(^nData)<=0
  ^ymin == ^sag(^nData)
  ^ymax == 0
else
  ^ymin == 0
  ^ymax == ^sag(^nData)
end if

ver n
ugr
  tit concat('sag s',num_to_str(^srf))
  xla 'pos'
  yla 'sag'
  xmi ^xmin
  ymi ^ymin
  xma ^xmax
```

```
  yma ^ymax
  xde ^xpos(^nData)/10
  yde absf(^sag(^nData))/10
  xfo f 1
  yfo f 3
  dpo 'sag'
    spl pnt 1 blu
    for ^i 1 ^nData
      ^xpos(^i) ^sag(^i)
    end for
  end
go
ver y
[EOF]
```

그림 5-7-1 Macro-PLUS에서 사용자 그래픽의 사용 예제

```
void exam_user_graphic(int srf)
{
  char g_title[100];
  double R,k,x,det;
  double xpos[101],sag[101];
  double xmin,xmax,ymin,ymax;
  int i,nData;

  R=rd[srf];
  k=cc[srf];

  i=0;
  for(x=0;x<=100;x++) {
    det=1-(1+k)*x*x/(R*R);
    if(det>=0 && x<=ap[srf]) {
      xpos[i]=x;
      sag[i]=(x*x/R)/(1+sqrt(det));
      printf("%12.8f %12.8f\n",xpos[i],sag[i]);
      i++;
    } else {
      if(det<0) printf("Error !!\n");
      break;
    }
  }
  nData=i-1;
  xmin=0.0;
  xmax=xpos[nData];
  if(sag[nData]<=0) {
    ymin=sag[nData];
    ymax=0;
  } else {
    ymin=0;
    ymax=sag[nData];
  }

```

```
234    gwr;↵
235    sprintf(g_title,"%d",srf);↵
236    gwt(strcat("sag s",g_title));↵
237    gvp(0.0, 1.0, 0.0, 1.0, 1.0);↵
238    pen 3;↵
239    gplot("1", nData, xpos, sag, "", "SAG", "X", y, y, scs, ymin,ymax, xmin,xmax);↵
240 }↵
241 [EOF]
```

그림 5-7-2 CCL에서 사용자 그래픽의 사용 예제

그림 5-7-2에서 199 ~ 233번째 행까지는 기존 C 언어 문법과 동일하므로 설명은 생략한다. 다만 CCL에서는 구면에서 강제로 원추계수를 읽는다 해도 에러 메시지가 출력되지 않고 자동으로 0을 되돌려 준다. 234번째 행은 현재 그래픽 윈도우의 내용을 지우라는 의미이다. 236번째 행의 "gwt"는 그래픽 윈도우의 제목창을 입력하는 명령어이다. 237번째 행은 그래픽의 뷰포인트(viewpoint)를 지정하는 명령어인데, 이를 생략해도 큰 문제는 없다. 238번째 행은 그래프의 색을 지정하는 것으로 1 ~ 8까지 지정할 수 있고, 이 숫자에 대한 색의 의미는 표 5-7-1을 참고하기 바란다. 239번째 행의 "gplot"이 실제 그래프를 출력하는 명령어이다. 그림 5-7-3은 그림 5-7-1 및 그림 5-7-2와 같이 작성된 프로그램의 실행결과이다.

(a) Macro-PLUS의 예

```
in D:\RyuJM\CVUSER\TripletEdu\z_ex0013 19
   0.00000000    0.00000000
   1.00000000   -0.01125508
   2.00000000   -0.04503746
   3.00000000   -0.10139862
   4.00000000   -0.18042486
   5.00000000   -0.28223788
   6.00000000   -0.40699579
   7.00000000   -0.55489430
   8.00000000   -0.72616836
   9.00000000   -0.92109402
  10.00000000   -1.13999076
  11.00000000   -1.38322428
CODE V> ver n
```

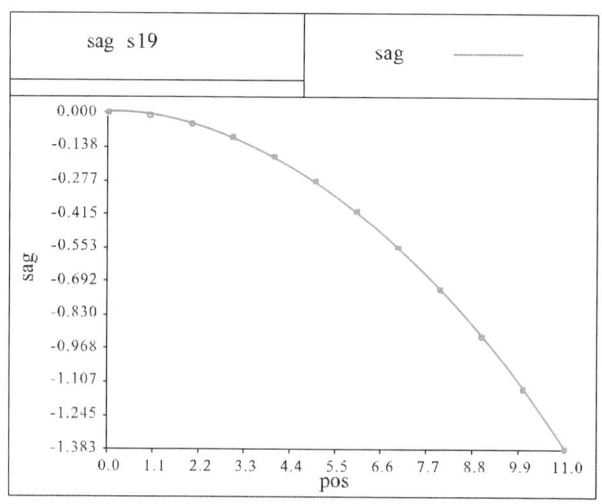

(b) CCL의 예

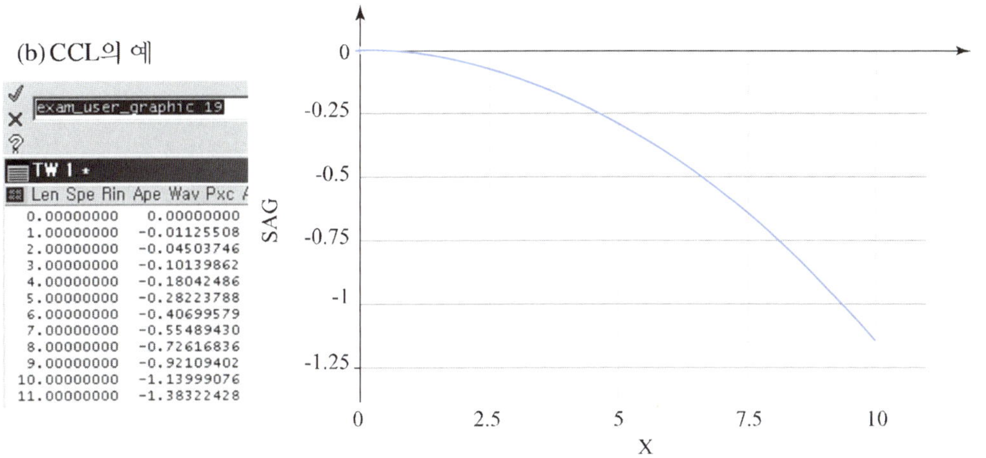


그림 5-7-3 Macro-PLUS 및 CCL에서 사용자 그래픽의 사용결과 (a) Macro-PLUS (b) CCL

표 5-7-1 Macro-PLUS와 CCL의 색깔 지정

| Macro-PLUS | CCL | 비 고 |
|---|---|---|
| BLA(1) | 1 | Black |
| RED(2) | 4 | Red |
| GRE(3) | 2 | Green |
| BLU(4) | 3 | Blue |
| MAG(5) | 7 | Magenta |
| YEL(6) | 8 | Yellow |
| CYA(7) | 5 | Cyan |
| | 6 | Orange |
| WHI(8) | | White |
| GRA(9) | | Gray |
| CHA(10) | | Charcoal |
| PIN(11) | | Pink |
| RUS(12) | | Rust |
| CHI(13) | | Chiffon Green |
| FOR(14) | | Forest Green |
| BAB(15) | | Baby Blue |
| ROY(16) | | Royal Blue |

# 8 버퍼 사용방법

제5절에서 RDN 데이터를 비롯한 데이터베이스 항목에 대한 접근방법을 살펴보았다. 이 외에 수차 및 *MTF* 등의 계산결과를 직접 받아서 여러 가지 처리를 해야 할 경우도 있다. 이번 절에서는 주변광량비 계산과 이를 그래프로 그리는 방법에 대하여 살펴보겠다. CodeV 및 OLSO에서는 주변광량비를 그래프로 그려주는 명령어는 없다. 주변광량비 계산에 대해서는 Part 2 제4절 실습에서 언급한 바가 있다. 이와 같이 설계 S/W에서 계산된 주변광량비를 읽어올 수 있도록 하기 위해서 각 S/W별로 메모리상에 계산결과를 저장할 수 있는 기능을 제공하고 있다. 이를 CodeV에서는 버퍼(buffer)라고 부르며, OLSO에는 스프레드쉬트 버퍼(spreadsheet buffer)라고 부르는데, 본 교재에서는 버퍼라고 통일해서 부르도록 하겠다. 본 절에서는 주변광량비 계산결과를 읽어와서, 그래픽으로 출력하는 프로그램을 작성해 보도록 한다.

CodeV의 경우에는 주변광량비를 *MTF* 계산의 일부에서 알 수 있음을 설명하였다. 그렇다면 먼저 *MTF* 계산결과를 버퍼에 그대로 써 넣도록 해야 한다. 그림 5-8-1은 Macro-PLUS에서 버퍼를 사용하는 방법이다. 버퍼에 계산결과를 써 넣으려면 362 ~ 365번째 행과 같이 해당 명령어 전에 “buf yes” 또는 “buf y”와 같이 쓰고, 더 이상 버퍼에 계산결과를 써넣을 필요가 없으면 “buf no” 또는 “buf n”와 같이 쓰면 된다. 이때 버퍼에 기존 값이 들어 있을 수 있는데, 기존 값을 없애고 초기화를 하려면 “buf del” 명령어를 쓰면 된다. 360번째 줄과 같이 실행하면 CodeV의 0번 버퍼가 초기화된다. 그림 5-8-1의 360 ~ 365번째 행과 같이 실행하면, 0번 버퍼에 363번째 행과 같이 실행된 *MTF* 계산결과가 모두 저장된다. 이때 저장되는 값은 화면에 출력되는 문자 메시지와 계산값 모두가 저장된다. CodeV에서 *MTF* 명령어에서 주변광량비는 문자열인 “RELATIVE ILLUMINATION =” 바로 다음에 저장된다. 369번째 행은 현재 버퍼인 b0의 위치를 1번 행 및 1번 열로 이동하라는 의미이다. 즉 b0의 첫 번째 위치로 이동시킨다는 의미이다. “buf fnd”는 버퍼에서 문자열을 찾는 명령어이다. 이 문자열을 찾게 되면 버퍼의 위치가 해당 문자열이 위치된 값으로 바뀌게 된다. 현재 버퍼 위치에서의 값은 “(buf.num b0 ic jc)”로 읽는다. 하지만 현재 버퍼 위치의 값이 문자열인 경우에는 “(buf.str b0 ic jc)”로 읽는다. 즉 해당 버퍼의 위치가 숫자형인지 문자형인지에 따라 다른 명령어를 써야 한다. 이를 위해 현재 위치에서의 값이 숫자형인지 문자형인지 알려주는 명령어는 “(buf.typ b0 ic jc)”이다. 여기에서는 “RELATIVE ILLUMINATION =” 이후에 위치하는 값이 항상 숫자형이므로, buf.typ를 사용하지 않았다. 전체 소스 코드는 600줄이 넘으므로 교재에서는 생략하고 소스 코드의 핵심 내용만 그림 5-8-1과 같이 일부만 언급하였다. 이 프로그램은 CodeV에서 입력된 필드에 관계없이 1.0-필드를 21등분해서 각 필드의 주변광량비를 계산하는 프로그램이며, 실행 예는 Part 2 제4절을 참고하기 바란다. 사용방법은 “in MRI [start_z] [finish_z]”와 같으며, 줌 위치 start_z에서 finish_z까지 주변광량비를 계산해서 그래프로 그려준다.

```
!! ---------------------------------------------
!! ----------   Calculate illumination !! ....
!! ---------------------------------------------
pos z^sta..^fin onl
buf del b0
buf yes
!out y;ver y
mtf;mfr 20;ifr 20;plo fre n;go
!out n;ver n
buf no
pos za y

^MinReIllum == 100
BUF MOV B0 I1 J1
buf fnd 'RELATIVE ILLUMINATION ='
for ^i ^sta ^fin 1
  for ^j 1 ^my_field_num
    ^ReIllum(^i-^sta+1,^j) == (buf.num ic jc+1)
    if ^MinReIllum > ^ReIllum(^i-^sta+1,^j)
      ^MinReIllum == ^ReIllum(^i-^sta+1,^j)
    end if
    buf fnd
  end for
end for

```

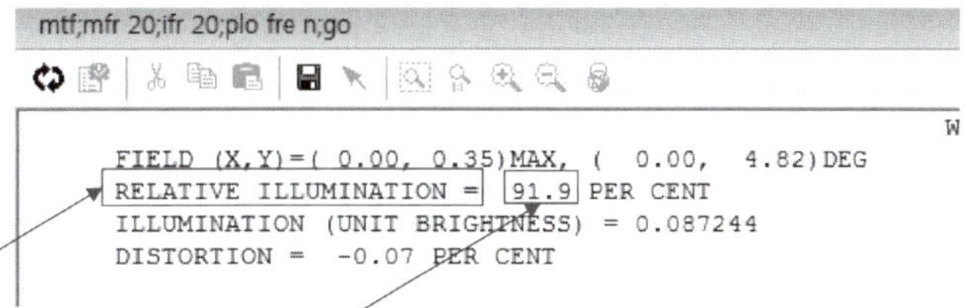


그림 5-8-1 Macro-PLUS에서의 버퍼 사용의 예

같은 기능을 OSLO에서도 제공하고 있으나, CodeV에서는 여러 개의 버퍼를 사용할 수 있다. 그러나 OSLO에서는 버퍼 개수가 1개이며, 버퍼의 각 셀(cell)은 반드시 숫자만 입력될 수 있다. 또한 CodeV에는 버퍼에 내용을 저장하기 위해 "buf y"과 같은 명령어를 사용하였지만, OSLO에서는 모든 출력 결과가 버퍼에 저장된다. 이해를 돕기 위해 주변광량비 계산을 실행해 보자. OSLO 명령창에 "ris("chr",35,"y",0.0,1.0,nData)"를 입력하면 그림 5-8-2와 같다.

(a) 숫자 부분 클릭 전 (b) 숫자 부분 클릭 전

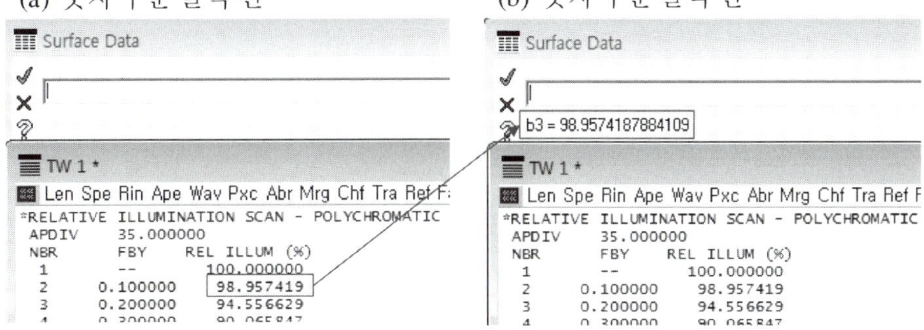


그림 5-8-2 OSLO에서의 주변광량비 계산 예(숫자를 클릭하면, 명령창 바로 아래 클릭한 숫자가 나타남)

그림 5-8-2 (a)와 같이 0.1-필드의 주변광량비값을 클릭하면 그림 5-8-2 (b)와 같이 명령창 바로 아래 클릭한 값이 출력되는 것을 볼 수 있다. 여기에서 "b"는 2번째 열을 의미하고 그 다음의 숫자 "3"이 3번째 행을 의미한다. 즉 현재 버퍼의 3번째 행, 2번째 열의 값이 약 98.957로 입력되어 있음

을 알 수 있다. OSLO에서의 버퍼의 크기는 행은 1,999행, 열은 10열로 제한된다. 주변광량비를 계산해서 그 값을 읽어 그래프로 그리는 프로그램의 소스 코드는 그림 5-8-3과 같다.

```
void exam_buffer(int cur_zoom)
{
  double xpos[22],ReIll[22];
  int k,nData;
  int old_cfg;
  old_cfg=cfg;
  if(cur_zoom<=0) cur_zoom=0;
  else if (cur_zoom>=maxcfg) cur_zoom=maxcfg;
  switch_configuration(cur_zoom);
  nData=21;
  k = sbrow(); /* see below for definition of sbrow */
  ssbuf_reset(k,1,0.0);
  ris("chr",35,"y",0.0,1.0,nData);
  //rsa("chr",0.0,1.0,nData);
  for(k=0;k<=nData;k++) {
    xpos[k]=ssb(k+2,1);
    ReIll[k]=ssb(k+2,2);
  }
  ssbuf_reset(k,1,0.0);
  switch_configuration(old_cfg);
  gwr;
  gwt("Relative Illumination");
  gvp(0.0, 1.0, 0.0, 1.0, 1.0);
  pen 3;
  gplot("1", nData, xpos, ReIll, "", "Re. Illumination(%)", "Re. Field", "y", "y", "scs", 0.0,100.0,0.0,1.0);
}

```

그림 5-8-3 CCL에서의 버퍼 사용의 예

표 5-8-1 CodeV와 OSLO의 버퍼 관련 명령어

| CodeV | OSLO | 비 고 |
|---|---|---|
| buf del b^i | ssbuf_reset(1,1,0.0); | 버퍼 초기화 |
| (buf.num b^i i^j j^k) | ssb(j,k); | $i$번 버퍼의 $j$번째 행, $k$번째 열의 숫자값 반환 |
| (buf.str b^i i^j j^k) | | $i$번 버퍼의 $j$번째 행, $k$번째 열의 문자열 반환 |
| (buf.typ b^i i^j j^k) | | $i$번 버퍼의 $j$번째 행, $k$번째 열의 형식 반환 |
| (buf.txt b^i i^j) | 기능 없음 | $i$번 버퍼의 $j$번째 행을 모두 읽음 |
| | sbrow() | |
| | sbcount() | |
| (buf.lst) [Bn] | sbmaxrow() | $n$번 버퍼의 최대 열의 개수 |
| buf fnd [Bn] [Ik\|Ii..j] [Jk\|Ji..j] [FWD\|REV] [OR/AND/ADJ] str\|num | 기능 없음 | FWD: 현재 앞쪽에서 해당 문자열 또는 숫자를 찾음<br>REV: 현재 뒤쪽에서 해당 문자열 또는 숫자를 찾음<br>OR\|AND: 거의 사용하지 않음<br>ADJ: Cell 전체가 검색어와 완전히 같은 경우만 찾음<br>해당 검색어를 찾은 경우 (buf.fnd) 값이 1이 됨. 현재 버퍼에서 “str” 또는 “num”을 찾음. “str/num”이 생략되면, 그 전에 지정된 문자열을 계속 찾음 |

# 9 외부 S/W와의 데이터 연동

제1절을 시작하면서 CodeV 및 OSLO 등은 상당히 훌륭한 S/W이나, 광학계의 특징 또는 설계 S/W에서 설계자가 원하는 모든 계산을 할 수 없으므로 각 설계 S/W에서 내부 프로그래밍 언어를 제공한다고 설명한 바가 있다. 이러한 내부 프로그래밍 언어로 여러 가지 추가계산을 할 수 있어서 설계 S/W를 더 유연하게 사용할 수 있음을 설명하였다. 하지만 경우에 따라서 광학설계 데이터를 엑셀과 같은 스프레드쉬트 S/W에 넘겨서 여러 가지 추가계산 또는 설계보고서 등을 자동 작성하도록 할 수도 있다. 이러한 경우에는 지금까지 배운 Macro-PLUS의 "wri" 명령어 또는 CCL의 "printf" 함수 등을 이용해서 PC 파일로 데이터를 넘겨, 다시 엑셀 등에서 불러와서 사용할 수도 있다. 그러나 이러한 경우, 광학 관련계산을 하기 위해 별도 계산코드를 작성해야 한다. 하지만 설계 S/W와 엑셀과 같은 외부 S/W 사이 데이터와 계산결과를 직접 주고받는다면 훨씬 더 효율적으로 프로그래밍을 할 수 있다. 이번 절에서는 엑셀과 각 설계 S/W 사이 설계 및 계산 데이터를 주고받는 방법에 대하여 설명하고자 한다. 예제로는 각 설계 S/W에서 엑셀로 RDN 데이터를 넘겨 주는 프로그램을 작성해 보고자 한다.

한편 엑셀과 같은 마이크로소프트사의 오피스(Office) 계열의 S/W는 자체적인 프로그래밍 언어인 비주얼 베이직을 지원한다. 이 언어는 일반 비주얼 베이직과 문법이 완전히 똑같다. 이를 VBA(Visual Basic for Application)이라고 하며, 같은 회사의 프로그래밍 언어 S/W인 비주얼 스튜디오에 버금가는 수준의 디버깅 기능과 함수 및 명령어를 지원하는 등 매우 강력한 기능을 가지고 있다. 이러한 VBA에 대한 내용은 별도 교재로 만들어져야 할 만큼 매우 방대하고 전문적이므로, 이를 설명하는 것은 광학설계자의 몫이 아니라 전문 프로그래머의 몫이다. 따라서 본 절에서는 VBA에 대한 설명은 생략하고자 한다. 본 절에서 다루는 내용은 Macro-PLUS와 CCL, VBA를 모두 능숙하게 다룰 수 있어야 이해할 수 있으며 설계 S/W의 상당한 고급기능에 속한다. 따라서 본 절을 제대로 이해하고 이를 활용해서 프로그래밍을 하려면, VBA에 대해 어느 정도 이해가 반드시 필요하다.

엑셀과 CodeV 또는 OSLO 사이에 데이터를 주고받는 방식이 약간 다르다. CodeV의 경우에는 API(Application for Programming Interface) 형태를 사용하나, OSLO에서는 DDE(Dynamic Data Exchange) 형태로 사용한다. 두 방식 사이의 상세한 차이를 아는 것은 그리 도움이 되는 내용이 아니므로 구체적인 설명은 생략한다. 다만 두 방식의 데이터 교환방식이 다르므로 프로그램의 코드가 달라진다는 것에 대해서는 인지해야 할 필요는 있다.

그림 5-9-1은 엑셀에서 CodeV의 RDN 데이터를 읽어오는 프로그램 코드이다. 방금 설명한 대로 CodeV는 API를 사용하므로, 8번째 행과 같이 "CreateObject" 함수를 사용한다. 이 함수의 데이터 형식이 CodeV API가 되므로, 2번째 행과 같이 CodeV API에 대한 객체(Object)를 선언해 주어야 한다. 실제 CodeV가 실행되는 것은 10번째 행이다. 그 다음에는 14번째 행과 같이 설계 파일을 불러와야 한다. CodeV API 객체에서 명령어를 실행하는 함수는 "Command"이고, 데이터를 읽어올 때

사용하는 함수는 18 ~ 20번째 행과 같이 "EvaluateExpression"이다. "Command" 함수 뒤에 CodeV의 명령창에 여러 명령어를 입력하듯이 명령어 문자열을 입력하면 해당 명령어를 실행한다. 또한 "EvaluateExpression"에 데이터베이스 항목을 입력하면 해당 데이터값이 문자열 형태로 변환된다. 따라서 실수값인 경우에는 VBA의 "VAL" 함수로 문자형을 실수형으로 변환해야 한다.

```
1  Sub CodeV2Excel()
2      Dim CodeV_session As CVCommand
3      Dim NUMS_S, STO, NUMS_Z As Integer
4      Dim i As Integer
5      ' ----------------------------------------------
6      '       CodeV 실행
7      ' ----------------------------------------------
8      Set CodeV_session = CreateObject("CodeV.Command.950")
9      Call CodeV_session.SetStartingDirectory("D:₩RyuJM₩CVUSER")
10     Call CodeV_session.StartCodeV
11     ' ----------------------------------------------
12     '       RDN data 실행
13     ' ----------------------------------------------
14     Call CodeV_session.Command("in " & "D:₩RyuJM₩CVUSER₩DSLR₩F60_IF₩OIS_IF₩start0003_a39_DR5_03.seq")
15     ' ----------------------------------------------
16     '       최대 면번호, 조리개 위치, 최대 줌 얻기
17     ' ----------------------------------------------
18     NUMS_S = Val(CodeV_session.EvaluateExpression("(nums s)"))
19     STO = Val(CodeV_session.EvaluateExpression("(sto)"))
20     NUMS_Z = Val(CodeV_session.EvaluateExpression("(nums z)"))
21     ' Add some lables
22     Range("A1") = "Surface No."
23     Range("B1") = "Radius"
24     Range("C1") = "Thickness"
25     Range("D1") = "Index"
26     Range("E1") = "Aperture"
27     ' Fill in the cells in column 2 with radius values
28     For i = 0 To NUMS_S
29         If i = 0 Then
30             Range("A" & i + 2) = "OBJ"
31         ElseIf i = STO Then
32             Range("A" & i + 2) = "STOP"
33         ElseIf i = NUMS_S Then
34             Range("A" & i + 2) = "IMS"
35         Else
36             Range("A" & i + 2) = i
37         End If
38         Range("B" & i + 2) = Val(CodeV_session.EvaluateExpression("(rdy s" & i & ")"))
39         Range("C" & i + 2) = Val(CodeV_session.EvaluateExpression("(thi s" & i & ")"))
40         Range("D" & i + 2) = Val(CodeV_session.EvaluateExpression("(ind s" & i & ")"))
41         Range("E" & i + 2) = Val(CodeV_session.EvaluateExpression("(map s" & i & ")"))
42     Next
43     Range("A" & NUMS_S + 4) = "Max Zoom = " & NUMS_Z
44     ' ----------------------------------------------
45     '       CodeV 끝내기
46     ' ----------------------------------------------
47     CodeV_session.StopCodeV
48     Set CodeV_session = Nothing
49     ' ----------------------------------------------
50     '       필요없는 file 지우기.
51     ' ----------------------------------------------
52     Kill "D:₩RyuJM₩CVUSER" & "₩codev*.rec"
53 End Sub
```

현재 사용하는 Code V의 버전(10.5 SR1인 경우에는 '105_SR1'로 써야 함)

불러오고자 하는 file의 full-path와 함께 써야 함.

그림 5-9-1 CodeV에 입력된 RDN 데이터를 엑셀로 넘겨주는 프로그램의 예

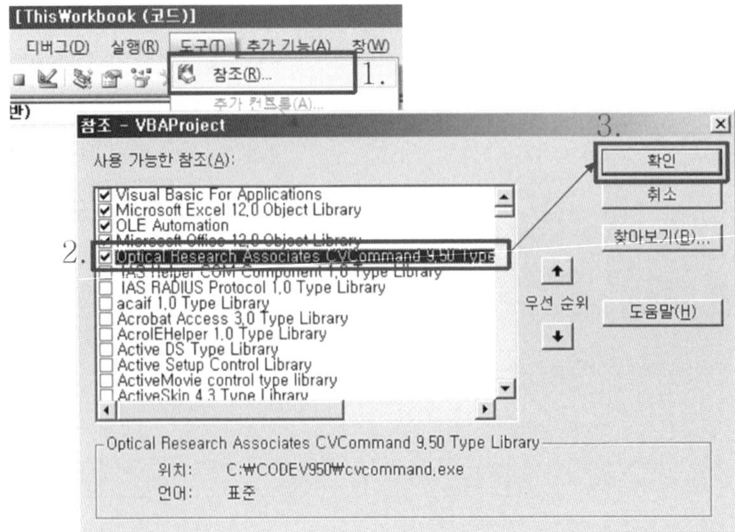


그림 5-9-2 엑셀에서 CodeV를 API 형태로 불러오기 위한 설정방법

그림 5-9-1의 28 ~ 42번째 행은 물체면에서 상면까지 차례대로 곡률(rdy 사용, 38번째 행), 두께(thi 사용, 39번째 행), 굴절률(ind 사용, 40번째 행), 구경값(map 사용, 41번째 행)을 얻어서 엑셀의 각 셀에 저장하는 코드이다. 모든 데이터를 다 받아서 더 이상 CodeV가 필요 없거나, 프로그램을 종료하기 전에 반드시 메모리에 있는 CodeV API 객체를 47 ~ 48번째 행과 같이 제거해야 한다. 이 코드를 생략하면 나중에 메모리가 부족하여 PC 운영체제가 불안정해진다. 아무런 설정 없이 그림 5-9-1과 같이 입력해서 실행하면 에러가 발생할 것이다. 이는 프로그램이 입력된 엑셀 파일에서 CodeV API를 사용한다고 엑셀에 알려주어야 하며, 방법은 그림 5-9-2와 같다.

그림 5-9-3은 엑셀에 OSLO에 입력된 설계 데이터를 넘겨주는 프로그램의 예에 대한 코드이다. CodeV에서는 현재 CodeV가 실행되어 있을 필요가 없고, 별도로 엑셀에서 CodeV를 실행시킨다. 하지만 OSLO의 경우에는 미리 구동을 한 다음 그림 5-9-3과 같은 프로그램을 실행시켜야 한다. 하지만 전체적인 프로그램의 구조가 유사하여 OSLO의 경우에도 8 ~ 9번째 행과 같이 OSLO를 불러오고, 계산 종료 또는 프로그램 종료 시에는 49 ~ 50번째 행과 같이 OLSO를 메모리에서 해제해야 한다. Code의 "Command"에 해당한 OSLO의 대응함수는 "DDEExecute"이고, "EvaluateExpression"의 대응함수는 "DDERequest"이다. 그림 5-9-1과 5-9-3의 실행 예는 완전히 똑같으므로 여기에서는 생략하고, 실행코드를 입력하여 각자 스스로 실행시켜 보기 바란다.

불러 오고자 하는 file의 full-path와 함께 써야 함.

```
Sub OSLO2Excel()
    Dim chan1, chan2
    Dim NUMS_S, STO, NUMS_Z As Integer
    Dim i As Integer
    ' ----------------------------------------------
    '       OSLO 실행
    ' ----------------------------------------------
    chan1 = Application.DDEInitiate("OSLODDE", "OSLO_Command")
    chan2 = Application.DDEInitiate("OSLODDE", "GlobalData")
    ' ----------------------------------------------
    '       RDN data 실행
    ' ----------------------------------------------
    Call DDEExecute(chan1, "open D:\RyuJM\OSLO\start0003_a39_DR5_03.len")
    ' ----------------------------------------------
    '       최대 면번호, 조리개 위치, 최대 줌 얻기
    ' ----------------------------------------------
    Range("A1") = Application.DDERequest(chan2, "IMS")
    NUMS_S = Val(Range("A1"))
    Range("A1") = Application.DDERequest(chan2, "AST")
    STO = Val(Range("A1"))
    Range("A1") = Application.DDERequest(chan2, "MAXCFG")
    NUMS_Z = Val(Range("A1"))
    ' Add some lables
    Range("A1") = "Surface No."
    Range("B1") = "Radius"
    Range("C1") = "Thickness"
    Range("D1") = "Index"
    Range("E1") = "Aperture"
    ' Fill in the cells in column 2 with radius values
    For i = 0 To NUMS_S
        If i = 0 Then
            Range("A" & i + 2) = "OBJ"
        ElseIf i = STO Then
            Range("A" & i + 2) = "STOP"
        ElseIf i = NUMS_S Then
            Range("A" & i + 2) = "IMS"
        Else
            Range("A" & i + 2) = i
        End If
        Range("B" & i + 2) = Application.DDERequest(chan1, "rd[" & i & "]")
        Range("C" & i + 2) = Application.DDERequest(chan1, "th[" & i & "]")
        Range("D" & i + 2) = Application.DDERequest(chan1, "rn[" & i & "][1]")
        Range("E" & i + 2) = Application.DDERequest(chan1, "ap[" & i & "]")
    Next
    Range("A" & NUMS_S + 4) = "Max Zoom = " & NUMS_Z
    ' ----------------------------------------------
    '       OSLO 끝내기
    ' ----------------------------------------------
    Call Application.DDETerminate(chan1)
    Call Application.DDETerminate(chan2)
End Sub
```

그림 5-9-3 OSLO에 입력된 RDN 데이터를 엑셀로 넘겨주는 프로그램의 예

## 참고문헌

[1] "PSPad" is released by Jan Fiala, http://www.pspad.com/, 2013.
[2] "AcroEdit" is programmed by Kim Sung Dong, http://www.acrosoft.pe.kr/, 2013.

# 찾아보기

**렌즈설계 프로그램으로 이해하는**

**렌즈설계의 기초와 응용**

2013년 8월 20일 제1판 1쇄 인쇄
2013년 8월 30일 제1판 1쇄 펴냄

지은이 조재흥·류재명
펴낸이 류제동
펴낸곳 **청문각**

전무이사 양계성 | 편집국장 안기용 | 책임편집 우종현 | 본문디자인 네임북스
표지디자인 네임북스 | 제작 김선형 | 영업 나상욱·함승형
출력 ㈜한국커뮤니케이션 | 인쇄 영진인쇄 | 제본 한진제본

주소 413-120 경기도 파주시 교하읍 문발로 116 | 우편번호 413-120
전화 1644-0965(대표) | 팩스 070-8650-0965 | 홈페이지 www.cmgpg.co.kr
등록 2012. 11. 26. 제406-2012-000127호

ISBN 978-89-6364-183-6 (93550)
값 22,000원

* 잘못된 책은 바꾸어 드립니다.